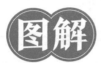

经络穴位

杨健/主编

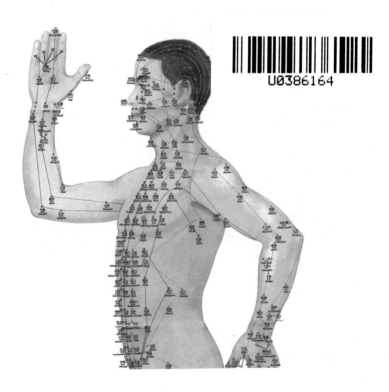

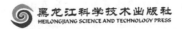
黑龙江科学技术出版社
HEILONGJIANG SCIENCE AND TECHNOLOGY PRESS

图书在版编目（CIP）数据

图解经络穴位 / 杨健主编 . —— 哈尔滨：黑龙江科
学技术出版社，2021.9
ISBN 978-7-5719-1090-7

Ⅰ.①图… Ⅱ.①杨… Ⅲ.①穴位疗法 – 图解 Ⅳ.
① R245.9-64

中国版本图书馆 CIP 数据核字 (2021) 第 182483 号

图解经络穴位
TUJIE JINGLUO XUEWEI

主　　编　杨　健
责任编辑　孙　雯
封面设计　李　荣
出　　版　黑龙江科学技术出版社
地　　址　哈尔滨市南岗区公安街 70-2 号
邮　　编　150007
电　　话　（0451）53642106
传　　真　（0451）53642143
网　　址　www.lkcbs.cn
发　　行　全国新华书店
印　　刷　德富泰（唐山）印务有限公司
开　　本　710 mm×1000 mm　1/16
印　　张　16
字　　数　250 千字
版　　次　2021 年 9 月第 1 版
印　　次　2021 年 9 月第 1 次印刷
书　　号　ISBN 978-7-5719-1090-7
定　　价　36.00 元

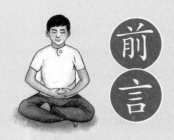

　　经络穴位是中国传统医学的一部分，中医认为，经络是人体气血流通的通道，穴位则是经络上特殊的点区部位，经络就好比人体的枝干，穴位则是枝干的连接处，身体的各个部分都分布有经络穴位，无论是脏腑器官、骨骼肌肉，还是皮肤毛发都涵盖在内。中医常讲"通则不痛，痛则不通"，身体的各种不适实际上都源于经络不通，所以打通经络就成了获得健康的重要措施。只要经络通畅，气血往复循环就顺畅，自然就身强体壮。

　　关于经络的重要作用，我国历代医家在其文献中都有论述。如《针炎甲乙经》："经脉者，所以决死生，处百病，调虚实，不可不通也。"《黄帝内经·灵枢·经别》："夫十二经脉者，人之所以生，病之所以成，人之所以治，病之所以起，学之所始，工之所止也。"中医认为，经络对人体健康起重要作用。经络主导体内气血运行，气血是人体生命活动的物质基础，其作用是濡润全身组织，使人体完成正常的生理功能。经络是人体气血运行的通道，气血只有通过经络才能被输送到全身，使各组织得到濡养。经络可以抵御外邪。经络将营养物质提供给全身各脏腑组织，由于经络系统的作用是运行气血，那么它就可以使营卫之气密布周身，尤其可使其随着散布于全身的络脉运行。营卫之气是一种具有保卫机体功能的物质，它能够抵御外邪的入侵。外邪侵犯人体往往由表及里，先从皮毛开始，所以当外邪侵犯机体时，营卫之气就会首当其冲、抵御外邪、保卫机体。

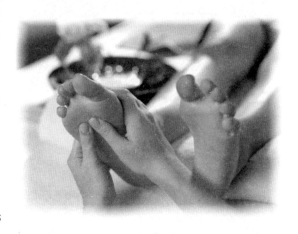

　　利用经络穴位养生治病的手段有很多，我们可能不知不觉中就做过，比如有时坐的时间长了，腰背会酸痛；

走路时间长，可能感到双腿发沉。于是，我们就会不由自主地做出捶腰、拍肩、捶腿、揉腿等动作，很快身体就会觉得舒服了，这实际上就是最简单的畅通经络的方法。除此之外，你还可以利用中医的针灸、推拿、艾灸、食疗等方法进行养生保健，这些方法操作简单、疗效显著、即学即用，可以颐养生命、增强体质、预防疾病，从而达到延年益寿的目的。

为了让读者更好地利用经络穴位养生保健、防病祛病，本书对中医的经络穴位做了较为全面的梳理和解读。包含肺经、大肠经、胃经、脾经、心经、小肠经、膀胱经、肾经、心包经、三焦经、胆经、肝经十二条经络以及任督二脉，标明了人体的经穴名称、位置以及重点穴位的主治和功效，可以使读者更精确、直观、全面地了解人体经络走向和穴位位置，快速找穴，直达病灶；系统地介绍了经络的基本知识，打通经络的常用方法，如捏脊、刮痧、艾灸等，使读者对经络有系统而全面的认识；介绍了人体各个穴位的功用，对症治疗的疾病；介绍了常见疾病的经络养生法，以及对应老年人、女性、男性、儿童等不同人群的经络治疗；讲解了四季养生特效穴位、经络对症养五脏法、经络养颜法、经络对症治疗各种疾病等内容。读者在使用本书的时候，可以根据自身情况来寻找对应的经络及穴位进行刺激，以全面激活身体的自愈能力，全面地了解经络知识，学会运用经络养生，做自己的医生。

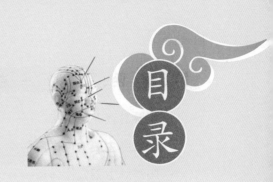

目录

第二十二章　治疗其他常见病的穴位自我疗法

绪 论
走进经络穴位的世界

经络概述

经络是经脉和络脉的总称，是人体联络、运输和传导的体系。经，有路径的含义，经脉贯通上下，沟通内外，是经络系统中的主干；络，有网络的含义，络脉是经脉的分支，较经脉细小，纵横交错，遍布全身。《黄帝内经·灵枢·脉度》说："经脉为里，支而横者为络，络之别者为孙。"

经络内属于脏腑，外络于肢节，沟通于脏腑与体表之间，将人体脏腑组织器官联系成为一个有机的整体；并借以行气血，营阴阳，使人体各部的功能活动得以保持协调和相对的平衡。针灸临床治疗时的辨证归经，循经取穴，针刺补泻等，无不以经络理论为依据。《灵枢·经别》说："夫十二经脉者，人之所以生，病之所以成，人之所以治，病之所以起，学之所始，工之所止也。"说明经络对生理、病理、诊断、治疗等方面具有重要意义。

经络学说是研究人体经络系统的循行分布、生理功能、病理变化及其与脏腑相互关系的一种学说，多少年来一直指导着中医各科的诊断与治疗，其与针灸学科关系尤为密切。

经络学说是我国劳动人民通过长期的医疗实践，不断观察总结而逐步

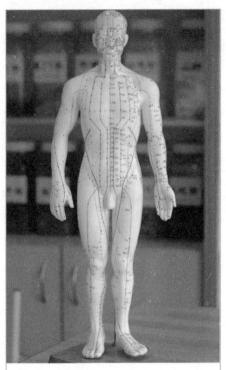

◎经络内属于脏腑，外络于肢节，沟通于脏腑与体表之间，将人体脏腑组织器官联系成为一个有机的整体

人体经络系统的构成

经络系统总体上由经脉和络脉组成，其中又可以细分为若干脉络，具体如下表：

经络系统	经脉	十二经脉	手三阴经	手太阴肺经 手厥阴心包经 手少阴心经
			手三阳经	手阳明大肠经 手少阳三焦经 手太阳小肠经
			足三阳经	足阳明胃经 足少阳胆经 足太阳膀胱经
			足三阴经	足太阴脾经 足厥阴肝经 足少阴肾经
		奇经八脉	督脉 任脉 冲脉 带脉 阴维脉 阳维脉 阴跷脉 阳跷脉	
		十二经别		
		十二经筋		
		十二皮部		
	络脉	十五络脉 孙络 浮络		

形成的。根据文献分析，其形成途径如下：

（1）"针感"等传导的观察：针刺时产生酸、麻、胀等感受，这种感受常沿着一定路线向远部传导。

（2）腧穴疗效的总结：主治范围相似的腧穴往往有规律地排列在一条路线上。

（3）体表病理现象的推理：某一脏器发生病变，在体表相应部位可有压痛、结节、皮疹、色泽改变等现象，这也是发现经络系统的途径之一。

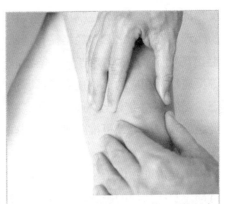

◎通过望色、循经触摸和按压等，可推断疾病的病理变化

以上几点表明，发现经络的途径是多种的，途径之间也是相互佐证、相互启发的，从而使人们对经络认识逐步完善，从现存文献来看，经络学说在两千多年前已基本形成。

经络的生理功能

联络脏腑，沟通内外：人体的五脏六腑、四肢百骸、五官九窍、皮肉筋骨等组织器官，保持相对的平衡与统一，完成正常的生理活动，都是依靠经络系统的联络沟通而实现的。

经络在人体中纵横交错、沟通内外、联系上下，联系了人体脏腑之间、体内与体表之间，使人体成为一个有机的整体。

运行气血，濡养周身：人体生命活动的物质基础是气血，其作用是濡润全身脏腑组织器官，维持正常的生理功能。经络是人体气血运行的通道，需要通过经络系统将气血及营养物质输送到周身。

抵御外邪，保卫机体：经络系统的作用是"行气血而营阴阳"，营行脉中，卫行脉外，使营卫之气密布周身。外邪侵犯人体往往由表及里，先从皮毛开始，卫气是一种具有保卫作用的物质，它能抵抗外邪的侵犯，其充实于络脉，络脉散布于全身，密布于皮部，当外邪侵犯机体时，卫气首当其冲、保卫机体，具有屏障作用。

经络学说的临床应用

说明病理变化：由于经络是人体通内达外的一个通道，在生理功能失调时，其又是病邪入侵的途径，具有反映证候的特点，故在临床某些疾病的病理过程中，常常在经络循行通路上出现明显的压痛或结节、条索状等反应物，相应的部位皮肤色泽、形态、温度等发生变化。通过望色、循经触摸和按压等，可推断疾病的病理变化。

指导辨证：由于经络有一定的循行部位及所络属的脏腑组织器官，故根据体表相关部位发生的病理变化，可推断病位所在。临床上可根据所出现的证候，结合其所联系的脏腑进行辨证归经。

指导治疗：针灸治病是通过针刺和艾灸等刺激体表某些腧穴，以疏通经气，调节人体脏腑气血功能，从而达到治疗疾病的目的的手段。由于内属脏腑，外络肢节，因而在临床治疗时常根据经脉循行和主治特点采用循经取穴进行治疗。

经络系统的主体——十二经脉

十二经脉是经络系统的主体，具有表里经脉相合，与相应脏腑络属的主要特征。十二经脉也称正经，包括手三阴经（手太阴肺经、手厥阴心包经、手少阴心经）、手三阳经（手阳明大肠经、手少阳三焦经、手太阳小肠经）、足三阳经（足阳明胃经、足少阳胆经、足太阳膀胱经）、足三阴经（足太阴脾经、足厥阴肝经、足少阴肾经）。

十二经脉在体表左右对称地分布于头面、躯干和四肢，纵贯全身。六阴经分布于四肢内侧和胸腹，六阳经分布于四肢外侧和头面、躯干。

十二经脉在四肢的分布规律是，三阴经在上肢分别为手太阴肺经在

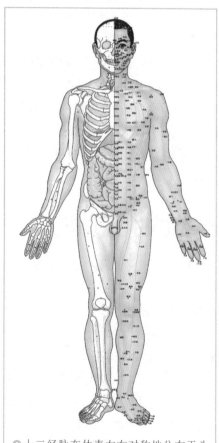

◎十二经脉在体表左右对称地分布于头面、躯干和四肢，纵贯全身

十二经脉的交接规律和流注顺序

十二经脉交接规律表

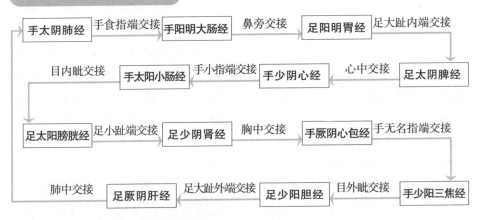

手太阴肺经 →（手食指端交接）→ 手阳明大肠经 →（鼻旁交接）→ 足阳明胃经 →（足大趾内端交接）→

目内眦交接 ← 手太阳小肠经 ←（手小指端交接）← 手少阴心经 ←（心中交接）← 足太阴脾经

足太阳膀胱经 →（足小趾端交接）→ 足少阴肾经 →（胸中交接）→ 手厥阴心包经 →（手无名指端交接）→

肺中交接 ← 足厥阴肝经 ←（足大趾外端交接）← 足少阳胆经 ←（目外眦交接）← 手少阳三焦经

十二经脉循环流注顺序表

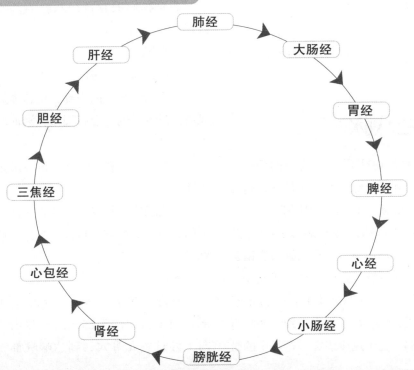

肺经 → 大肠经 → 胃经 → 脾经 → 心经 → 小肠经 → 膀胱经 → 肾经 → 心包经 → 三焦经 → 胆经 → 肝经 → 肺经

前、手厥阴心包经在中、手少阴心经在后，在下肢分别为足太阴脾经在前、足厥阴肝经在中、足少阴肾经在后，其中足三阴经在足内踝以下为厥阴在前、太阴在中、少阴在后，至内踝8寸以上，太阴交出于厥阴之前。三阳经在上肢分别为手阳明大肠经在前、手少阳三焦经在中、手太阳小肠经在后，在下肢分别为足阳明胃经在前、足少阳胆经在中、足太阳膀胱经在后。

十二经脉在躯干部的分布是，足少阴肾经在胸中线旁开2寸，腹中线旁开0.5寸处；足太阴脾经行于胸中线旁开6寸，腹中线旁开4寸处；足厥阴经循行规律性不强。足阳明胃经分布于胸中线旁开4寸，腹中线旁开2寸；足太阳经行于背部，分别于背正中线旁开1.5寸和3寸；足少阳胆经分布于身体侧面。

奇经八脉

奇经八脉即循别道奇行的经脉，包括督脉、任脉、冲脉、带脉、阴维脉、阳维脉、阴跷脉、阳跷脉八条。

奇经八脉的分布规律：奇经八脉的分布部位与十二经脉纵横交错，八脉中的督脉、任脉、冲脉皆起于小腹，同出于会阴，其中督脉行于背正中线；任脉行于胸腹中线；冲脉行于腹部，会于足少阴经。奇经中的带脉横行于腰部，阳跷脉行于下肢外侧及肩、头部；阴跷脉行于下肢内侧及眼；阳维脉行于下肢外侧、肩和头项；阴维脉行于下肢内侧、腹和颈部。

奇经八脉的作用：一是增强了十二经脉之间的联系，将部位相近、功能相似的经脉联系起来，起到统摄相关经脉气血、协调阴阳的作用；二是对十二经脉气血有着蓄积和渗灌的调节作用，奇经八脉犹如湖泊水库，而十二经脉之气则犹如江河之水。

奇经八脉中的任脉和督脉，与十二经合称为"十四经"。"十四经"均有各自的循行路线和所属腧穴。

下面我们来看奇经八脉的基本内容：

1.督脉

循行：起于小腹内，下出于会阴部，向后行于脊柱的内部，上达项后风府，进入脑内，上行巅顶，沿前额下行至鼻柱。

主要病候：脊柱强痛，角弓反张等证。

交会腧穴：长强、陶道、大椎、哑门、风府、脑户、百会、水沟、神庭。

2.任脉

循行：起于小腹内，下出会阴部，向上行于阴毛部，沿着腹内，向上经过关元等穴，到达咽喉部，

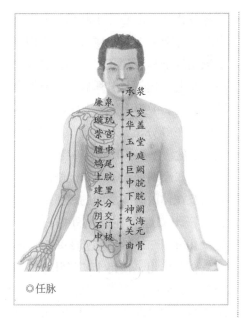

◎任脉

再上行环绕口唇，经过面部，进入目眶下（承泣穴属足阳明胃经）。

主要病候：疝气，带下，腹中结块等证。

交会腧穴：会阴、曲骨、中极、关元、阴交、下脘、中脘、上脘、天突、廉泉、承浆。

3.冲脉

循行：起于小腹内，下出于会阴部，向上行于脊柱内，其外行者经气冲与足少阴经交会，沿着腹部两侧，上达咽喉，环绕口唇。

主要病候：腹部气逆而拘急。

交会腧穴：会阴、阴交、气冲、横骨、大赫、气穴、四满、中注、肓俞、商曲、石关、阴都、腹通谷、幽门。

4.带脉

循行：起于季胁下，斜向下行到五枢、维道穴，横行绕身一周。

主要病候：腹满，腰部觉冷如坐水中。

交会腧穴：五枢、维道。

5.阴维脉

循行：起于小腿内侧，沿大腿内侧上行到腹部，与足太阴经相合，过胸部，与任脉会于颈部。

主要病候：心痛，抑郁。

交会腧穴：筑宾、府舍、大横、腹哀、期门、天突、廉泉。

6.阳维脉

循行：起于足跟外侧，向上经过外踝，沿足少阳经上行髋关节部位，经胁肋后侧，从腋后上肩，至前额，再到项后，合于督脉。

主要病候：恶寒发热，腰疼。

交会腧穴：金门、阳交、臑俞、天髎、肩井、头维、本神、阳白、头临泣、目窗、正营、承灵、脑空、风池、风府、哑门。

7.阴跷脉

循行：起于足跟内侧，沿大腿内侧直上，经过阴部，沿胸部上行，进入锁骨上窝，上行于人迎穴之前，与足太阳经和阳跷脉相会合而上行。

主要病候：多眠，癃闭，足内翻等症。

交会腧穴：照海、交信、睛明。

8.阳跷脉

循行：起于足跟外侧，经外踝上行，经下肢外侧后缘上行至腹部，沿胸外侧，经肩、颈与阴跷脉会合，再沿足太阳经上行，与足少阳经合于风池。

主要病候：目痛从内眦始，不眠，足外翻等症。

交会腧穴：申脉、仆参、跗阳、居髎、臑俞、肩髃、巨骨、天髎、地仓、巨髎、承泣、睛明。

十二经别

十二经别是十二正经离、入、出、合的别行部分，是正经别行深入体腔的支脉。

十二经别的分布规律：十二经别多从四肢肘膝关节上下的正经别出（离），经过躯干深入体腔与相关的脏腑联系（入），再浅出体表上行头项部（出），在头项部阳经经别合于本经经脉，阴经的经别合于其表里的阳经经脉（合），由此将十二经别汇合成六组，故有"六合"之称。足太阳、足少阴经别从腘窝部分出，入走肾与膀胱经，上合于足太阳膀胱经；足少阳、足厥阴经别从下肢分出，行至毛际，入走肝胆，上系于目，合于足少阳胆经；足阳明、足太阴经别从髀部分出，入走脾胃，上出鼻梁，合于足阳明经；手太阳、手少阴经别从腋部分出，入走心与小肠经，上出目内眦，合于手太阳小肠经；手少阳、手厥阴经别从所属正经分出，进入胸中，入走三焦，上出耳后，合于手少阳三焦经；手阳明、手太阴经别分别从所属正经分出，入走肺与大肠经，上出缺盆，合于手阳明大肠经。

十二经别加强了十二经脉的内外联系及在体内脏腑之间的表里关系，补充了十二经脉在体内外循行的不足。由于十二经别通过表里相合的"六合"作用，使得十二经脉中的阴经与头部发生了联系，从而扩大了手足三阴经穴位的主治范围。此外，又由于其加强了十二经脉与头面的联系，故也突出了头面部经脉和穴位的重要性及其主治作用。

十二经筋

十二经筋是十二经脉之气濡养筋肉骨节的体系，是十二经脉的外周连属部分。

十二经筋的分布规律：十二经筋均起于四肢末端，上行至头面。每遇骨节部位则结于或聚于此，遇胸腹壁或入胸腹腔则散于或布于该部而成片，但与脏腑无属络关系。三阳经筋分布于项背和四肢外侧，三阴经筋分布于胸腹和四肢内侧。足三阳经筋起于足趾，循股外上行结于颅（面）；足三阴经筋起于足趾，循股内上行结于阴器（腹）；手三阳经筋起于手指，循臑外上行结于角（头）；手三阴经筋起于手指，循臑内上行结于贲（胸）。

十二经筋的作用：约束骨骼、屈伸关节，维持人体正常运动功能。

十二皮部

十二皮部是十二经脉及其络脉按其循行路线在体表划分出的十二个区域，也是络脉之气散布之所在。

十二皮部的作用：由于十二皮部居于人体最外层，又与经络气血相通，故是机体的卫外屏障，起着保卫机体、抵御外邪和反映身体健康与否的作用。

十五络脉

络脉是由经脉分出行于浅层的支脉。十二经脉和任、督二脉各自别出一络，加上脾之大络，总称十五络脉，或十五别络。

十五络脉的分布规律：十二经脉的别络均从本经四肢肘膝以下的络穴分出，走向其相表里的经脉，即阴经别络走于阳经，阳经别络走于阴经。任脉的别络从鸠尾分出以后散布于腹部；督脉的别络从长强分出后散布于头，左右别走足太阳经；脾之大络从大包分出以后散布于胸胁。此外，还有从络脉分出的浮行于浅表部位的浮

络和细小的孙络，遍及全身，难以计数。

十五络脉的作用：四肢部的十二经别络，加强了十二经中表里两经的经气，从而沟通了表里两经的经气，补充了十二经脉循行的不足。躯干部的任脉络、督脉络和脾之大络，分别沟通了腹、背和全身经气，从而输布气血以濡养全身组织。

腧穴概述

腧穴是人体脏腑经络之气输注于体表的部位，这些部位不是孤立于体表的点，而是与内部的脏腑器官相通的，外部多为筋肉或骨骼之间的凹陷处，因其在功能上内外互相疏通，位置上又以孔隙为主，所以称为"腧穴"。腧，又写作"俞""输"，含有传输的意义；穴，具有孔隙的意义。历代针灸文献上所说的"气穴""气府""节""会""骨空""脉气所发""砭灸处""穴位""穴道"等，都是腧穴的别称。

腧穴是针灸施术的部位，包括十四经穴等。在临床上要正确运用针灸治疗疾病，必须掌握好腧穴的定位、归经、主治等基本知识。

腧穴的作用

诊断作用：人体生病时就会在腧

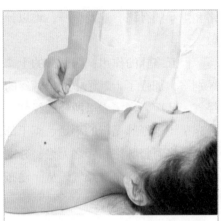

◎临床实践证明，针刺某些腧穴，对机体的不同状态可引起双向的良性调整作用

穴上有所反映，而作为针灸临床诊断的依据。如有胃肠疾患的人常在足三里、地机等穴出现过敏症状与压痛，有时可在第五至八节胸椎附近触到软性异物；患有肺脏疾患的人，常在肺俞、中府等穴有压痛、过敏及皮下结节。因此，临床上常用指压背腧穴、募穴、郄穴、原穴的方法，察其腧穴的压痛、过敏、肿胀、硬结、凉、热，以及局部肌肉的隆起、凹陷、坚实、虚软程度，皮肤的色泽、瘀点、丘疹、脱屑等来协助诊断。

近年来，在利用腧穴协助诊断方面又有新的发展，如耳郭中耳穴的测定、原穴导电量的测定、十二井穴热感度的测定等。通过仪器对这些腧穴的测定，可以在一定程度上发现经络、脏腑、组织器官的病变，为协助诊断增添了新的内容。

腧穴的治疗作用有以下几点：

1.近治作用

这是一切腧穴主治作用所具有的共同特点。这些腧穴均能治疗该穴所在部位及邻近组织、器官的病症，如眼区的睛明、承泣、四白、瞳子髎，均能治疗眼病；耳区的听宫、听会、耳门、翳风诸穴，皆能治疗耳病；胃部的中脘、建里、梁门诸穴，皆能治疗胃病。

2.远治作用

这是十四经腧穴主治作用的基本规律。在十四经腧穴中，尤其是十二经脉在四肢肘、膝关节以下的腧穴，不仅能治疗局部病症，而且还可以治疗本经循行所及的远隔部位的脏腑、组织、器官的病症，有的甚至可以影响全身。例如：合谷穴不仅能治疗手腕部病症，还能治疗颈部和头面部病症，同时，还能治疗外感病的发热；足三里穴不仅能治疗下肢病症，而且有调整整个消化系统的功能，甚至在人体免疫反应方面都具有很大的作用。

3.特殊作用

临床实践证明，针刺某些腧穴可对机体产生双向的良性调整作用。例如：泄泻时，针刺天枢穴能止泻；便秘时，针刺天枢穴又能通便。此外，腧穴的治疗作用还具有相对的特异性，如大椎穴退热，至阴穴矫正胎位等，均是其特殊的治疗作用。

腧穴的分类

腧穴是我国古代人民在长期的强身祛病活动中陆续发现和逐步积累起来的。它的发展经过了以痛为腧、定位命名和分类归经等阶段。初期的针灸治病，没有确定的腧穴，只是在病痛的局部进行针灸，这就叫"以痛为腧"。随着医疗经验的积累，确定了一些腧穴的疗效和位置并加以定位和命名，以便推广应用，这是腧穴的定位和命名阶段。后来针灸继续发展，应用腧穴增多，治疗范围扩大，于是，人们把某些治疗作用类似、感传路线比较一致的腧穴加以归纳，这就进入了分类归经阶段。接下来所介绍的经穴，就属于这一类腧穴。

腧穴可分为十四经穴、奇穴、阿是穴三类。

十四经穴：十四经穴为位于十二经脉和任督二脉的腧穴，简称"经穴"。它们是腧穴的主要部分。经穴因其分布在十四经脉的循行线上，所以与经脉关系密切，它们不仅可以反映本经经脉及其所属脏腑的病症，也可以反映本经经脉所联系的其他经脉、脏腑之病症，同时又是针灸施治的部位。因此，腧穴不仅有治疗本经脏腑病症的作用，也可以治疗与本经相关经络脏腑之病症。

奇穴：奇穴是指未能归属于十四经脉的腧穴，它既有固定的穴名，又有明确的位置，又称"经外奇穴"。这些腧穴对某些病症具有特殊的治疗作用。奇穴因其所居人体部位的不同，其分布也不尽相同。有些位于经脉线外，如中泉、中魁；有些在经脉线内，如印堂、肘尖；有些是穴位组合之奇穴，如四神聪、四缝等穴。

阿是穴：阿是穴又称压痛点、天应穴、不定穴等。这一类腧穴既无具体名称，又无固定位置，而是以压痛点或其他反应点作为针灸部位。阿是穴多位于病变的附近，也可在与病变距离较远的部位。

什么叫特定穴

特定穴是指具有特殊治疗作用的经穴。由于它们的主治功能不同，因此各有特定的名称和含义。共有以下几类。

1. 五输穴

五输穴即十二经脉分布在肘、膝关节以下的井穴、荥穴、输穴、经穴、合穴，简称"五输"，其分布次序是根据标本根结的理论，从四肢末端向肘膝方向排列的。古代医家把经气在经脉中运行的情况比作自然界的水流，以说明经气的出入和经过部位的深浅及其不同作用。如经气所出，像

教您轻松找穴位

手指度量

中医里有"同身寸"一说，就是用自己的手指作为定穴的工具。因人有高矮胖瘦，骨节自有长短不同，所以两人同时测出的寸的实际长度也是不同的。

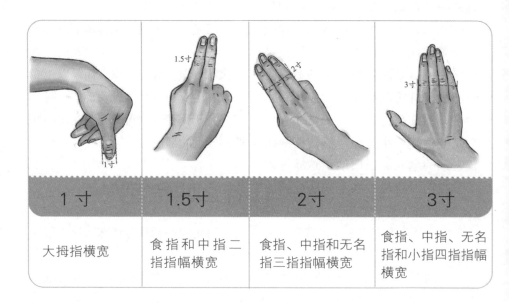

1 寸	1.5寸	2寸	3寸
大拇指横宽	食指和中指二指指幅横宽	食指、中指和无名指三指指幅横宽	食指、中指、无名指和小指四指指幅横宽

标志参照

固定标志： 如眉毛、脚踝、手指甲或脚指甲、乳头、肚脐等，都是常见的判别穴位的标志，如印堂穴位于双眉的正中央，膻中穴位于左右乳头连线与前正中线的交点处。

动作标志： 必须采取相应的动作姿势才能出现的标志，如张口取耳屏前凹陷处即为听宫穴。

身体度量

利用身体的部位及线条作为简单的参考度量，也是找穴的一个好方法。

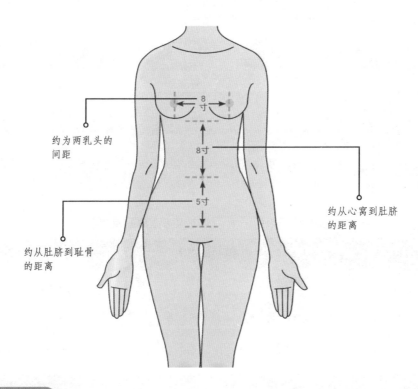

约为两乳头的
间距

8寸

8寸

5寸

约从心窝到肚脐
的距离

约从肚脐到耻骨
的距离

徒手找穴

触摸法：以手指或手掌触摸皮肤，如果皮肤有粗糙感，或是有尖刺般的疼痛，或是有硬结，那可能就是穴位所在。如此可以观察皮肤表面的反应。

抓捏法：以食指和大拇指轻捏感觉异常的皮肤部位，前后揉一揉，当揉到经穴部位时，会感觉特别疼痛，而且身体会自然地抽动想逃避。如此可以观察皮下组织的反应。

按压法：用指腹轻压皮肤，画小圈按揉。对于在抓捏皮肤时感到疼痛想逃避的部位，再以按压法确认。如果指头碰到有点状、条状的硬结，就可确定是经穴的所在位置。

穴位按摩常见四大手法

按法 这是最常用的按摩手法，动作简单易学。

按摩法	使用部位	说明	适用部位
指按法	手指	以拇指指腹在穴位或局部做定点穴位按压	全身
掌按法	手掌	利用手掌根部、手指合并或双手交叉重叠的方式，针对定点穴位进行自上向下的按摩	面积较大且平坦的部位，如腰背及腹部
肘压法	手肘	将手肘弯曲，利用肘端针对定点穴位施力按压	由于较刺激，适用于体形较胖、感觉神经较迟钝者及肌肉较厚的部位，如臀部和腿部

摩法 这是按摩手法中最轻柔的一种，力道仅可至皮肤及皮下。

按摩法	使用部位	说明	适用部位
指摩法	手指	利用食指、中指和无名指等手指的指腹进行轻揉按摩	胸部和腹部
掌摩法	手掌	利用手掌掌面或根部进行轻揉按摩	脸部、胸部和腿部

推法 以指、掌、拳或肘部着力于体表一定部位，作前后、上下、左右的直线或弧线推动。

按摩法	使用部位	说明	适用部位
指推法	手指	用拇指指腹及侧面在穴位或局部做直线推进，其余四指辅助，每次按摩可进行4~5次	范围小的酸痛部位，如肩膀、腰及四肢
掌推法	手掌	利用手掌根部或手指按摩。面积较大或要加强效果时，可用双手交叉重叠的方式推压	面积较大的部位，如腰背和腹部
肘推法	手肘	将手肘弯曲，并利用肘端施力推进	由于较刺激，适用体形较胖及肌肉较厚之处，如臀部和腿部

捏拿法 以拇指和其余手指的指端，稍用力提起肌肉，像是要抓起东西的样子，这是拿法；而捏法是用拇指和食指把皮肤和肌肉捏起来。

按摩法	使用部位	说明	适用部位
捏拿法	手指	用拇指、食指和中指的力量，在特定部位及穴位上，以捏掐及提拿的方式施力。力道要柔和，由轻而重再由重而轻	常用于颈部和肩部及四肢部位的按摩

水的源头，称为"井"；经气所溜，像刚出的泉水微流，称为"荥"；经气所注，像水流由浅入深，称为"输"；经气所行，像水在通畅的河中流过，称为"经"；最后经气充盛，由此深入，进而汇合于脏腑，恰像百川汇合入海，称为"合"。

《难经·论穴道·六十八难》提到"井主心下满，荥主身热，输主体重节痛，经主喘咳寒热，合主逆气而泄"，概括了五输穴的主治范围。十二经各有一个井穴，因多位于赤白肉际处，故井穴具有交通阴阳气血的作用，有开窍醒神、消炎镇痛之效；各经荥穴均可退热；腧穴多用于止痛，兼治身体沉重由水湿所致者；经穴主治外感病，如咳嗽、哮喘；合穴治六腑病，如呕吐、泄泻、头晕、头胀，可将上逆之气向下引。

井穴还用于诊断：井穴是各经的"根"穴，使用家用线香熏烤井穴，分析井穴对热的敏感程度，以确定各

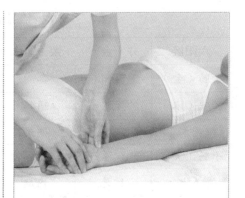

◎络穴主治脉病，如手少阴经别络，实则胸中支满，虚则不能言语，可取通里穴治疗

经的虚实，此法叫知热感度测定法。

古人根据脏腑的不同作用，将其列入五行，即肝、胆属木，心、小肠属火，脾、胃属土，肺、大肠属金，肾、膀胱属水；又将五输穴也列入五行。《难经·论穴道·六十四难》指出："阴井木，阳井金，阴荥火，阳荥水，阴输土，阳输木，阴经金，阳经火，阴合水，阳合土。"据此，中医又根据五行的相生规律及疾病的不同表现，制定出"虚则补其母，实

六阴经的五输穴

六阴经	井（木）	荥（火）	输（土）	经（金）	合（水）
肺（金）	少商	鱼际	太渊	经渠	尺泽
肾（水）	涌泉	然谷	太溪	复溜	阴谷
肝（木）	大敦	行间	太冲	中封	曲泉
心（火）	少冲	少府	神门	灵道	少海
脾（土）	隐白	大都	太白	商丘	阴陵泉
心包（相火）	中冲	劳宫	大陵	间使	曲泽

六阴经的五输穴

六阳经	井（金）	荥（水）	输（木）	经（火）	合（土）
大肠（金）	商阳	二间	三间	阳溪	曲池
膀胱（水）	至阴	通谷	束骨	昆仑	委中
胆（木）	窍阴	侠溪	足临泣	阳辅	阳陵泉
小肠（火）	少泽	前谷	后溪	阳谷	小海
胃（土）	厉兑	内庭	陷谷	解溪	足三里
三焦（相火）	关冲	液门	中渚	支沟	天井

则泻其子"的治疗方法，即补母泻子法。具体应用又有本经补母泻子法和异经补母泻子法等。

2. 原穴、络穴

"原"即本源、元气之意。原穴是脏腑元气经过和留止的部位。十二经脉在四肢各有一个原穴，又名"十二原"。在六阳经，原穴单独存在，排列在腧穴之后，六阴经则以输穴为原穴。"络"即联络之意，络脉从经脉分出的部位各有一个腧穴叫络穴。络穴具有联络表里两经的作用。十二经的络穴皆位于四肢肘膝关节以下，加之任脉络穴鸠尾位于腹，督脉络穴长强位于尾骶部，脾之大络大包穴位于胸胁，共十五穴，故称为"十五络穴"。

原穴的作用

用于诊断：《黄帝内经·灵枢·九针十二原》："五脏有疾也，应出十二原，十二原各有所出，明知其源，睹其应，而知五脏之害矣。"

目前，应用经络测定仪，测量各经原穴的导电情况，分析各经的虚实，以协助诊断脏腑疾病。

用于治疗：《黄帝内经·灵枢·九针十二原》："五脏有疾也，当取之十二原。"原穴可调整脏腑经络的功能，既可补虚，又可泻实，原穴对脏腑疾病有很好的疗效，可单用，亦可与相表里的络穴配用，叫原络配穴法。因此法是以病经的原穴为主，表里经的络穴为客，所以又叫主客原络配穴。

络穴的作用

用于诊断：《黄帝内经·灵枢·经脉》："凡此十五络者，实则必见，虚则必下，视之不见，求之上下，人经不同，络脉异所别也。"当经脉有病时，有时会在络穴所在的络脉上出现酸痛、麻木、硬结及颜色改变，可帮助诊断疾病。

用于治疗：一是络穴主治络脉病，如手少阴经别络，实则胸中支满，虚则不能言语，可取通里穴治疗。一络通二经，即络穴不仅治本经病，也能治其相表里经的病症，如手太阴络穴列缺，既能治肺经之咳嗽、气喘，又可治大肠经的牙痛、头项强痛等症。络穴治疗慢性病，特别是脏腑的慢性疾病，古人有"初病在经，久病在络"之说，即指久病不愈时，其病理产物气血痰湿等常由经入络，故凡一切内伤疾病或脏腑久病均可取络穴治疗。对于络脉之实证，用浅刺放血的方法治疗。

3.背俞穴、募穴

背俞穴是脏腑之气输注于背腰部的腧穴；募穴是脏腑之气汇聚于胸腹部的腧穴。它们均分布于躯干部，与脏腑有密切关系。

背俞穴的作用

用于诊断：《黄帝内经·灵枢·背俞》："则欲得而验之，按其处，应在中而痛解，乃其输也。"《难经·六十七难》指出："阴病行阳，俞在阳。"五脏有病常在背俞穴上出现反应，按压背俞穴可以协助诊断。

用于治疗：治五脏病。《黄帝内经·素问·长刺节论》认为"迫脏刺背，背俞也"，是说明背俞穴对于五脏病针刺具有直接作用。《黄帝内经·素问·阴阳应象大论》认为"阴病治阳"，也说明五脏有病可以取相应的背俞穴进行治疗。背俞穴不但可治与脏腑有关的疾病，还可治疗与本脏腑有关的五官九窍、皮肉筋骨病，如肝俞既能治肝病，又治目疾（肝开窍于目）、筋脉挛急（肝主筋，肝藏血）；肾俞治肾病，又可治与肾有关的耳聋耳鸣（肾开窍于耳，肾和则耳能闻五音）、阳痿（肾藏精、主生殖）及骨髓病（肾主骨生髓）。背俞穴可单用，亦可配募穴，叫俞募配穴法。

募穴的作用

用于诊断：《难经·六十七难》提出"阳病行阴，故令募在阴"，提出六腑有病（阳病）常在

原穴与络穴

经脉	肺	大肠	胃	脾	心	小肠	膀胱	肾	心包	三焦	胆	肝	任	督	脾
原穴	太渊	合谷	冲阳	太白	神门	腕骨	京骨	太溪	大陵	阳池	丘墟	太冲			
络穴	列缺	偏历	丰隆	公孙	通里	支正	飞扬	大钟	内关	外关	光明	蠡沟	鸠尾	长强	大包

胸腹部的募穴上出现异常，指压募穴，可协助诊断，亦可与背俞穴互参诊病，即所谓"审募而察俞，察俞而诊募"。

用于治疗：募穴可治本脏腑病及阳经经络病症，《黄帝内经·素问·阴阳应象大论》中的"阳病治阴"即指六腑病及阳经经络病可取募穴治疗，如胃脘痛取中脘，腹痛、腹泻取天枢，膀胱经之坐骨神经痛取中极等。

4.八会穴

"会"即聚会之意，八会穴即脏、腑、气、血、筋、脉、骨、髓的精气聚会的八个腧穴，故称八会穴，分布于躯干部和四肢部。

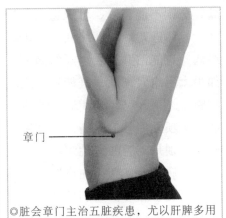

◎脏会章门主治五脏疾患，尤以肝脾多用

用于治疗：八会穴与其所属的八种脏器组织的生理功能有密切关系，可治疗与八者相关的疾病，尤其是八者的慢性、虚弱性疾病，如脏会章门主治五脏疾患，尤以肝脾多用；腑会中脘主治六腑病，尤以

背俞穴与募穴

脏腑	背俞穴	募穴
肺	肺俞	中府
大肠	大肠俞	天枢
胃	胃俞	中脘
脾	脾俞	章门
心	心俞	巨阙
小肠	小肠俞	关元
膀胱	膀胱俞	中极
肾	肾俞	京门
心包	厥阴俞	膻中
三焦	三焦俞	石门
胆	胆俞	日月
肝	肝俞	期门

胃及大肠效优；筋会阳陵泉主治筋病，半身不遂、肩臂疼痛、拘挛瘫痪、痿痹多用；髓会绝骨主治下肢瘫痪、痿软无力、贫血、疼痛等；骨会大杼主治骨病，以周身骨节疼痛，尤其是颈肩背及四肢骨痛效佳；血会膈俞主治血病，吐血、衄血、咯血、便血、痔血、尿血、崩漏、贫血以及外伤出血、瘀血等；气会膻中主治气机不利的各种疾患，如胸闷、气短、噎膈、哮喘、郁证、呕逆、嗳气等；脉会太渊主治脉管病，如脉管炎、无脉症、动脉硬化等。

5.郄穴

"郄"有孔隙之意，郄穴是各经经气深集的部位。十二经脉、阴跷脉、阳跷脉、阴维脉、阳维脉各有一个郄穴，共十六个郄穴。其多分布于四肢肘、膝关节以下。

用于诊断：脏腑有病可按压郄穴，以协助诊断。

用于治疗：因郄穴为气血深藏之处，一般情况下，邪不可干，如果郄穴出现异常，说明病邪已深，表现必然急、重，故郄穴可用于本经循行和所属脏腑的急症、痛症、炎症以及久治不愈的疾病。阴经郄穴有止血作用，如孔最止咯血，中都止崩漏，阴郄止吐血、衄血等。阳经郄穴偏于止痛，如急性腰痛取养老，急性胃脘痛取梁丘等。郄穴可以单用，亦可与会穴合用，叫郄会取穴法，如梁丘配中脘治疗急性胃病，孔最配膻中治气逆吐血等。

阴经与阳经郄穴

阴经	郄穴	阳经	郄穴
手太阴肺经	孔最	手阳明大肠经	温溜
手厥阴心包经	郄门	手少阳三焦经	会宗
手少阴心经	阴郄	手太阳小肠经	养老
足太阴脾经	地机	足阳明胃经	梁丘
足厥阴肝经	中都	足少阳胆经	外丘
足少阴肾经	水泉	足太阳膀胱经	金门
阴维脉	筑宾	阳维脉	阳交
阴跷脉	交信	阳跷脉	跗阳

6.下合穴

下合穴是指手足三阳六腑之气下合于足三阳经的六个腧穴，故称下合穴，主要分布于下肢膝关节附近。

下合穴是治疗六腑病的重要穴位。《黄帝内经·灵枢·邪气脏腑病形》曰："合治内府。"如足三里治胃脘痛；下巨虚治泄泻；上巨虚治肠痈；阳陵泉治蛔厥；委阳、委中治三焦气化失常引起的癃闭、遗尿等。

7.八脉交会穴

八脉交会穴是指奇经八脉与十二经脉之气相交会的八个腧穴，故称"八脉交会穴"。它们分布于腕、踝关节上下。

八脉交会穴应用很广，李梴在《医学入门》中提到"八法者，奇经八穴为要，乃十二经之大会也""周身三百六十穴，统于手

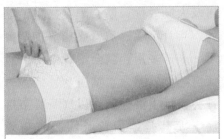

◎中极、关元是募穴，又与任脉、足三阴经交会，因此，这二穴既可治任脉病，又可治足三阴经疾病

足六十六穴，六十六穴又统于八穴"。由于奇经与正经的经气以此八穴相通，所以此八穴既能治奇经病，又能治正经病，如公孙通冲脉，因公孙为足太阴经穴，故公孙既能治胃病，又能治冲脉病；内关通阴维脉，又为手厥阴心包经穴，故内关既可治心包经病，又可治阴维病。余穴类推。八脉交会穴临床上常采用上下相应配穴法，且针时

八脉交会穴

经属	八穴	通八脉	会合部位
足太阴	公孙	冲脉	胃、心、胸
手厥阴	内关	阴维	
手少阳	外关	阳维	目外眦、颊、颈、耳后、肩
足少阳	足临泣	带脉	
手太阳	后溪	督脉	目内眦、项、耳、肩胛
足太阳	申脉	阳跷	
手太阴	列缺	任脉	胸、肺、膈、喉咙
足少阴	照海	阴跷	

常交叉针穴。公孙、内关治胃、心、胸、疾病；后溪、申脉治内眼角、耳、项、肩胛部及恶寒发热症；外关、足临泣治外眼角、耳后、颊、肩及寒热往来病症；列缺、照海治咽喉、胸、膈、肺及阴虚内热等病症。

全身交会穴很多，交会穴不但治本经病，还能治所交会经脉的病症。如中极、关元属于募穴，又与任脉、足三阴经交会，因此，这二穴既可治任脉病，又可治足三阴经疾病；大椎是督脉经穴，又与手足三阳经交会，因此，它既可治督脉病，又治诸阳经引起的全身性疾病；三阴交与足太阴、少阴、厥阴经交会，因此，三阴交既可治脾经病，又治阴虚诸症。

各经主要交会穴：

（1）肺经

中府：手太阴、足太阴之会。

（2）大肠经

肩髃：手阳明、阳跷之会。

（3）胃经

承泣：足阳明、阳跷、任脉之会。

地仓：阳跷、手足阳明之会。

下关：足少阳、足阳明之会。

头维：足少阳、足阳明、阳维之会。

（4）脾经

三阴交：足太阴、足少阴、厥阴之会。

大横：足太阴、阴维之会。

腹哀：足太阴、阴维之会。

（5）小肠经

颧髎：手太阳、足少阳之会。

听宫：手足少阳、手太阳之会。

（6）膀胱经

睛明：手足太阳、阴阳跷、足阳明之会。

大杼：手太阳、足太阳之会。

风门：督脉、足太阳之会。

（7）肾经

足少阴、冲脉之会：横骨、大赫、气穴、四满、中注、肓俞、商曲、石关、阴都、腹通谷、幽门。

（8）胆经

瞳子髎：手太阳、手少阳足少阳之会。

阳白：足少阳、阳维之会。

头临泣：足太阳、足少阳、阳维之会。

风池：足少阳、阳维之会。

肩井：手少阳、足少阳、阳维之会。

日月：足太阴、足少阳之会。

带脉：足少阳、带脉之会。

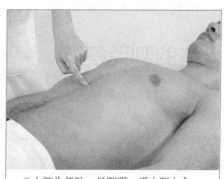
◎上脘为任脉、足阳明、手太阳之会

环跳：足少阳、足太阳之会。

（9）肝经

章门：足厥阴、足少阳之会。

期门：足厥阴、足太阳、阳维之会。

（10）任脉

承浆：足阳明、任脉之会。

廉泉：阴维、任脉之会。

天突：阴维、任脉之会。

上脘：任脉、足阳明、手太阳之会。

下脘：足太阴、任脉之会。

阴交：任脉、冲脉之会。

关元：足三阴、任脉之会。

中极：足三阴、任脉之会。

会阴：任脉、督脉、冲脉三脉之会。

（11）督脉

神庭：督脉、足太阴、足阳明之会。

水沟：督脉、手阳明、足阳明之会。

百会：督脉、足太阳之会。

脑户：督脉、足太阳之会。

风府：督脉、阳维之会。

哑门：督脉、阳维之会。

大椎：督脉、手太阳、足太阳之会。

陶道：督脉、足太阳之会。

人体的刺灸禁穴

凡不可针刺的腧穴，称禁刺穴；凡不可灸治的腧穴，称禁灸穴。两者统称为刺灸禁穴。刺灸禁穴是针灸临床避免事故的根据，其意义是深远的。

1.禁刺穴

凡腧穴近于脏腑，或在大的血脉之上或附近，或居于特殊位置，皆属古人认为不可刺者，而定为禁刺腧穴，如脑户、囟会、神庭、玉枕、络却、承灵、颅息、角孙、承泣、神道、灵台、膻中、水分、神阙、会阴、横骨、气冲、箕门、承筋、手五里、三阳络、青灵、乳中、人迎、缺盆、肩井、冲阳、云门、极泉、天池等。

但禁刺穴的实质，其实属于行刺的深浅问题。"病有浮沉，刺有浅深，各至其理，无过其道，过之则内伤"。"过之"即是指刺之过深，可见古人亦认识到禁刺只是一个相对的概念。故举凡禁刺穴，除居特殊部位的神阙、乳中等不宜针刺外，其他腧穴皆可进针，但务必取毛刺、浮刺、沿皮刺等浅刺法，必切勿超过生理限度。

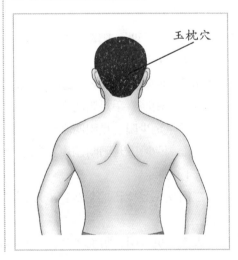

玉枕穴

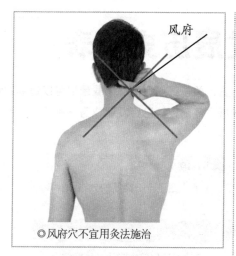

风府

◎风府穴不宜用灸法施治

2.禁灸穴

凡接近五官、前后二阴及动脉的腧穴，均不宜用灸法施治。如脑户、风府、哑门、五处、承光、脊中、心俞、白环俞、丝竹空、承泣、素髎、人迎、乳中、渊腋、鸠尾、经渠、天府、阴市、伏兔、地五会、膝阳关、迎香、巨髎、地仓、少府、足通谷、天柱、头临泣、头维、攒竹、睛明、颧髎、下关、天牖、周荣、腹哀、肩贞、阳池、中冲、少商、鱼际、隐白、漏谷、阴陵泉、条口、犊鼻、髀关、申脉、委中、承扶等。

这些都是古人的经验之谈。现代针灸临床认为，除了睛明、素髎、人迎、委中等不宜灸外，余穴均可适当采用灸治法。

经筋疗法发展历史简表

经筋疗法有着非常悠久的历史，关于经筋疗法的记载最早可以追溯到春秋战国时期。经过两千多年的发展，经筋疗法已经发展成为一种可以防治众多疾病的治疗手段。

1 春秋战国（公元前770—公元前221年）

《黄帝内经》中专立"经筋"篇，全面介绍了十二经筋的分布和经筋治疗手法。

2 东汉（25—220年）

"医圣"张仲景在《金匮要略》中详细论述了经筋疾病的具体病症。

3 西晋（265—317年）

皇甫谧所编著的《针灸甲乙经》中，有关于经筋疗法的全面论述。

4 隋朝（581—618年）

巢元方所著的《诸病源候论》中曾有"伤绝经筋，荣卫不得循行"等有关经筋的论述。

5 唐朝（618—907年）

孙思邈所著的《千金要方》不仅记述了大量筋伤疾病，而且还归纳出擦、捻、抱、推、振、打、顿、捺等治疗手法，对经筋疗法的发展做出了巨大贡献。

6 宋朝（960—1279年）

宋代的《伤寒明理论》等医学著作都不同程度地论述了经筋和经筋疗法，得出筋伤早期宜活血化瘀，中期宜养血舒筋，后期当培元固肾的经筋疗法治疗原则。

7 元、明、清（1206—1911年）

元、明、清时期，中医学的研究方法受中国古代哲学和伦理学的影响，经筋理论没有引起足够的重视和传承，经筋疗法也被视为愚笨粗俗的体力劳动而遭到鄙弃，但仍在民间广泛流传和应用。

8 近代和现代

因经筋疗法效果显著、经济方便而重新得到重视，在理论和实践上都得到了很大发展。

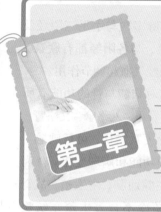

督脉——阳脉之海

第一章

◎人体奇经八脉之一。督脉总督一身之阳经，六条阳经都与督脉交会于大椎，督脉有调节阳经气血的作用，故称为"阳脉之海"。主生殖功能，特别是男性生殖功能。

督脉总述

"督脉"一词出自《黄帝内经·素问·骨空论》。其循行路线，起始于小腹内，从会阴部向后，行于脊里正中，上至风府，入于脑，上头顶，沿前额正中，到鼻柱下方及上齿。前后与任脉、冲脉相通，与足太阳膀胱经、足少阴肾经相合，联系心、肾、脑。在背后中脊，总制诸阳，故谓之曰督，督者都纲也。其循背脊上行，犹如裘之背缝也。

督脉起于小腹下方耻骨正中央，分本络与别络循行全身之经络。

（1）别络路径：由会阴穴起，女经溺尿处，男绕生殖器，至耻骨借足少阴肾经内股处，入腹内循任脉，行至小腹胞中（关元穴）。在胞中此内气分两路，一路后络至两肾（主要为右肾）。第二路内会冲脉，走腹部，上行入喉，环绕嘴唇，内行至督脉龈交

穴而终。

（2）本络路径：与足太阳膀胱经同起于眼内眦睛明穴，上额前，至

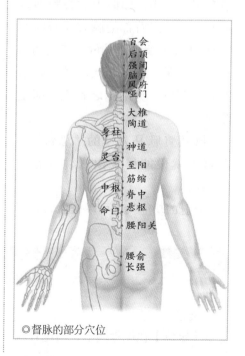

◎督脉的部分穴位

头顶，再络入脑中。由脑再转出左右颈部，顺下项肩部，内挟脊内行，至腰脊部入肾，再由肾经生殖器回到会阴穴。

督脉的"督"字，有总督、督促的含义。督脉循身之背，阳，说明督脉对全身阳经脉气有统率、督促的作用。故有"总督诸阳"和"阳脉之海"的说法。因为督脉循行于背部正中线，它的脉气多与手足经相交会，大椎是其集中点。另外，带脉出于第二腰椎，阳维交会于风府、哑门。所以督脉的脉气与各阳经都有联系。又因督脉循行于脊里，入络于脑，与脑和脊髓有密切的联系。《本草纲目》称"脑为元神之府"，经脉的活动与脑有密切关系。体腔内的脏腑通过足太阳膀胱经背部的腧穴受督脉经气的支配，因此，脏腑的功能活动均与督脉有关。所以金代医学家张洁古认为督脉"为阳脉之都纲"即是此意。

既然督脉是人体的"总督"，在这里就最能展现出人体的精、气、神。

督脉的功能我们可以概括为以下两点：

其一，督脉多次与手足三阳经及阳维脉相交会，与各阳经都有联系，所以对全身阳经气血起调节作用。

其二，它对脑髓与肾的功能有所反映。督脉行脊里，入络脑，又络肾，与脑、髓、肾关系密切，可反映脑、髓、肾的生理功能和病理变化。肾为先天之本，主髓通脑，主生殖，故脊强、厥冷及精冷不育等生殖系统疾患与督脉关系重大。中医认为，脑是人的高级中枢，脊髓是低级中枢，而督脉的路线与脊髓有重复的地方。所以，督脉与人的神志、精神状态有着非常密切的关系。

督脉循身之背，入络于脑，如果督脉脉气失调，就会出现"实则脊强，虚则头重"的病症，这都是督脉经络之气受阻，清阳之气不能上升之故。由于督脉统一身之阳气，络一身之阴气，若脉气失调，不仅腰脊强痛，甚至也能引起"大人癫疾、小儿惊痫"。同时，督脉的别络由小腹上行，如脉气失调，亦发生从小腹气上冲心的冲疝，以及癃闭、痔疾、遗尿、女子不孕等症。

督脉主要穴位详解

长强
【定位】在尾骨端下，当尾骨端与肛门连线的中点处。

【功效】宁神镇静，通便消痔。

【主治】泄泻，便血，便秘，痔疾，脱肛，癫痫。

【刺灸法】斜刺，针尖向上与骶骨平行刺入0.5~1.0寸；不灸。

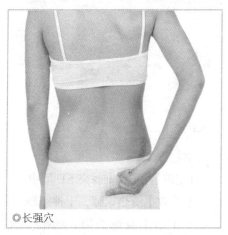
◎长强穴

腰俞

【定位】在骶部，当后正中线上，正对骶管裂孔。

【功效】调经清热，散寒除湿。

【主治】腰脊强痛，腹泻，便秘，痔疾，脱肛，便血，癫痫，淋浊，月经不调，下肢痿痹。

【刺灸法】向上斜刺0.5~1.0寸；可灸。

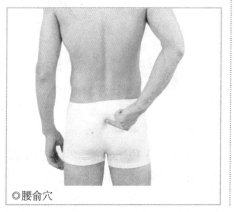
◎腰俞穴

腰阳关

【定位】在腰部，当后正中线上，第四腰椎棘突下凹陷中。

【功效】祛寒除湿，舒筋活络。

【主治】腰骶疼痛，下肢痿痹；月经不调、赤白带下等妇科病症；遗精、阳痿等男科病症。

【刺灸法】直刺0.5~1.0寸；可灸。

命门

【定位】人体命门穴位于腰部，当后正中线上，第二腰椎棘突下凹陷中。

【功效】益肾温阳，舒筋活络。

【主治】虚损腰痛，脊强反折，遗尿，尿频，泄泻，遗精，白浊，阳痿，早泄，赤白带下，胎屡坠，五劳七伤，头晕耳鸣，癫痫，惊恐，手足逆冷。

【刺灸法】直刺0.5~1.0寸；可灸。

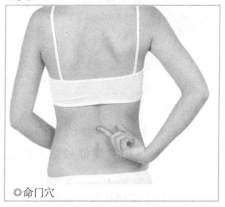
◎命门穴

中枢

【定位】该穴位于人体的背部，当后正中线上，第十胸椎棘突下凹陷中。

【功效】健脾利湿，清热止痛。

【主治】黄疸，呕吐，腹满，胃痛，食欲不振，腰背痛。

【刺灸法】斜刺0.5~1.0寸；可灸。

至阳

【定位】俯伏坐位。在背部，当后正中线上，第七胸椎棘突下凹陷中。

【功效】利胆退黄，宽胸利膈。

【主治】胸胁胀痛，脊强，腰背疼痛，黄疸，胆囊炎，胃肠炎，肋间神经痛。

【刺灸法】斜刺0.5~1.0寸；可灸。

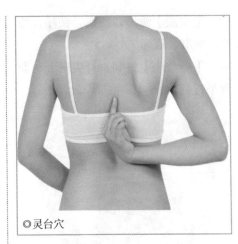
◎灵台穴

身柱

【定位】第三胸椎棘突下凹陷中。

【功效】清热宣肺，宁神镇静。

【主治】身热头痛，咳嗽，气喘，惊厥，癫狂痫证，腰脊强痛，疔疮发背。

【刺灸法】斜刺0.5~1.0寸；可灸。

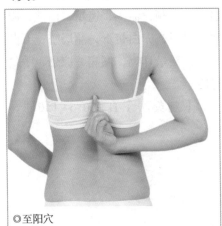
◎至阳穴

灵台

【定位】位于人体的背部，当后正中线上，第六胸椎棘突下凹陷中。

【功效】清热化湿，止咳平喘。

【主治】咳嗽，气喘，项强，脊痛，身热，疔疮。

【刺灸法】斜刺0.5~1.0寸；可灸。

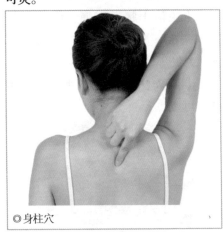
◎身柱穴

陶道

【定位】位于背部，当后正中线上，第一胸椎棘突下凹陷中。

【功效】解表清热，截疟宁神。

【主治】头痛项强，恶寒发热，咳嗽，气喘，骨蒸潮热，胸痛，脊背酸痛，疟疾，癫狂，角弓反张。

【刺灸法】斜刺0.5~1.0寸；可灸。

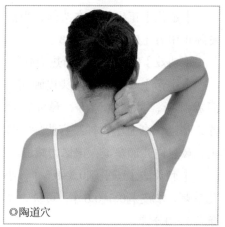

◎陶道穴

大椎

【定位】第七颈椎棘突下凹陷中。颈椎一共七节，当你低下头左右转动脖颈时，上面六节颈椎都跟着转动，只有第七颈椎是不动的，这个不动的颈椎棘突下就是大椎穴。

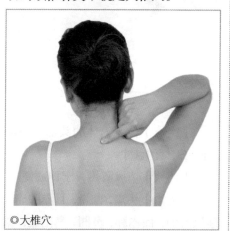

◎大椎穴

【功效】清热解表，截疟止痛。

【主治】热病，感冒、咳嗽、气喘等外感病症，头痛项强，疟疾，癫狂，小儿惊风，阳痿诸证。

【刺灸法】斜刺0.5~1.0寸；可灸。

风府

【定位】位于颈部，当后发际正中直上1寸，枕外隆凸直下，两侧斜方肌之间凹陷处。

【功效】熄风散风，通关利窍。

【主治】癫狂，痫证，癔症，中风不语，悲恐惊悸，半身不遂，眩晕，颈项强痛，咽喉肿痛，目痛，鼻出血。

【刺灸法】向下颌方向缓慢刺入0.5~1.0寸；此穴不灸。

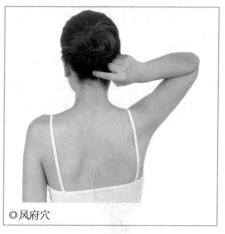

◎风府穴

强间

【定位】正坐位或俯伏坐位。在头部，当后发际正中直上4寸（脑户上1.5寸）。

【功效】醒神宁心，平肝熄风。

【主治】头痛，目眩，颈项强直，心烦，失眠，癫狂，脑膜炎，神经性头痛，血管性头痛，癔症。

【刺灸法】平刺0.5~0.8寸；可灸。

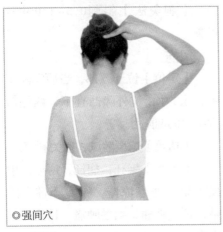

◎强间穴

百会

【定位】在头顶正中线与两耳尖连线的交点处。

【功效】平肝熄风，升阳益气，清脑安神。

【主治】头痛、头重脚轻、痔疮、高血压、宿醉、目眩失眠、焦躁等。此穴为人体督脉经络上的重要穴

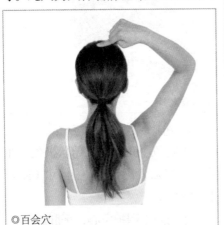

◎百会穴

道之一，是治疗多种疾病的首选穴，医学研究价值很高。

【刺灸法】①平刺0.3~0.5寸，平补平泻法；②向后平刺1寸，高频率补法；③向前平刺进针1寸，补法；可灸。

囟会

【定位】正坐位。在头部，当前发际正中直上2寸（百会前3寸）。

【功效】安神醒脑，清热消肿。

【主治】头晕目眩，头皮肿痛，面赤肿痛，鼻渊，鼻痔，鼻痛，惊悸，嗜睡，高血压，神经官能症，鼻炎，鼻息肉，额窦炎，记忆力减退。

【刺灸法】①平刺0.3~0.5寸，小儿禁刺；②皮刺0.5~0.8寸；可灸，艾条灸5~10分钟。

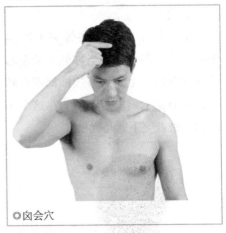

◎囟会穴

上星

【定位】位于人体的头部，当前发际正中直上1寸。

【功效】熄风清热，宁神通便。

【主治】头痛，眩晕，目赤肿痛，迎风流泪，面赤肿，鼻渊，鼻出血，鼻

痔，鼻痛，癫狂，痫证，小儿惊风，疟疾，热病。

【刺灸法】平刺0.5~0.8寸；可灸。

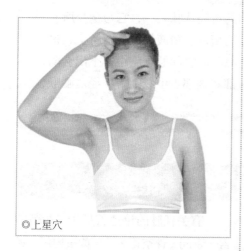
◎上星穴

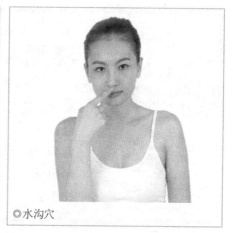
◎水沟穴

素髎

【定位】位于人体的面部，在鼻尖的正中央。

【功效】清热消肿，通鼻利窍。

【主治】鼻塞，鼻出血，鼻流清涕，鼻中息肉，鼻渊，酒鼻，惊厥，昏迷。

【刺灸法】向上斜刺0.3~0.5寸，或点刺出血；不灸。

水沟

【定位】人中沟上1/3和下2/3交界处。

【功效】清神志、开关窍、苏厥逆、止疼痛。

【主治】昏迷、昏厥、癫痫、中风、口眼㖞斜，牙痛、腰痛、落枕、面部肿痛等。

【刺灸法】向鼻中隔方向斜刺0.3~0.5寸，将针向一个方向捻转360°，采用雀啄法。

龈交

【定位】位于人体的上唇内，唇系带与上齿龈的相接处。

【功效】宁神镇痉，清热消肿。

【主治】齿龈肿痛，口臭，齿衄，鼻渊，面赤颊肿，唇吻强急，面部疮癣，两腮生疮，癫狂，项强。

【刺灸法】向上斜刺0.2~0.3寸；不灸。

【配伍】可配风府穴治颈项急不得顾；配承浆穴治口臭难近；配上关穴、大迎穴、翳风穴治口噤不开。

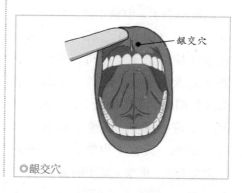
◎龈交穴

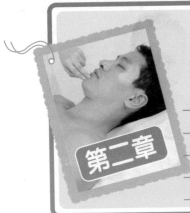

第二章

任脉——阴脉之海

◎任脉是人体的奇经八脉之一，它与全身所有阴经相连，身体的精血、精液都由任脉所主，也被称为"阴脉之海"。它起始于胞中，下出会阴，经阴阜，沿腹部和胸部正中线上行，经过咽喉，止于承浆。

任脉总述

任脉是奇经八脉之一，与督、冲二脉皆起于胞中，同出"会阴"，称为"一源三歧"。任脉行于胸腹正中，上抵承浆。任脉与六阴经有联系，称为"阴脉之海"，具有调节全身诸阴经经气的作用。本经腧穴主治腹、胸、颈、头面的局部病症及相应的内脏器官疾病，少数腧穴有强壮身体作用且有助治疗神志病。

任脉所属的穴位共计有二十四个：会阴（督脉、冲脉会）、曲骨（足厥阴会）、中极（足三阴会）、关元（足三阴会）、石门、气海、阴交（冲脉会）、神阙、水分、下脘（足太阴会）、建里、中脘、上脘（足阳明、手太阳会）、巨阙、鸠尾、中庭、膻中、玉堂、紫宫、华盖、璇玑、天突（阴维会）、廉泉（阴维会）、承浆（足阳明会）。

有关任脉的论述首见于《黄帝内经·素问·骨空论》及《黄帝内经·灵枢·五音五味》。《黄帝内经·素问·骨空论》中载："任脉者，起于中极之下，以上毛际，循腹里，上关元，

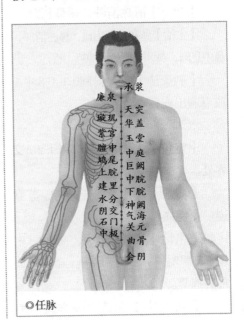

◎任脉

至咽喉，上颐，循面入目。"该脉自小腹内起始，下出于会阴部，向前上行于阴毛部位，沿着腹里，经过关元，沿腹正中线直上，经咽喉，至下颌，环绕口唇，经过面部，进入眼目。

战国时期，《难经》对任脉进行了整理与修订，并纳入奇经八脉。晋代《针灸甲乙经》载入此经脉所辖腧穴。元代滑寿所著《十四经发挥》对此经脉循行分布载述较详。明代李时珍集前人之论述，编成《奇经八脉考》，记载了此经脉的循行分布及病候。"任"与"妊"相通，诸阴脉皆交会于任脉，故任脉为"阴脉之海"。下面简单介绍任脉的身体循行：

任脉在腹中线，总统诸阴，谓之曰任，任者妊也，其循腹里上行，犹妊在之于腹前也。

任脉起始于中极下的会阴部，向上到阴毛处，沿腹里，上出关元穴，向上到咽喉部，再上行到下颌，口旁，沿面部进入目下。

冲脉和任脉都起于胞中，它的一支循背脊里面上行，为经络气血之海。其浮行在外的，沿腹上行，会于咽喉，别而络口唇。

任脉主要穴位详解

会阴

【定位】在会阴穴部，男性当阴囊根部与肛门连线的中点，女性当大阴唇后联合中与肛门连线的中点。

【功效】醒神镇惊，通调二阴。

【主治】二便不利或失禁，痔疾，脱肛，遗精，阳痿，阴部痒，昏迷，癫狂。

【针灸法】①平日灸三壮。②急救针1~3寸，孕妇禁用。

配穴治病

（1）配三阴交，有强阴醒神的作用，主治产后暴厥。

（2）配鱼际，有养阴泻热的作用，主治阴汗如水流。

（3）配中极、肩井，有行气通络，强阴壮阳的作用，主治难产，胞衣不下，宫缩无力，产门不开等。

（4）配肾俞，治遗精。

（5）配蠡沟，治阴痒。

（6）配人中、阴陵泉，治溺水窒息。

曲骨

【定位】位于人体的下腹部，当前正中线上，耻骨联合上缘的中点处。

【功效】通利小便，调经止痛。

【主治】小腹胀满，小便淋沥，遗尿，疝气，遗精阳痿，阴囊湿痒，月经不调，赤白带下，痛经。

【刺灸法】直刺0.5~1.0寸，内为膀胱，应在排尿后进行针刺；可灸。

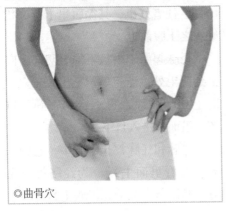

◎曲骨穴

中极

【定位】仰卧位。在下腹部，前正中线上，当脐下4寸。取穴时，可采用仰卧的姿势，中极穴位于人体下腹部，前正中线上，具体找法如下：将耻骨和肚脐连线五等分，由下向上1/5处即为"中极穴"。

【功效】益肾兴阳，通经止带。

【主治】癃闭，带下，阳痿，痛

经，产后恶露不下，阴挺，疝气偏坠；积聚疼痛，冷气时上冲心；水肿，精神恍惚；肾炎，膀胱炎，产后子宫神经痛。中极穴的主治疾病为：生殖器疾病、泌尿疾病、尿频、尿急、生理病、生理不顺、精力不济、惧冷症等。

【刺灸法】直刺0.5~1.0寸，需在排尿后进行针刺，孕妇禁针；可灸。

关元

【定位】仰卧位。在下腹部，前正中线上，当脐下3寸。取穴时，可采用仰卧的姿势，关元穴位于下腹部，前正中线上，从肚脐到耻骨上方画一线，将此线五等分，从肚脐往下3/5处，即是此穴。

【功效】培补元气，导赤通淋。

【主治】小腹疼痛，霍乱吐泻，疝气，遗精，阳痿，早泄，白浊，尿闭，尿频，黄白带下，痛经，中风脱证，虚劳冷惫，羸瘦无力，眩晕，下消，尿道炎，盆腔炎，肠

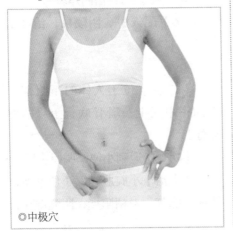

◎中极穴

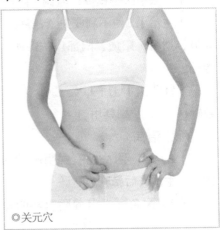

◎关元穴

炎，肠粘连，神经衰弱，小儿单纯性消化不良。泌尿与生殖系统疾病，如遗尿、尿血、尿频、尿潴留、尿道痛、痛经、闭经、遗精、阳痿；此外，刺激关元穴对神经衰弱、失眠症、手脚冰冷、荨麻疹、生理不顺、精力减退、太胖（减肥）、太瘦（增肥）等也很有疗效。

【刺灸法】直刺0.5~1.0寸，需在排尿后进行针刺；可灸。孕妇禁针，针则胎落而不出。

气海

【定位】人体气海穴位于下腹部，前正中线上，当脐中下1.5寸。取穴时，可采用仰卧的姿势，直线联结肚脐与耻骨上方，将其十等分，从肚脐3/10的位置，即为此穴。

【功效】益气助阳，调经固精。

【主治】绕脐腹痛，水肿鼓胀，脘腹胀满，水谷不化，大便不通，泻痢不禁，癃淋，遗尿，遗精，阳痿，疝气，月经不调，痛经，经闭，崩

漏，带下，阴挺，产后恶露不止，胞衣不下，脏气虚惫，形体羸瘦，四肢乏力。女性病、腰痛、食欲不振、夜尿症、儿童发育不良等。此穴位为人体任脉上的主要穴道之一。

【刺灸法】直刺0.5~1.0寸；可灸。孕妇慎用。

阴交

【定位】在下腹部，前正中线上，当脐中下1寸。

【取法】在脐下1寸，腹中线上，仰卧取穴。

【功效】调经固带，利水消肿。

【主治】腹痛，下引阴中，不得小便，泄泻，奔豚，绕脐冷痛，疝气，阴汗湿痒，血崩，恶露不止，鼻出血，肠炎，睾丸神经痛，子宫内膜炎。

【刺灸法】直刺0.5~1.0寸；可灸。

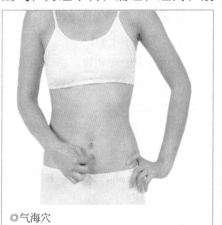

◎气海穴

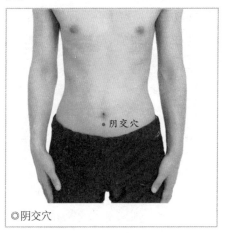

◎阴交穴

神阙

【定位】该穴位于人体的腹中

部，脐中央。

【功效】温阳救逆，利水固脱。

【主治】中风虚脱，四肢厥冷，尸厥，风痫，形惫体乏，绕脐腹痛，水肿鼓胀，脱肛，泄利，便秘，小便不禁，五淋，妇女不孕。

【刺灸法】禁刺；可灸。

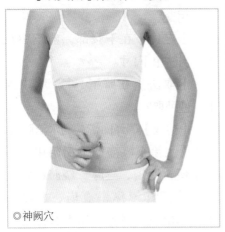
◎神阙穴

水分

【定位】位于上腹部，前正中线上，当脐中上1寸。

【功效】通调水道，理气止痛。

【主治】腹痛，腹胀，肠鸣，泄泻，

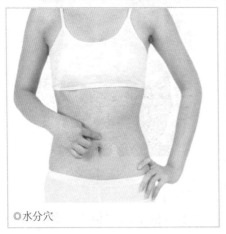
◎水分穴

反胃，水肿，小儿陷囟，腰脊强急。

【刺灸法】直刺0.5~1.0寸；可灸。

下脘

【定位】该穴位于人体的上腹部，前正中线上，当脐中上2寸。

【功效】健脾和胃，降逆止呕。

【主治】脘痛，腹胀，呕吐，呃逆，食谷不化，肠鸣，泄泻，痞块，虚肿。

【刺灸法】直刺0.5~1.0寸；可灸。

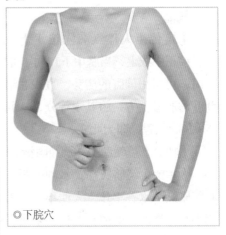
◎下脘穴

中脘

【定位】位于人体上腹部，前正中线上，当脐中上4寸。

【功效】健脾和胃，通降腑气。

【主治】胃脘痛，腹胀，呕吐，呃逆，反胃，吞酸，纳呆，食谷不化，疳积，膨胀，黄疸，肠鸣，泄利，便秘，便血，胁下坚痛，虚劳吐血，哮喘，头痛，失眠，惊悸，怔忡，脏躁，癫狂，痫证，尸厥，惊风，产后血晕。

【刺灸法】直刺0.5~1.0寸；可灸。

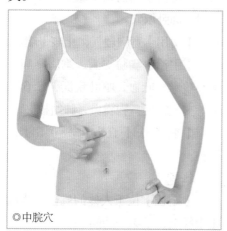

◎中脘穴

上脘

【定位】位于人体的上腹部，前正中线上，当脐中上5寸。

【功效】和胃降逆，化痰宁神。

【主治】胃脘疼痛，腹胀，呕吐，呃逆，纳呆，食谷不化，黄疸，泄利，虚劳吐血，咳嗽痰多，癫痫。

【刺灸法】直刺0.5~1.0寸；可灸。

巨阙

【定位】仰卧位。在上腹部，前

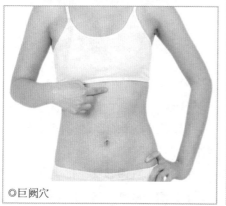

◎巨阙穴

正中线上，当脐中上6寸。

【功效】安神宁心，宽胸止痛。

【主治】胃痛，反胃，胸痛，吐逆不食，腹胀，惊悸，咳嗽，黄疸，尸厥，健忘，胃痉挛，膈肌痉挛，心绞痛，支气管炎，癔症，胸膜炎，癫痫。

【刺灸法】直刺0.5~0.6寸，向下斜刺；可灸。

鸠尾

【定位】人体鸠尾穴位于上腹部，前正中线上，当胸剑结合部下1寸。

【功效】安心宁神，宽胸定喘。

【主治】心痛，心悸，心烦，癫痫，惊狂，胸中满痛，咳嗽气喘，呕吐，呃逆，反胃，胃痛。

【刺灸法】斜向下刺0.5~1.0寸；可灸。

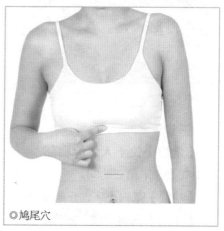

◎鸠尾穴

膻中

【定位】位于胸部，当前正中线上，平第四肋间，两乳头连线的中点。取定穴位时，患者可采用正坐或仰卧的姿势。

【功效】理气止痛，生津增液。

【主治】咳嗽，气喘，咯唾脓血，胸痹心痛，心悸，心烦，产妇少乳，噎膈，膨胀，胸部疼痛，腹部疼痛，心悸，呼吸困难，咳嗽，过胖，过瘦，呃逆，乳腺炎，缺乳症，喘咳病等。此穴位为人体任脉上的主要穴道之一。

【刺灸法】平刺0.3~0.5寸；可灸。

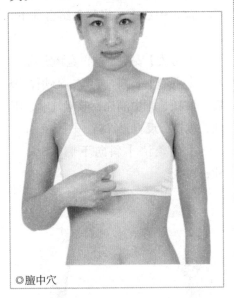

◎膻中穴

玉堂

【定位】位于人体的胸部，当前正中线上，平第三肋间。

【功效】宽胸止痛，止咳平喘。

【主治】胸膺疼痛，咳嗽，气短，喘息，喉痹咽肿，呕吐寒痰，两乳肿痛。

【刺灸法】平刺0.3~0.5寸；可灸。

紫宫

【定位】当前正中线上，平第二肋间。仰卧取穴。

【功用】宽胸理气，止咳平喘。

【主治】胸胁支满，胸膺疼痛，烦心咳嗽，吐血，呕吐痰涎，饮食不下。支气管炎，胸膜炎，肺结核。

【刺灸法】直刺0.3~0.5寸；可灸。

华盖

【定位】位于人体的胸部，当前正中线上，平第一肋间。

【功效】收引水湿。

【主治】咳嗽，气喘，胸痛，胁肋痛，喉痹，咽肿。

【刺灸法】平刺0.3~0.5寸；可灸。

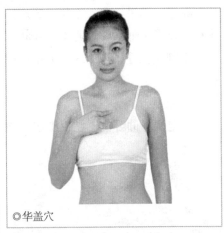

◎华盖穴

天突

【定位】位于颈部，当前正中线上，胸骨上窝中央。

【功效】宣通肺气，化痰止咳。

【主治】咳嗽，哮喘，胸中气逆，

咯唾脓血，咽喉肿痛，舌下急，暴喑，瘿气，噎膈，梅核气。

【刺灸法】先直刺 0.2~0.3 寸，然后沿胸骨柄后缘、气管前缘缓慢向下刺入 0.5~1.0 寸；可灸。

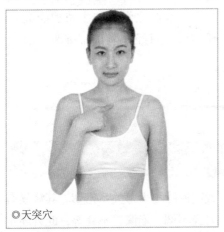

◎天突穴

廉泉

【定位】位于人体的颈部，当前正中线上，结喉上方，舌骨上缘凹陷处。

【功效】利喉舒舌，消肿止痛。

【主治】舌下肿痛，舌根急缩，舌纵涎出，舌强，中风失语，舌干口燥，口舌生疮，暴喑，喉痹，聋哑，咳嗽，哮喘，消渴，食不下。

【刺灸法】直刺0.5~0.8寸，不留针；可灸。

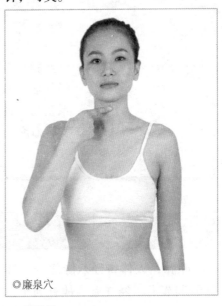

◎廉泉穴

承浆

【定位】位于人体的面部，当颏唇沟的正中凹陷处。

【功效】生津敛液，舒筋活络。

【主治】口眼㖞斜，唇紧，面肿，齿痛，齿龃，龈肿，流涎，口舌生疮，暴喑不言，消渴嗜饮，小便不禁，癫痫。

【刺灸法】斜刺 0.3~0.5 寸；可灸。

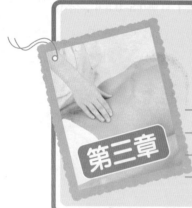

冲脉——十二经脉之海

第三章

◎冲脉，人体奇经八脉之一。冲脉能调节十二经气血，故称为十二经脉之海，与生殖功能关系密切。冲、任脉盛，月经才能正常排泄，故又称血海。

冲脉总述

冲脉，人体奇经八脉之一。冲脉能调节十二经气血，故称为十二经脉之海，与生殖功能关系密切。冲、任脉盛，月经才能正常排泄，故又称血海。

冲脉穴位共计14个：会阴（任脉）、气冲（足阳明经）、横骨、大赫、气穴、四满、中注（足少阴经）、阴交（任脉）、肓俞、商曲、石关、阴都、足通谷、幽门。

《黄帝内经·素问·骨空论》："冲脉为病，逆气里急。"《难经·论经络·二十九难》："冲之为病，逆气而里急。"又《黄帝内经·灵枢·海论》称冲脉为血海。《黄帝内经·灵枢·五音五味》："血气盛则充肤热肉；血独盛则澹渗皮肤，生毫毛。今归人之生，有余于气，不足于血，以其数脱血也。冲任之脉，不荣口唇，故须不生焉。"

说明冲脉与生殖关系密切。其病候有月经不调、崩漏、不育等，此外还主要表现为胸腹气逆而拘急、燥热，瘕疝、喘动应手、痿症等。

冲脉的生理功能主要体现为以下三点：

（1）调节十二经气血：冲脉上至于头，下至于足，贯串全身，为总领诸经气血的要冲。当经络脏腑气血有余时，冲脉能加以涵蓄和贮存；经络脏腑气血不足时，冲脉能给予灌注和补充，以维持人体各组织器官正常生理活动的需要，故有"十二经脉之海""五脏六腑之海"和"血海"之称。

（2）主生殖功能：冲脉起于胞宫，又称"血室""血海"。冲脉有调节月经的作用。冲脉与生殖功能关系密切，女性"太冲脉盛，月事以时下，故有子。""太冲脉衰少，天癸竭，地道不通。"这里所说的"太冲脉"，即指冲脉。另外，男子或先天冲脉未充，或后天冲脉受伤，均可导致生殖功能衰退。

（3）调节气机升降：冲脉在循行中并于足少阴，隶属于阳明，又通于厥阴，及于太阳。冲脉有调节某些脏腑（主要是肝、肾和胃）气机升降的功能。

冲脉具有调节十二经气血之作用，冲脉气机升降失司，则气从小腹上冲，或呕吐，恶心，咳唾，吐血；

冲脉起于胞中，冲脉气逆，则腹内拘急疼痛，胸脘攻痛，妊娠恶阻。"冲为血海"，有促进生殖的能力及调节月经的作用。冲脉虚衰，血海不足则月经量少色淡，甚或经闭，不孕，或初潮经迟，或绝经过早，小腹疼痛；血虚濡养功能减弱则头晕目眩，心悸失眠；男子冲脉伤损则阴器不用；血海不足则发育不良，或须毛稀少，不能生育；舌淡、脉细弱为虚衰之象。冲脉气结，气机失于调达则经行不畅，量少或愆期，或乳房胀痛，乳汁量少，或小腹积块，游走不定。

冲脉主要穴位详解

会阴

【定位】位于会阴部，男性为阴囊根部与肛门连线的中点，女性为大阴唇后联合与肛门连线的中点。

【功效】醒神镇惊，通调二阴。

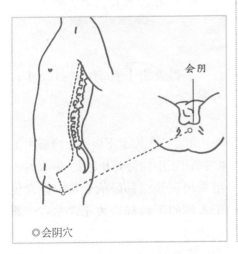

◎会阴穴

【主治】小便不利，遗尿，遗精，阳痿，月经不调，阴痛，阴痒，痔疾，脱肛。

【刺灸法】

（1）平日灸三壮。

（2）急救针1寸。溺水，窒息，产后昏迷，癫狂；可灸，但孕妇禁用。

气冲

【定位】位于人体的腹股沟稍上方，当脐中下5寸，距前正中线2寸。

【功效】理气止痛，调经血。

【主治】肠鸣腹痛，疝气，月经不调，不孕，阳痿，阴肿。

【刺灸法】

刺法：

（1）直刺 0.5~1.0 寸，局部肿胀。针刺不宜过深，用于调经、理气止痛。

（2）向外阴斜刺 1.0~2.0 寸，局部酸胀并向生殖器扩散。

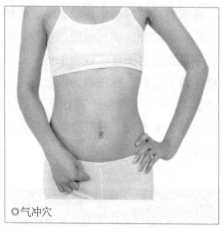

◎气冲穴

灸法：艾炷灸或温针灸 5~7 壮，艾条灸 10~20 分钟。

横骨

【定位】位于人体的下腹部，当脐中下 5 寸，前正中线旁开 0.5 寸。

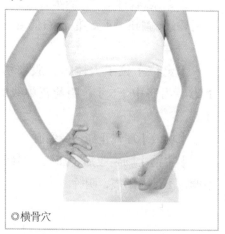

◎横骨穴

【功效】清热除燥。

【主治】阴部痛，小腹痛，遗精，阳痿，遗尿，小便不通，疝气。

【刺灸法】直刺 0.8~1.2 寸；可灸。

大赫

【定位】位于下腹部，当脐中下 4 寸，前正中线旁开 0.5 寸。

【功效】散热生气。

【主治】阴部痛，子宫脱垂，遗精，带下，月经不调，痛经，不妊，泄泻，痢疾，阳痿，早泄，膀胱疾病等。该穴为人体足少阴肾经上的重要穴道。

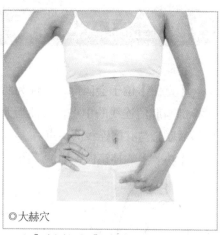

◎大赫穴

【刺灸法】直刺 0.8~1.2 寸；可灸。

气穴

【定位】位于下腹部，当脐中下 3 寸，前正中线旁开 0.5 寸。取穴时，可采用正坐或仰卧的姿势，该穴位于人体的下腹部，关元穴左右一指宽处。

【功效】调理冲任，益肾暖胞。

【主治】月经不调，白带，小便不通，泄泻，痢疾，腰脊痛，阳痿，腰部疼痛等。该穴为人体足少阴肾经上的重要穴道。

【刺灸法】直刺或斜刺0.8~1.2寸；可灸。

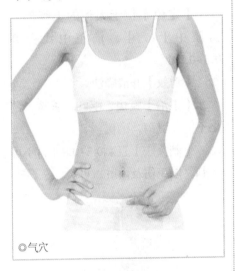

◎气穴

阴交

【定位】位于下腹部，前正中线上，当脐中下1寸。

【功效】利水消肿，止泻。

【主治】绕脐冷痛，腹满水肿，泄泻，疝气，阴痒，小便不利，奔豚，血崩，带下，产后恶露不止，小儿陷囟，腰膝拘挛。

【刺灸法】直刺0.5~1.0寸；可灸。孕妇慎用。

四满

【定位】位于人体的下腹部，当脐中下2寸，前正中线旁开0.5寸。

【功效】除湿降浊。

【主治】月经不调，崩漏，带下，不孕，产后恶露不尽，小腹痛，遗精，遗尿，疝气，便秘，水肿。

【刺灸法】直刺0.8~1.2寸；可灸。

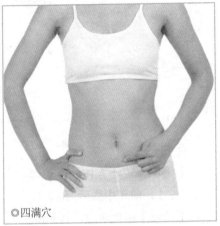

◎四满穴

中注

【定位】位于人体下腹部，当脐中下1寸，前正中线旁开0.5寸。

【功效】利湿健脾。

【主治】月经不调，腰腹疼痛，大便燥结，泄泻，痢疾。

【刺灸法】直刺0.8~1.2寸；可灸。

肓俞

【定位】位于人体的腹中部，当脐中旁开0.5寸。

【功效】积脂散热。

【主治】腹痛绕脐，呕吐，腹胀，痢疾，泄泻，便秘，疝气，月经不调，腰脊痛。

【刺灸法】直刺0.8~1.2寸；

可灸。

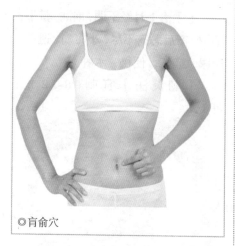

◎肓俞穴

商曲

【定位】位于人体的上腹部，当脐中上2寸，前正中线旁开0.5寸。

【功效】运化水湿，清热降温。

【主治】腹痛、泄泻、便秘、肠炎。

【刺灸法】直刺0.5~0.8寸；可灸。

阴都

【定位】位于人体的上腹部，当

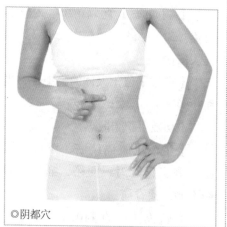

◎阴都穴

脐中上4寸，前正中线旁开0.5寸。

【功效】降浊升清。

【主治】腹胀，肠鸣，腹痛，便秘，妇人不孕，胸胁满，疟疾。

【刺灸法】直刺0.5~0.8寸；可灸。

幽门

【定位】位于人体的上腹部，当脐中上 6 寸，前正中线旁开0.5~0.7寸。

【功效】升清降浊。

【主治】腹痛，呕吐，善哕，消化不良，泄泻，痢疾。

【刺灸法】直刺0.5~0.8寸，不可深刺，以免伤及内脏；可灸。

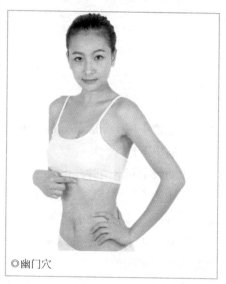

◎幽门穴

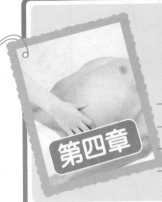

带脉——纵行之脉的约束者

第四章

◎带脉是"奇经八脉"之一，带之言束也，犹如束带一般。带脉的主要功能是"约束诸经"。所谓腹部"游泳圈"，正是中医学"带脉"所绕之处。

带脉总述

带脉是奇经八脉之一，从功能上讲，带脉能约束全身纵行的各条经脉，以调节脉气，使之通畅，有"总束诸脉"的作用。所以哪条经脉在腰腹处出现问题，如郁结气滞、瘀血堵塞，都可通过刺激带脉来进行调节和疏通。

带脉能约束纵行之脉，足之三阴三阳以及阴、阳二蹻脉皆受带脉之约束，以加强经脉之间的联系。带脉还有固护胎儿和主司妇女带下的作用。带脉循行起于季胁，斜向下行到带脉穴，绕身一周，并于带脉穴处再向前下方沿髋骨上缘斜行到小腹。

《奇经八脉考·带脉》："带脉者，起于季胁足厥阴之章门穴，同足少阳循带脉穴，围身一周，如束带然。"带脉与肾脏神经系统有关，故强健带脉可以固精、强肾、壮阳。带脉总束腰以下诸脉，下焦是奇经汇集之所在。《奇经八脉考》曰："冲、任、督三脉同起而异行，一源而三歧，皆络带脉。"

本经脉交会穴为带脉（带脉同名穴位）、五枢、维道（足少阳经）共三穴，左右合六穴。

带脉受损主要表现为腰酸腿痛、腹部胀满、腰腹部松弛，女性可有痛经、白带增多、习惯性流产等。而女子长期便秘，又有妇科问题的，多数与带脉相关。

带脉最怕冷，所以在所有造成带脉受损的因素中，最大的伤害就来源于保暖不到位。

低腰裤、露脐装备受女性喜欢，最怕受凉的带脉苦不堪言。

女性本身就阳气不足，容易怕冷，吃太多寒冷食物，需要身体内的阳气温化，消耗阳气的同时，没有完全消除的寒气也会累积在下腹，影响气血运行，使带脉之气郁滞，容易出现胀气甚至水肿。

不正确的生活方式也会损伤带脉，比如频繁求欢易伤精血。享受性爱的快意是应该

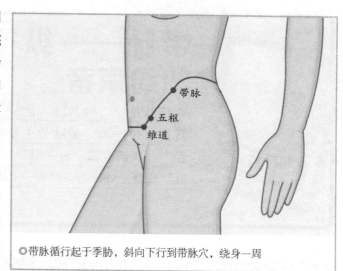

◎带脉循行起于季胁，斜向下行到带脉穴，绕身一周

的，但要注意频率。过于频繁的性生活会伤及精血，导致脉气虚弱，让人感觉精神恍惚、注意力不能集中、腰酸腿软等。

又比如生活无规律容易导致气血损伤。饭不按时吃，饥一顿饱一顿；想事太多，忧虑伤脾，脾主运化，脾气虚不能把水液及时运走，就只能停在身体里。水往低处走，一股脑儿向下，给环腰一周的带脉很大的冲击，以至于带脉受损。

对于带脉受损，我们可以"一推一敲一梳"，给带脉"升温"。

推带脉法：以肚脐为中点向左右两侧推抚数次，再在后腰部用手掌来回推抚，推时用力适度，不要过轻或过重，舒适就好。

敲带脉法：躺在床上，用手轻捶自己的左右腰部，100下以上就可以。孕妇千万不能这么做。

推敲带脉的方法可以让经络气血运行加快，对腰部冰凉而常常感觉酸疼和痛经的人都有帮助。除了有疏通血脉的效果以外，推带脉可以强壮肾脏，敲带脉还可以增强肠道蠕动，对便秘的人有很好的通便效果；如果腰腹有赘肉形成的"游泳圈"，还有利于脂肪的代谢，减少赘肉的产生，在保养带脉的同时有瘦身的效果。

推敲带脉瘦身法还要配合一个特殊的部位，那就是胆经。胆经在大腿外侧中线，只要每天在大腿外侧中线左右用力敲打各200下，就可以强迫胆汁分泌，提升人体的吸收能力，使得气血运行通畅，达到自然瘦身的目的。

带脉主要穴位详解

带脉

【定位】位于侧腹部，章门下1.8寸，当第十一肋游离端下方垂线与脐水平线的交点上。

【功效】调和气血，通经止痛。

【主治】月经不调，闭经，赤白带下，腹痛，疝气，腰胁痛。现多用于子宫内膜炎、盆腔炎、带状疱疹等。

【刺灸法】直刺0.5~0.8寸；可灸。

配穴治病

临床上常配白环俞、阴陵泉、三阴交，有健脾、渗湿、止带的作用，主治带下病；配中极、地机、三阴交，有行气活血、去瘀止痛的作用，主治痛经、闭经；配血海、膈俞，有通经活血的作用，主治月经不调。

五枢

【定位】位于侧腹部，当髂前上棘的前方，横平脐下3寸处。

【功效】痛经止痛，行气通便。

【主治】赤白带下，腰胯痛，小腹痛，疝气，便秘。现多用于子宫内膜炎、睾丸炎等。

【刺灸法】直刺0.5~1.0寸；可灸。

配穴治病

临床上常用的配伍有：

配气海、三阴交，有调气温阳、散寒止痛的作用，主治小腹痛。

配太冲、曲泉，有疏肝理气的作用，主治疝气。

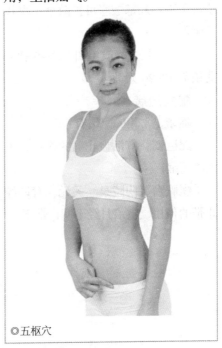

◎五枢穴

维道

【定位】位于侧腹部，当髂前上棘的前下方，五枢前下0.5寸。

【功效】调理冲任，利水止痛。

【主治】

（1）女性生殖系统疾病：子宫内膜炎、附件炎、盆腔炎、子宫脱垂。

（2）消化系统疾病：肠炎、阑尾炎、习惯性便秘。

（3）其他：肾炎、疝气、髋关节疼痛。

【刺灸法】

（1）向前下方斜刺 0.8~1.5 寸，局部酸胀。

（2）深刺可及子宫圆韧带治疗子宫下垂，局部酸胀可扩散至小腹和外阴部。

（3）艾炷灸或温针灸 3~5 壮，艾条灸 10~20 分钟。

配穴治病

临床上常用的配伍有：

配巨髎，有活血止痛的作用，主治腰胯痛。

配脾俞、阴陵泉、关元，有调经止带的作用，主治月经不调，带下。

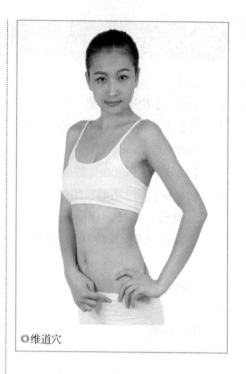

◎维道穴

阴、阳维脉——溢蓄气血

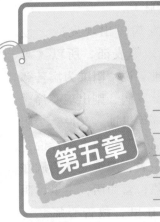

第五章

◎阴维脉起于内踝，沿腿内侧上行到腹部，与足太阴经相合，过胸部，与任脉会于颈部。阳维脉起于足跟外侧，向上经过外踝，沿足少阳经上行到髋关节部，经胁肋后侧，从腋后上肩，至前额，再到项合于督脉。

维脉总述

维脉起于踝，沿腿而上，经下肢、侧腹部、侧胸部、肩部、后颊部，止于头顶。阳维脉联络各阳经，与阴维脉有溢蓄气血的作用。王叔和提到"诊得阳维脉浮者，暂起目眩，阳盛实者，苦肩息，洒洒如寒""诊得阴维脉沉大而实者，苦胸中痛，胁下支满，心痛"。《难经·二十九难》："阳维为病苦寒热。"生病时有恶寒发热的症状。

维脉的"维"字，含有维系、维络的意思。《难经·二十八难》提到"阳维、阴维者，维络于身，溢蓄不能环流灌诸经者也""阴维者，维络于身，溢蓄不能环流灌溉诸经者也"，说明阳维有维系、联络全身阳经的作用，阴维有维系、联络全身阴经的作用"，阳维脉维络诸阳经，交会于督脉的风府、哑门；阴维脉维络

诸阴经，交会于任脉的天突、廉泉。在正常的情况下，阴、阳维脉互相维系，对气血盛衰起调节溢蓄的作用，而不参与环流，如果功能失常则会出现有关的病症。

阴维起于诸阴之交，其脉发于足少阴筑宾穴，为阴维之郄，在内踝上五寸踹肉分中，上循股内廉，上行入腹，会足太阴、厥阴、少阴、阳明于府舍，上会足太阴于大横、腹哀，循胁肋会足厥阴于期门，上胸膈挟咽，与任脉会于天突、廉泉，上至顶前而终。凡十四穴。

阴维脉交会腧穴：筑宾（足少阴经）、府舍、大横、腹哀（足太阴经）、期门（足厥阴经）、天突、廉泉（任脉）。

阳维起于诸阳之会，其脉发于足太阳金门穴，在足外踝1.5寸，上外

踝7寸，会足少阳于阳交，为阳维之郄，循膝外廉上髀厌抵腹侧，会足少阳于居髎，循胁肋斜上肘，上会手阳明、手足太阳于臂臑，过肩前，与手少阳会于臑会、天髎，却会手足少阳、足阳明于肩井、入肩后，会手太阳、阳跷于臑俞，上循耳后，会手足少阳于风池，上脑空、承灵、正营、目窗、临泣，下额与手足少阳、阳明五脉会于阳白，循头入耳，上至本神而止。凡二十二穴。

阳维脉交会腧穴：金门（足太阳经）、阳交（足少阳经）、臑俞（手太阳经）、天髎（手少阳经）、肩井（足少阳经）、头维（足阳明经）、本神、阳白、头临泣、目窗、正营、承灵、脑空、风池（足少阳经）、风府、哑门（督脉）。

阳维脉发病，出现发冷、发热、外感热病等表证，所以《难经·二十九难》说"阳维为病苦寒热"，阴维脉发病，则出现心痛、胃痛、胸腹痛等里证。又说："阴维为病苦心痛。"张洁古解释说："卫为阳，主表，阳维受邪为病在表，故苦寒热；营为阴，主里，阴维受邪为病在里，故苦心痛。"王叔和在《脉经》中说"诊得阳维脉浮者，暂起目眩，阳盛实者，苦肩息，洒洒如寒""诊得阴维脉沉大而实者，苦胸中痛，肋下支满，心痛"。以上都说明，阳维脉主表证，阴维脉主里证。

阴维脉主要穴位详解

筑宾

【定位】位于人体的小腿内侧，当太溪穴与阴谷穴的连线上，太溪穴上5寸，腓肠肌肌腹的内下方。

【功效】散热降温。

【主治】癫狂，痫证，呕吐涎沫，疝痛，小儿脐疝，小腿内侧痛。

【刺灸法】直刺0.5~0.8寸；可灸。

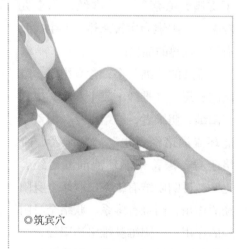

◎筑宾穴

府舍

【定位】位于人体的下腹部，当脐中下4寸，冲门穴上方0.7寸，距前正中线4寸。

【功效】润脾之燥，生发脾气。

【主治】腹痛，疝气。

【刺灸法】直刺1.0~1.5寸。寒则点刺出血或补而灸之或先泻后补，热则泻针出气或用水针；可灸。

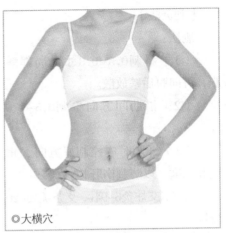
◎大横穴

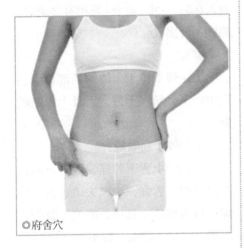
◎府舍穴

大横

【定位】位于人体的腹中部，距脐中4寸。

【功效】转运脾经水湿。

【主治】泄泻，便秘，腹痛。

【刺灸法】直刺1~2寸。寒则先泻后补或补而灸之，热则泻针出气或用水针；可灸。

腹哀

【定位】位于人体的上腹部，当脐中上3寸，距前正中线4寸。

【功效】冷降脾浊。

【主治】消化不良，腹痛，便秘，痢疾。

【刺灸法】直刺1.0~1.5寸。寒则先泻后补或补而灸之，热则泻针出气或用水针。

期门

【定位】属足厥阴肝经。肝之募穴。足太阴与阳维之会。在胸部，当乳头直下，第六肋间隙，前正中线旁开4寸。仰卧位，先定第四肋间隙的乳中穴，并于其下二肋（第六肋间）处取穴。对于女性患者则应以锁骨中线的第六肋间隙处定取。

【功效】健脾疏肝，理气活血。

【主治】胃肠神经官能症，肠炎，胃炎，胆囊炎，肝炎，肝大，心绞痛，胸胁胀满，癃闭遗尿，肋间神经痛，腹膜炎，胸膜炎，心肌炎，肾炎，高血压。

【刺灸法】

刺法：

（1）斜刺0.5~0.8寸，局部酸胀，可向腹后壁放散。

（2）沿肋间方向平刺0.5~1.0寸。

（3）针刺时应控制好方向、角度和深度，以防刺伤肝肺。

灸法：艾炷灸5~9壮，艾条灸10~20分钟。

寒则补之灸之，热则泻之。

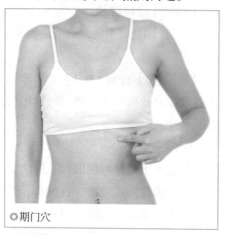

◎期门穴

天突

【定位】位于颈部，当前正中线上胸骨上窝中央。取穴时，可采用仰靠坐位的姿势，天突穴位于人体的颈部，当前正中线上，两锁骨中间，胸骨上窝中央。

【功效】宣通肺气，化痰止咳。

【主治】咳嗽，哮喘，胸中气逆，咯唾脓血，咽喉肿痛，舌下急，暴喑，瘿气，噎膈，梅核气。

【刺灸法】先直刺0.2~0.3寸，然后沿胸骨柄后缘、气管前缘缓慢向下刺入0.5~1.0寸；可灸。寒则补之灸之，热则泻针出气。

廉泉

【定位】位于人体的颈部，当前正中线上，结喉上方，舌骨上缘凹陷处。

【功效】利喉舒舌。

【主治】舌下肿痛，舌根急缩，舌纵涎出，舌强，中风失语，舌干口燥，口舌生疮，暴喑，喉痹，聋哑，咳嗽，哮喘，消渴，食不下。

【刺灸法】直刺0.5~0.8寸，不留针；可灸。寒则先泻后补或补之灸之，热则泻针出气。

阳维脉主要穴位详解

金门

【定位】位于人体的足外侧部，当外踝前缘直下，骰骨下缘处。

【功效】补阳益气，疏导水湿。

【主治】头痛，癫痫，小儿惊风，腰痛，下肢痿痹，外踝痛。

【刺灸法】直刺0.3~0.5寸。寒则补之灸之，热则泻针出气。

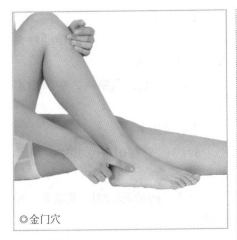

◎金门穴

阳交

【定位】位于小腿外侧，当外踝尖上7寸，腓骨后缘。

【主治】胸胁胀满，下肢痿痹。现多用于腓浅神经疼痛或麻痹，坐骨神经痛，胸膜炎，肝炎，精神病等。

【刺灸法】直刺0.5~0.8寸；可灸。艾炷灸3~5壮，或艾条灸5~10分钟。

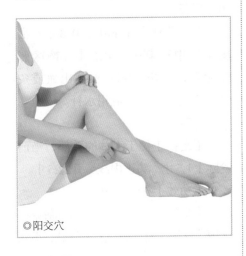

◎阳交穴

肩井

【定位】位于肩上，前直乳中，当大椎穴与肩峰端连线的中点上。正坐位，在肩上，当大椎穴（督脉）与肩峰连线的中点取穴。

【功效】祛风清热，活络消肿。

【主治】

（1）心脑循环系统疾病：高血压。

（2）神经系统疾病：神经衰弱，副神经麻痹。

（3）女性生殖系统疾病：乳腺炎，功能性子宫出血。

（4）运动系统疾病：落枕，颈项肌痉挛，肩背痛，中风后遗症，小儿麻痹后遗症。

【刺灸法】

刺法：直刺0.5~0.8寸，局部酸胀。深部正当肺尖，不可深刺，以防刺伤肺尖造成气胸。

灸法：艾炷灸3~5壮，艾条灸10~20分钟。

头维

【定位】位于头侧额角部，人额角发际上0.5寸，头正中线旁开4.5寸。

【功效】清头明目，活血通络，止痛镇痉。

【主治】寒热头痛，目痛多泪，喘逆烦满，呕吐流汗，眼睑动不止，面部额纹消失，迎风泪出，目视物不明，偏头痛，前额神经痛，血管性头痛、精神分裂症，面神经麻痹，中风后遗症，高血压病，结膜炎，视力减退等。常为治疗湿邪内侵的头部腧穴。

【刺灸法】沿皮刺0.5~1.0寸。

本神

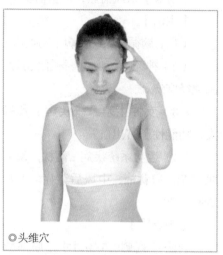

◎头维穴

【定位】位于头部,当前发际上0.5寸,神庭旁开3寸,神庭与头维连线的内2/3与外1/3的交点处。正坐或卧位,在前发际内0.5寸,神庭穴旁开3寸处取穴。

【功效】祛风定惊,安神止痛。

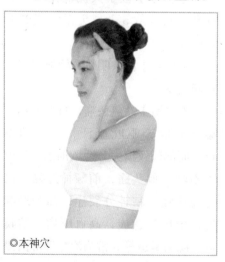

◎本神穴

【主治】

(1)神经系统疾病:神经性头痛,眩晕,癫痫。

(2)其他:胸胁痛,中风后遗症。

【刺灸法】

刺法:平刺0.5~0.8寸,局部酸胀。

灸法:间接灸3~5壮,艾条灸5~10分钟。

阳白

【定位】位于人体的头部,当瞳孔直上入前发际0.5寸,神庭穴与头维穴连线的中点处。

【功效】疏风清热,清头明目。

【主治】面神经麻痹,夜盲,眶上神经痛,头痛,眩晕,视物模糊,目痛,眼睑下垂,面瘫,小儿惊痫,热病,赤痛,流泪,目翳,鼻塞,鼻渊,耳聋。

【刺灸法】平刺0.5~0.8寸。沿皮向眉中透刺0.3~0.5寸,额区胀痛为宜;可灸。寒则点刺出血或灸之,热则泻针出气或用水针。

目窗

【定位】位于人体的头部,当前发际上1.5寸,头正中线旁开2.25寸。

【功效】补气壮阳。

【主治】头痛,目眩,目赤肿痛,远视,近视,面浮肿,上齿龋肿,小儿惊痫。

【刺灸法】平刺0.5~0.8寸；可灸。寒则补之灸之，热则泻针出气。

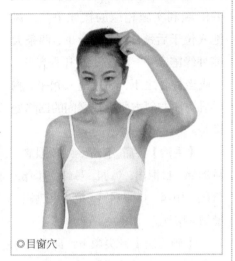

◎目窗穴

正营

【定位】位于人体的头部，当前发际上2.5寸，头正中线旁开2.25寸。

【功效】吸湿降浊。

【主治】头痛，头晕，目眩，唇吻强急，齿痛。

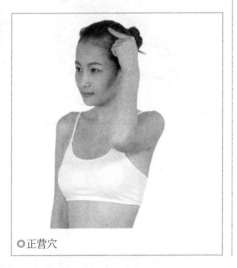

◎正营穴

【配伍】配阳白穴、太冲穴、风池穴可治疗头痛、眩晕、目赤肿痛。

【刺灸法】平刺0.5~0.8寸；可灸。寒则补之灸之，热则泻针出气。

承灵

【定位】位于人体的头部，当前发际上4寸，头正中线旁开2.25寸。

【功效】吸湿降浊。

【主治】头晕，眩晕，目痛，鼻渊，鼻出血，鼻窒，多涕。

【刺灸法】平刺0.5~0.8寸；可灸。寒则先泻后补或补之灸之，热则泻针出气。

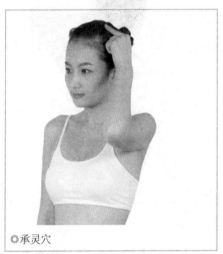

◎承灵穴

风府

【定位】位于后发际正中直上1寸，枕外隆凸直下凹陷中，取穴的时候通常让患者采用正坐或俯卧、俯伏的姿势，以便实施者能够确定穴位和顺利地实施按摩手法。

【功效】散热吸湿。

【主治】头痛、眩晕、项强等头项病症，中风，癫狂，痴呆，咽喉肿痛，失音。按摩此穴道对于治疗多种颈部疾病、头部疾病都很有疗效，是人体督脉上重要的穴道之一。

【刺灸法】伏案正坐位，使头微前倾，项肌放松，向下颌方向缓慢刺入0.5~1.0寸。针尖不可向上，以免刺入枕骨大孔，误伤延髓；可灸。寒则先泻后补或补之灸之，热则泻针出气。

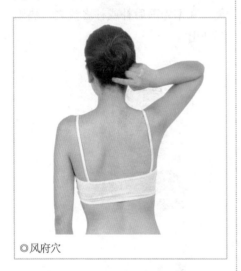
◎风府穴

风池

【定位】位于项部，当枕骨之下，与风府相平，胸锁乳突肌与斜方肌上端之间的凹陷处。定位此穴的时候应该让患者采用正坐或俯卧、俯伏的取穴姿势，以方便施者准确取穴并能顺利实施相应的按摩手法。风池穴位于后颈部，后头骨下，两条大筋外缘陷窝中，相当于与耳垂齐平。（或当枕骨之下，与风府穴相平，胸锁乳突肌与斜方肌上端之间的凹陷处即是。）

【主治】头痛，眩晕，颈项强痛，目赤痛，目泪出，鼻渊，鼻衄，耳聋，气闭，中风，口眼㖞斜，疟疾，热病，感冒，瘿气。

【刺灸法】针尖微下，向鼻尖方向斜刺0.5~0.8寸，或平刺透风府穴；可灸。

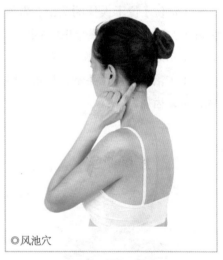
◎风池穴

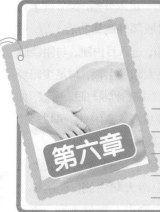

阴、阳跷脉——身体阴阳的左右使者

◎阴、阳跷脉从下肢内外侧分别上行头面，具有交通一身阴阳之气和调节肌肉运动的功能，主要能使下肢运动灵活矫捷，主管眼睑开合。由于阴、阳跷脉交会于目内眦，故认为跷脉具有濡养眼目和主司眼睑开合的作用。

第六章

阴、阳跷脉总述

阳跷者，足太阳之别脉，其脉起于跟中，出于外踝下足太阳申脉穴，当踝后绕跟，以仆参为本，上外踝上3寸，以跗阳为郄，直上循股外廉，循胁后髀，上会手太阳、阳维于臑俞，上行肩外廉，会手阳明于巨骨，会手阳明、少阳于肩髃，上人迎，挟口吻，会手足阳明、任脉于地仓，同足阳明上而行巨髎，复会任脉于承泣，至目内眦与手足太阳、足阳明、阴跷五脉会于睛明穴，从睛明上行入发际，下耳后，入风池而终。（注：按阳跷交会穴《针灸甲乙经》无风池、风府，据《难经》补。）

阳跷脉，奇经八脉之一，是足太阳和足少阴经的分支，起于跟中，行于下肢的阳侧，向上交会于眼部，联系的脏腑器官主要有咽喉、眼目和脑。

阴跷脉是足少阴肾经的支脉，起于然谷之后的照海穴，上行于内踝上方，向上沿大腿的内侧，进入前阴部，然后沿着腹部上入胸内，入于缺盆，向上出人迎的前面，到达鼻旁，连属于目眦，与足太阳经、阳跷脉会合而上行。

阴跷脉交会腧穴：照海、交信（足少阴经）、睛明（足太阳经）。左右共六穴。

阳跷脉交会腧穴：申脉、仆参、跗阳（足太阳经）、居髎（足少阳经）、臑俞（手太阳经）、肩髃、巨骨（手阳明经）、天髎（手少阳经）、地仓、巨髎、承泣（足阳明经）、睛明（足太阳经）。左右共计二十四穴。

阳跷脉起于足根部，沿着足外踝向大腿外侧上行，进入项部的风池穴。

阴跷脉起于足后腿中，沿着足内踝向大腿内侧上行，到达咽喉部，交会贯通于冲脉。

跷脉的"跷"字有"足跟"和"矫

健"的含义。因跷脉从下肢内、外侧上行头面，具有交通一身阴阳之气，调节肢体运动的功用，故能使下肢灵活矫健。又由于阴、阳跷脉交会于目内眦，入属于脑，故《黄帝内经·灵枢·寒热病》有"阳气盛则瞋目，阴气盛则瞑目"的论述。《黄帝内经·灵枢·脉度》还说："男子数其阳，女子数其阴，当数者为经，不当数者为络也。"意指男子多动，以阳跷为主；女子多静，以阴跷为主。卫气的运行主要是通过阴、阳跷脉而散布全身。卫气行于阳则阳跷盛，主目张不欲睡；卫气行于阴则阴跷盛，主目闭而欲睡。说明跷脉的功能关系到人的活动与睡眠。

《难经·二十九难》："阴跷为病，阳缓而阴急；阳跷为病，阴缓而阳急。"就是说阴跷脉气失调，会出现肢体外侧的肌肉弛缓而内侧拘急的病症；阳跷脉气失调，会出现肢体内侧肌肉弛缓而外侧拘急的病症。这说明跷脉与下肢运动功能有密切关系。

据《针灸大成》所载，八脉八穴，申脉通于阳跷，其主治症有腰背强直、癫痫、骨节疼痛、遍身肿、满头出汗等；照海通于阴跷，其主治症有咽喉气塞、小便淋沥、膀胱气痛、肠鸣、肠风下血、黄疸、吐泻、反胃、大便艰难、难产昏迷、腹中积块、胸膈嗳气、梅核气等。

阳跷脉起于足跟外侧，经外踝上行腓骨后缘，沿股部外侧和肋后上肩，过颈部上挟口角，进入目内眦，与阴跷脉会合，再沿足太阳经上额，与足少阳经合于风池，联系脑、咽喉与眼。所以，如果感到眼睛痛或者入眠困难，可以轻揉阳跷脉，加以调适。

阴跷脉起于足舟骨后方，上行内踝上，直上沿大腿内侧，经阴部上行，沿胸部内侧进入锁骨上窝，进颧部到目内眦，与足太阴经和阳跷脉相会合。阴跷脉联系咽喉、眼目、脑。如果出现好睡多眠、易困，则可以轻揉阴跷脉。

循行部位：跷脉左右成对。阴跷脉、阳跷脉均起于足踝下。

阴跷脉从内踝下照海穴分出，沿内踝后直上下肢内侧，经前阴，沿腹、

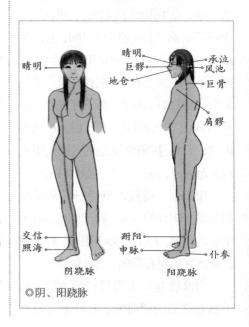

◎阴、阳跷脉

胸进入缺盆，出行于人迎穴之前，经鼻旁，到目内眦，与手足太阳经、阳跷脉会合。

阳跷脉从外踝下申脉穴分出，沿外踝后上行，经腹部，沿胸部后外侧，经肩部、颈外侧，上挟口角，到达目内眦，与手足太阳经、阴跷脉会合，再上行进入发际，向下到达耳后，与足少阳胆经会于项后。

跷脉的主要功能：

（1）主肢体的运动：跷脉从下肢内、外侧分别上行至头面，能"分主一身左右之阴阳"，具有交通一身阴阳之气和调节肢体肌肉运动的功能，可使下肢运动灵活矫健。

（2）司眼睑之开合：由于阴、阳跷脉交会于目内眦，入属于脑，故认为跷脉有濡养眼目和司眼睑开合的作用。

阴跷脉交会腧穴

照海

【定位】位于足内侧，内踝尖下方凹陷处。

【功效】调阴宁神，通调二便。

【主治】咽喉干燥，痫证，失眠，嗜卧，惊恐不宁，目赤肿痛，月经不调，痛经，赤白带下，阴挺，阴痒，疝气，小便频数，不寐、、脚气。

【刺灸法】直刺0.5~0.8寸；可灸。热则点刺出血，寒则补之灸之。

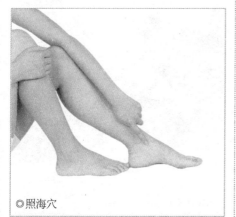
◎照海穴

交信

【定位】位于小腿内侧，当太溪穴直上2寸，复溜穴前0.5寸，胫骨内侧缘的后方。

【功效】益肾调经，通调二便。

【主治】月经不调，崩漏，阴挺，泄泻，大便难，睾丸肿痛，五淋，疝气，阴痒，泻痢赤白，膝、股内廉痛。

【刺灸法】直刺0.5~1.0寸；可灸。寒则先泻后补或补之灸之，热则泻之。

睛明

【定位】位于面部，目内眦角稍上方凹陷处。

【功效】祛风、清热、明目、降浊等。

【主治】目赤肿痛，迎风流泪，内外翳障，雀目，青盲，夜盲，色盲，近视，急、慢性结膜炎，泪囊炎，角膜炎，电光性眼炎，视神经炎等。

【刺灸法】直刺，将眼球轻轻推向外侧固定，沿目眶边缘缓缓刺入0.3~0.5寸；可灸。寒则泻之或先泻后补，热则补之。

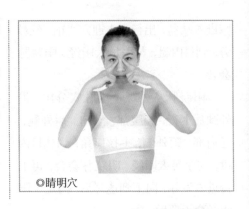

◎睛明穴

阳跷脉交会腧穴

申脉

【定位】位于足外侧，外踝直下方凹陷中。

【功效】镇静安神，疏导水湿。

【主治】头痛，脑脊髓膜炎，痫证，癫狂，内耳性眩晕，腰腿痛等。

【刺灸法】针刺0.3~1.5寸，灸3~5壮；悬灸10分钟；虚寒则先泻后补或补之灸之，实热则泻针出气。

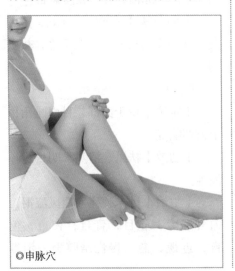

◎申脉穴

跗阳

【定位】位于小腿后面，外踝后，昆仑穴直上3寸。

【功效】祛风化湿，舒筋活络。

【主治】头重，头痛，腰骶痛，外踝肿痛，下肢瘫痪。现多用于坐骨神经痛，腓肠肌痉挛等。

【刺灸法】直刺0.8~1.2寸；寒则补之灸之，热则泻针出气。

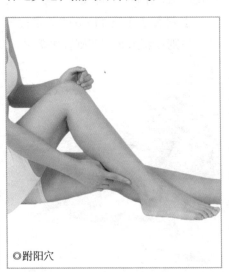

◎跗阳穴

居髎

【定位】位于髋部，当髂前上棘与股骨大转子最凸点连线的中点处。

【功效】舒筋活络，益肾强健。

【主治】腰腿痹痛，瘫痪，下肢痿痹。现多用于髋关节炎，膀胱炎，睾丸炎，中风偏瘫等。

【刺灸法】直刺0.5~1.0寸；可灸。

配穴治病

临床上本穴配环跳、肾俞、委中，有舒筋活络、宣痹止痛的作用，主治腰腿痹痛；配大敦、中极，有疏肝、理气、止痛的作用，主治疝气。

臑俞

【定位】位于肩部，当腋后纹头直上，肩胛冈下缘凹陷中。

【功效】散风化痰，舒筋活络。

【主治】肩臂肘酸痛无力，肩肿，肩周炎，咳喘，乳痈，瘰疬，多汗症。

【刺灸法】直刺0.8~1.2寸；可灸。

巨骨

【定位】位于肩上部，当锁骨肩峰端与肩胛冈之间凹陷处。

【功效】散瘀止痛，理气消痰。

【主治】肩背疼痛，半身不遂，瘾疹，瘰疬，肩关节周围炎等。

【刺灸法】直刺0.5~1.0寸。艾炷灸3~5壮；或艾条灸5~10分钟。可灸。

天髎

【定位】位于肩胛部，肩井穴与曲垣穴的中间，当肩胛骨上角处。正坐或俯卧位，于肩胛骨的内上角端取穴。

【功效】祛风除湿，通经止痛。

【主治】颈项强痛，缺盆中痛，肩臂痛，胸中烦满，热病无汗，发热恶寒，颈椎病，落枕，冈上肌腱炎，肩背部疼痛。

【刺灸法】刺法：直刺0.5~0.8寸，局部酸胀，可扩散至肩胛部。灸法：艾炷灸3~5壮，艾条灸5~10分钟。

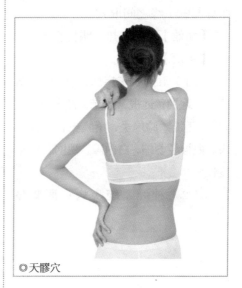

◎天髎穴

巨髎

【定位】位于面部，瞳孔直下与鼻翼下缘相平的凹陷处。当鼻唇沟外侧，目中线上。《针灸甲乙经》："在侠鼻孔傍八分，直瞳子。"《针灸资生经》："在鼻孔下，夹水沟旁八分"。

【功效】祛风、通窍。

【主治】缘内障，目赤痛，多泪，口眼㖞斜，眼睑瞤动，近视眼，鼻衄，齿痛，颔肿，唇颊肿，面目恶风寒，颈肿瘰痛，瘰疬，青盲，鼻塞，目翳。

【刺灸法】直刺0.3~0.5寸，或斜向四白透刺。艾条灸3~5分钟。

承泣

【定位】位于阳跷、任脉、足阳明之交会穴。在面部，瞳孔直下，当眼球与眶下缘之间。取穴时正坐位，两目正视，瞳孔之下0.7寸，当眼球与眶下缘之间取穴。

【功效】散风清热，明目止泪。

【主治】

（1）五官系统疾病：急、慢性结膜炎，近视，远视，散光，青光眼，色盲，夜盲症，睑缘炎，角膜炎，视神经炎，视神经萎缩，白内障，视网膜色素变性。

（2）神经系统疾病：面肌痉挛，面神经麻痹。

【刺灸法】

刺法：

（1）直刺0.5~0.8寸，左手推动眼球向上固定，右手持针沿眶下缘缓慢刺入，不宜提插、捻转，以防刺破血管引起血肿。

（2）平刺0.5~0.8寸，透向目内眦，局部酸胀，可致流泪。如果针刺过深或斜刺可刺伤视神经，当深达2寸时可通过神经管刺伤脑，造成严重后果。

灸法：禁灸。

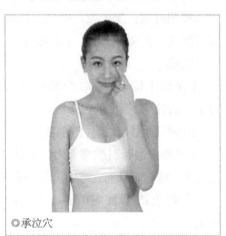

◎承泣穴

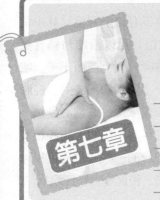

第七章

手太阴肺经——呼吸系统的总管

◎手太阴肺经是一条与呼吸系统功能密切相关的经络，而且它还关系到胃和大肠的健康。此经脉始于胃部，循行大肠、喉部及上肢内侧，止于食指末端，脉气由此与手阳明大肠经相接。

手太阴肺经总述

手太阴肺经为十二经脉之一。该经起自中府，向下联络大肠，回过来沿着胃的上口贯穿膈肌，入属肺脏，从肺系（气管、喉咙）横行出胸壁外上方，走向腋下，沿上臂前外侧，至肘中后再沿前臂桡侧下行至寸口（桡动脉搏动处），又沿手掌大鱼际外缘出拇指桡侧端。其支脉从腕后桡骨茎突上方分出，经手背虎口部至食指桡侧端。脉气由此与手阳明大肠经相接。该经发生病变，主要表现为胸部满闷，咳嗽，气喘，锁骨上窝痛，心胸烦满，小便频数，肩背、上肢前边外侧发冷，麻木酸痛等症。

手太阴肺经所属穴计有中府、云门、天府、侠白、尺泽、孔最、列缺、经渠、太渊、鱼际、少商。左右各十一穴。

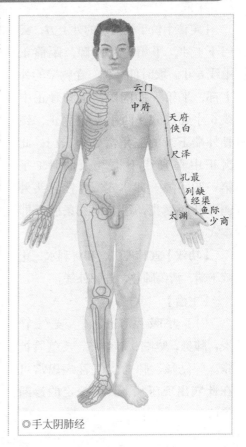

◎手太阴肺经

云门
中府
天府
侠白
尺泽
孔最
列缺
经渠
鱼际
太渊
少商

本经腧穴主治喉、胸、肺病，以及本经循行部位的其他病症。手太阴肺经主要分布在上肢内侧前缘，其络脉、经别与之内外相连，经筋分布其外部。

本经发生异常可见肺部胀满、气喘、咳嗽、锁骨上窝疼痛，严重者心胸闷乱，视力模糊。此外，还可发生前臂部的气血阻逆症状，如厥冷、麻木、疼痛等。

肺经左右各有11个穴位，其中常用的有9个穴位，用以治疗与肺有关的疾病，如咳嗽，气上逆而不平，喘息气粗，心烦不安，胸部满闷，经脉所过之处酸痛或厥冷，或掌心发热。由于手太阴肺经与手阳明大肠经相表里，故刺激肺经的一些穴位还可用以治痔疮、便秘、便血等大肠经疾病。

手太阴肺经主要穴位详解

中府

【定位】位于胸前壁的外上方，云门下1寸，平第一肋间隙，距前正中线6寸。取时仰卧位，在胸壁的外上部，平第一肋间隙，距胸骨正中线6寸处取穴。两手叉腰立正，锁骨外端下缘的三角窝处为云门，此窝正中垂直往下推一条肋骨（平第一肋间隙）即本穴。男性乳头外侧旁开两横指，往上推三条肋骨即本穴。

【功效】宣肺理气，和胃利水，止咳平喘，清泻肺热，健脾补气。

【主治】

（1）呼吸系统疾病：支气管炎，肺炎，哮喘，肺结核，支气管扩张。肺结核、肺与支气管疾患常可在此穴出现压痛，具有一定的诊断价值。

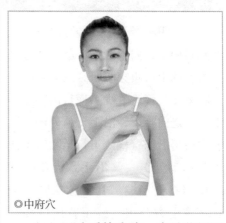
◎中府穴

（2）运动系统疾病：肩关节周围软组织损伤，如肩周炎。

【刺灸法】

（1）直刺0.3~0.5寸，局部酸胀。

（2）向外斜刺0.5~0.8寸，局部酸胀，针感可向前胸及上肢放散。

注意事项：针尖不可向内斜刺，以免误入胸腔，刺伤肺脏。

（3）艾炷灸3~5壮，艾条灸10~15分钟。

云门

【定位】位于胸前壁的外上方，肩胛骨喙突上方，锁骨下窝凹陷处，距前正中线6寸。取穴时正坐位，以手叉腰，当锁骨外端下缘出现的三角形凹陷的中点处取穴。

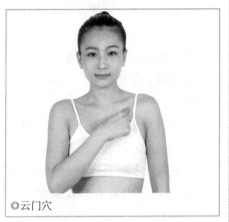
◎云门穴

【功效】清肺理气，泻四肢热。

【主治】

（1）呼吸系统疾病：气管炎，哮喘等。肺及支气管病患者时常在此处有过敏性压痛。

（2）其他：肩关节周围炎。

【刺灸法】

刺法：向外斜刺0.5~0.8寸，局部酸胀，可向前胸及腋下放散。针刺时不可向内深刺，以防刺破肺脏，造成气胸。

灸法：艾炷灸3~5壮，艾条灸10~15分钟。

天府

【定位】位于臂内侧面，肱二头肌桡侧缘，腋前纹头下3寸处。取穴时臂向前平举，俯头鼻尖接触上臂侧处就是天府穴。

【功效】调理肺气，安神定志。

【主治】

（1）呼吸系统疾病：支气管炎等。

（2）神经系统疾病：抽搐。

（3）其他：鼻出血，肩臂部疼痛等。

【刺灸法】

刺法：直刺0.3~0.5寸，局部酸胀，可向臂部或肘部放散。

灸法：温针灸3~5壮，艾条灸5~10分钟。

侠白

【定位】位于天府穴下1寸，肘横纹上5寸。

【功效】调气血，止疼痛。

【主治】咳嗽，气喘，干呕，烦满，臑痛。

【刺灸法】直刺1.0~1.5寸。

尺泽

【定位】位于肘横纹中，肱二头肌腱桡侧凹陷处；仰掌，微屈肘取穴。

【功效】疏经络，清肺热，降肺气，通水道，和肠胃。

【主治】

咳嗽，气喘，咯血，鼻衄，潮热，咽喉肿痛，喑哑，胸胁胀满，心烦，乳痛，肘臂挛痛，肩内侧痛，上肢不遂，手不能伸，胃痛，腹痛，急性吐泻，

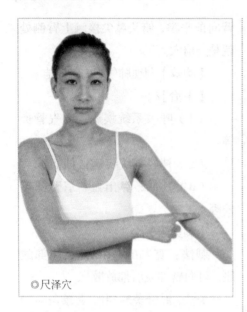

◎尺泽穴

中暑，口舌干渴，发热，丹毒，小儿惊风，抽搐，绞肠痧，小便频急，淋漓涩痛，心痛，无脉症，肺炎，支气管炎，支气管哮喘，肺结核，急性胃肠炎，肘关节及周围软组织疾患。

【刺灸法】直刺0.8~1.2寸，或点刺出血；可灸。

孔最

【定位】位于前臂掌面桡侧，尺泽穴与太渊穴连线上，腕横纹上7寸处。取此穴位时应让患者伸前臂仰掌。

【功效】润肺利咽，解表清热。

【主治】支气管炎、支气管哮喘、肺结核、肺炎、扁桃体炎、肋间神经痛等，肘臂挛痛，痔疾。

【刺灸法】直刺0.5~1.0寸。禁灸。

列缺

【定位】位于前臂部，桡骨茎突上方，腕横纹上1.5寸处，当肱桡肌与拇长展肌腱之间。取此穴位时患者应正坐或仰卧，微屈肘，侧腕掌心相对，手腕内侧（大拇指侧下）能感觉到脉搏跳动之处。或者两手虎口自然平直交叉，一手食指按在另一手桡骨茎突上，指尖下凹陷中即是。

【功效】宣肺理气，疏风解表，通经活络，利咽宽膈。

【主治】伤风，头痛，项强，咳嗽，气喘，咽喉肿痛，口眼㖞斜，牙痛。

【刺灸法】向上斜刺0.3~0.5寸。任脉不通则向内直刺多提插捻转，表里不通则横向外刺，本经受阻则循经而通。寒则补之，热则泻之。皆无灸，灸亦无功。

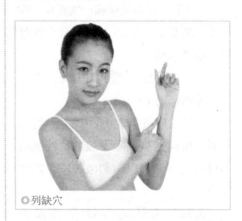

◎列缺穴

经渠

【定位】位于人体的前臂掌面桡侧，桡骨茎突与桡动脉之间凹陷处，腕横纹上1寸。

【功效】清肺降气，疏风解表。

【主治】咳嗽，气喘，胸痛，咽喉肿痛，手腕痛。

【刺灸法】避开桡动脉，直刺0.3~0.5寸。寒则补而灸之，热则泻针出气。

经渠。经，经过、路径也。渠，水流之道路也。穴名之意为肺经经水流经的渠道。

穴位详解

本穴为肺经经水流经的渠道。气血物质为地部经水和天部之气，地部经水性温热，天部之气性凉湿。本穴的地部经水一方面循肺经流向太渊穴，一方面又不断气化上行天部。

本穴位置因处列缺穴之下部，列缺穴溢流溃缺之水在此处又回流肺经，故名。

肺经经穴。经，动而不居也。因肺经的经水由本穴经过，动而不居，故为经穴。

本穴属金。金，指本穴物质表现出的五行属性。本穴物质为列缺穴传来的地部经水，为血、性温热，在本穴流行时的变化是蒸发散热，为生气之穴，故其属金。

临床上常用经渠配肺俞穴、尺泽穴治咳嗽。

太渊

【定位】位于腕横纹之桡侧凹陷，桡动脉搏动处。取穴时仰掌，在腕横纹上，于桡动脉桡侧凹陷处

取穴。

【功效】止咳化痰，通调血脉。

【主治】

（1）心脑循环系统疾病：心动过速，无脉症，脉管炎。

（2）其他：肋间神经痛，桡腕关节及周围软组织疾患，膈肌痉挛。

【刺灸法】

直刺0.2~0.3寸，局部麻胀；针刺时应避开动脉。艾炷灸1~3壮，艾条灸5~10分钟。

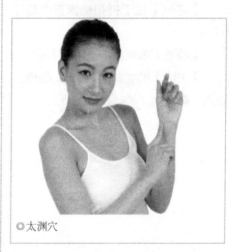

©太渊穴

鱼际

【定位】位于第一掌骨中点桡侧，赤白肉际处。

【主治】咽干，咽喉肿痛，失音，咳嗽，咯血，小儿疳积。

【功效】疏风解表，润肺止咳，利咽止痛。

【刺灸法】直刺0.2~0.5寸，须禁灸。

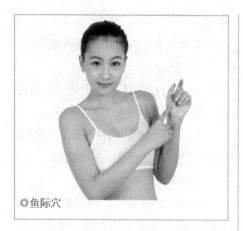

◎鱼际穴

少商

【定位】位于拇指桡侧指甲角旁0.1寸。

【功效】苏厥救逆，清热利咽。

【主治】咽喉肿痛，鼻衄，高热，昏迷，癫狂。

【刺灸法】浅刺0.1寸，或三棱针刺之，微出血，不宜灸。

现代常用于治疗肺炎、扁桃体炎、中风、昏迷、精神分裂症等。三棱针点刺主治重症肺炎所致的高热、惊厥、呼吸急促和中风昏迷；配商阳主治咽喉肿痛。

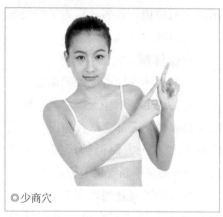

◎少商穴

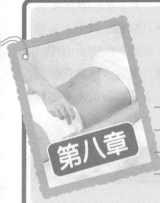

手阳明大肠经——大肠的保护神

第八章

◎手阳明大肠经和肺经的关系非常密切，它是肺和大肠的保护者。《黄帝内经》："阳明经多气多血。"疏通此经气血，可以预防和治疗呼吸系统和消化系统的疾病。

手阳明大肠经总述

手阳明大肠经是十二经脉之一。《黄帝内经·灵枢·经脉》："大肠手阳明之脉，起于大指次指之端，循指上廉，出合谷两骨之间，上入两筋之中，循臂上廉，入肘外廉，上臑外前廉，上肩，出髃骨之前廉，上出于柱骨之会上、下入缺盆，络肺，下膈，属大肠；其支者，从缺盆上颈贯颊，入下齿中，还出挟口，交人中，左之右，右之左，上挟鼻孔。"大肠经左右各二十穴，原穴为合谷穴，络穴为手太阴肺经之列缺穴，为阳气盛极的经络，主治阳证实证，也治发热病，与肺相表里。

据《针灸甲乙经》及《医宗金鉴》等书记述，手阳明大肠经所属穴有商阳（井）、二间（荥）、三间（输）、合谷（原）、阳溪（经）、偏历（络）、温溜、下廉、上廉、手三里、曲池（合）、肘髎、手五里、臂臑、肩髃、巨骨、天鼎、扶突、口禾髎、迎香。

大肠经可以有效地防治皮肤病。中医讲肺主皮毛，肺与大肠相表里，

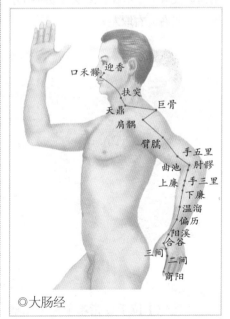

◎大肠经

肺功能弱了，肺的浊气不能及时排出，体内毒素便会在大肠经瘀积，所以脸上起痘，身上起湿疹。刺激大肠经可以很好地解决这些问题，我们可以用刮痧法把里面积攒的瘀毒刮出去。

患手阳明大肠经疾病者，主要反应为头、面、耳、鼻、喉部疾病及热病，可有下列病候：口干，鼻塞，衄血，齿痛，颈肿，喉痹，面痒，面瘫，眼珠发黄，肩前、臂及食指痛，经脉所过处热肿或寒冷或发寒颤抖，肠绞痛，肠鸣，泄泻。

手阳明大肠经主要穴位详解

商阳

【定位】位于食指桡侧指甲角旁0.1寸。

【功效】清热利咽，开窍救逆。

【主治】耳聋，齿痛，咽喉肿痛，颔肿，青盲，手指麻木，热病，昏迷等疾病。

【刺灸法】浅刺0.1寸，或点刺出血。艾炷灸1~3壮；或艾条灸3~5分钟，左取右，右取左。

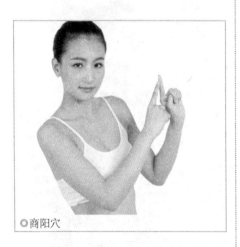

◎商阳穴

二间

【定位】位于食指本节（第二掌指关节）桡侧前缘，当赤白肉际凹陷处；微握拳取之。

【功效】解表，清热，利咽。

【主治】食指屈伸不利疼痛，热病，腮肿，咽喉肿痛，颔肿，鼻衄，齿痛，口干，口眼㖞斜，三叉神经痛，肩背痛振寒，嗜睡，目痛，目翳，目黄，食积，便秘。

【刺灸法】直刺0.2~0.3寸。米粒灸3~5壮，艾条灸5~10分钟。

合谷

【定位】位于手背，第一、二掌骨间，当第二掌骨桡侧的中点处。取穴时拇、食两指张开，以另一手的拇指关节横纹放在虎口上，当虎口与第一、二掌骨结合部连线的中点；拇、食指合拢，在肌肉的最高处取穴。

【功效】镇静止痛，通经活络，清热解表。

【主治】

（1）呼吸系统疾病：咽炎，喉炎。

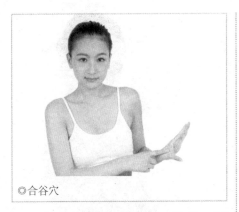

◎合谷穴

（2）五官系统疾病：鼻炎，牙痛，耳聋，耳鸣。

（3）精神与神经系统疾病：三叉神经痛，面肌痉挛，面神经麻痹，癔症，癫痫，精神病，中风偏瘫，小儿惊厥。

（4）运动系统疾病：腰扭伤，落枕，腕关节痛。

（5）女性生殖系统疾病：痛经，闭经等。

（6）其他：呃逆。

【刺灸法】

刺法：

（1）直刺0.5~0.8寸，局部酸胀，可扩散至肘、肩、面部。

（2）透劳宫或后溪时，出现手掌酸麻并向指端放散。

（3）针刺时针尖不宜偏向腕侧，以免刺破手背静脉网和掌深动脉而引起出血。本穴提插幅度不宜过大，以免伤及血管引起血肿。孕妇禁针。

灸法：艾炷灸或温针灸5~9壮，艾条灸10~20分钟。

阳溪

【定位】位于腕背横纹桡侧，拇指上翘起时，当拇短伸肌腱与拇长伸肌腱之间的凹陷中。取穴时在手腕桡侧，拇指上翘，当两筋（拇长伸肌腱与拇短伸肌腱）之间，腕关节桡侧处取穴。

【功效】清热散风，通利关节。

【主治】

（1）五官系统疾病：鼻炎，耳聋，耳鸣，结膜炎，角膜炎。

（2）精神与神经系统疾病：面神经麻痹，癫痫，精神病。

（3）其他：腕关节及周围软组织疾病，扁桃体炎。

【刺灸法】

刺法：

（1）直刺0.1~0.2寸，局部酸胀。

（2）治疗桡骨茎突狭窄性腱鞘炎，可采用"恢刺"法或短刺法。

灸法：艾炷灸3~5壮，艾条灸10~20分钟。

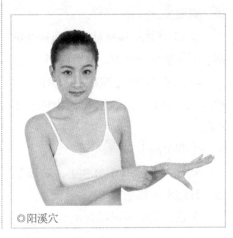

◎阳溪穴

偏历

【定位】屈肘，在前臂背面桡侧，当阳溪与曲池连线上，腕横纹上3寸；或以两手虎口交叉，当中指尽处是穴。

【功效】清热利尿，通经活络。

【主治】鼻衄，结膜炎，耳聋，耳鸣，牙痛，面神经麻痹，扁桃体炎，前臂神经痛。

【刺灸法】

刺法：针尖向肘部方向斜刺入0.5~0.8寸，局部酸胀。

灸法：艾炷灸3~5壮，艾条灸5~10分钟。

温溜

【定位】屈肘，在前臂背面桡侧，当阳溪与曲池的连线上，腕横纹上5寸。取穴时侧腕屈肘，在阳溪与曲池的连线上，阳溪上5寸处取穴。

【功效】清热理气。

【主治】

（1）五官系统疾病：口腔炎，舌炎，腮腺炎。

（2）其他：扁桃体炎，面神经麻痹，下腹壁肌肉痉挛，前臂疼痛。

本穴在消化道溃疡穿孔时常出现压痛，与其他穴配合可做出进一步诊断。

【刺灸法】

刺法：直刺0.5~0.8寸，局部酸胀，针感向手部放散。

灸法：艾炷灸或温针灸3~5壮，艾

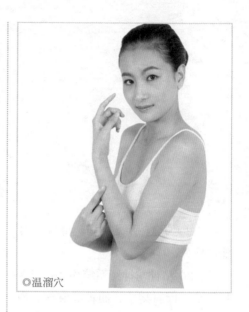

◎温溜穴

条温灸5~10分钟。

下廉

【定位】位于前臂背面桡侧，当阳溪与曲池连线上，肘横纹下4寸。取穴时侧腕屈肘，在阳溪与曲池的连线上，曲池下4寸处取穴。

【功效】调理肠胃，通经活络。

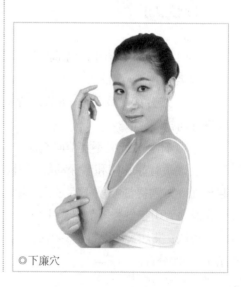

◎下廉穴

【主治】

（1）运动系统疾病：肘关节炎等。

（2）消化系统疾病：腹痛等。

（3）其他：急性脑血管病。

【刺灸法】

刺法：直刺0.5~0.8寸，局部酸胀，针感可向手臂及手指发散。

灸法：艾炷灸或温针灸3~5壮，艾条灸5~10分钟。

热则泻针出气或用凉药水针，寒则补针多留或灸。

上廉

【定位】在前臂背面桡侧，当阳溪与曲池连线上，肘横纹下3寸。《黄帝内经·灵枢·经脉》："大肠手阳明之脉，起于大指次指之端，循指上廉，出合谷两骨之间。"取穴时侧腕屈肘，在阳溪与曲池的连线上，曲池下3寸处取穴。

【功效】调理肠胃，通经活络。

【主治】

（1）运动系统疾病：肩周炎，肱骨外上髁炎。

（2）其他：脑血管病后遗症，肠鸣腹痛。

【刺灸法】直刺0.8~1.2寸。不可灸。

手三里

【定位】位于前臂背面桡侧，当阳溪与曲池连线上，肘横纹下2寸。取穴时侧腕屈肘，在阳溪与曲池的连线

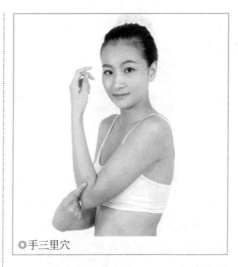

◎手三里穴

上，曲池下2寸处取穴。

【功效】通经活络，清热明目，调理肠胃。

【主治】

（1）运动系统疾病：腰痛，肩臂痛，上肢麻痹，半身不遂。

（2）消化系统疾病：溃疡病，肠炎，消化不良。

（3）五官系统疾病：口腔炎等。

【刺灸法】

刺法：直刺0.5~0.8寸，局部酸胀沉重，针感可向手背部扩散。

灸法：艾炷灸或温针灸5~7壮，艾条灸10~20分钟。

曲池

【定位】屈肘成直角，在肘横纹外侧端与肱骨外上髁连线中点。完全屈肘时，当肘横纹外侧端处。

【功效】清热和营，降逆活络。

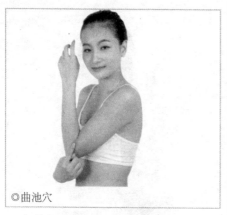

◎曲池穴

【主治】

（1）运动系统疾病：肩周炎，肘关节炎。

（2）呼吸系统疾病：肺炎。

（3）五官系统疾病：咽喉炎，牙痛，睑腺炎。

（4）其他：乳腺炎，高血压，皮肤病，过敏性疾病。

【刺灸法】

刺法：

（1）直刺0.8~1.2寸，深刺可透少海穴，局部酸胀或向上放散至肩部或向下放散至手指。

（2）治肘部疼痛时可用"合谷刺"或"齐刺"法或三棱针点刺放血。

灸法：艾炷灸或温针灸5~7壮，艾条灸5~20分钟。

肘髎

【定位】位于臂外侧，屈肘，曲池上方1寸，当肱骨边缘处。《针灸甲乙经》："在肘大骨外廉陷者中。"《循经考穴编》补充："就骨略上一、二分陷中。一法：曲池外一寸罅中。"《类经图翼》："与天井相并，相去一寸四分。"取穴时屈肘，在曲池外上方1寸，肱骨边缘处取穴。

【功效】舒筋活络。

【主治】肩周炎，肱骨外上髁炎等肘关节病。

【刺灸法】

刺法：

（1）直刺0.5~0.8寸。

（2）沿肱骨前缘进针1.0~1.5寸，局部酸胀，可向前臂放散。

（3）治肘部痛时可用"齐刺"或"恢刺"法。寒则通之，湿则泻之，热则用凉药水针。

灸法：艾炷灸或温针灸3~7壮，艾条灸10~20分钟。

手五里

【定位】位于臂外侧，当曲池与肩髃连线上，曲池上3寸处。《针灸甲乙经》："在肘上三寸，行向里，大脉中央。"《循经考穴编》："肘髎当在曲池斜外些，若五里又向里矣。"

【功效】理气散结，通经活络。

【主治】

（1）呼吸系统疾病：咯血，肺炎，胸膜炎。

（2）精神与神经系统疾病：恐惧症，嗜睡，肋间神经痛。

（3）运动系统疾病：偏瘫，上肢疼痛。

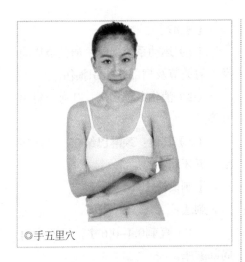

◎手五里穴

（2）向上斜刺1~2寸，透入三角肌中，局部酸胀，可向整个肩部放散。

灸法：艾炷灸或温针灸3~7壮，艾条温和灸10~20分钟。《针灸甲乙经》："在肘上七寸，肉端。"《针灸资生经》："在肩下一夫，两筋两骨罅陷宛中。"《循经考穴编》："举肩平肩有凹，不能努力，努则穴闭。"

肩髃

【定位】位于肩部，三角肌上，臂外展，或向前平伸时，当肩峰前下方凹陷处。取穴时，将上臂外展平举，肩关节部即可呈现出两个凹窝，前面一个凹窝中即为本穴；也可垂肩，当锁骨肩峰端前缘直下约2寸，当骨缝之间。

【功效】通经活络，疏散风热。

【主治】急性脑血管病后遗症，肩周炎，高血压，乳腺炎等。

（4）其他：腹膜炎，颈淋巴结核等。

【刺灸法】

刺法：直刺0.5~0.8寸，局部酸胀，可传至肩部、肘部。

灸法：艾炷灸或温针灸3~5壮，艾条灸5~20分钟。

臂臑

【定位】位于臂外侧，三角肌止点处，当曲池与肩连线上，曲池上7寸。取穴时垂臂屈肘，在肱骨外侧三角肌下端。

【功效】清热明目，通经通络。

【主治】

（1）运动系统疾病：上肢瘫痪或疼痛，肩周炎，颅顶肌肉痉挛。

（2）其他：眼病，颈淋巴结核，头痛。

【刺灸法】

刺法：

（1）直刺0.5~1.0寸，局部酸胀。

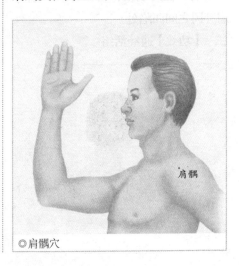

◎肩髃穴

【刺灸法】

刺法：

（1）透极泉穴，抬臂，向极泉方向进针，深2~3寸。

（2）治冈上肌腱炎时，垂臂，针与穴位下外侧皮肤呈50度夹角，沿肩峰与肱骨大结节之间水平方向针刺1.0~1.5寸，针刺2寸时，可刺入冈上肌。

（3）斜刺，治疗肩周炎向三角肌等方向透针，进针2~3寸，酸胀感扩散至肩关节周围，或有麻电感向臂部放散。

（4）横刺，上肢外展牵制时，可向三角肌方向透刺2~3寸，臂部酸胀。

灸法：艾炷灸或温针灸5~7壮，艾条灸5~15分钟。

巨骨

【定位】位于肩上部，当锁骨肩峰端与肩胛冈之间凹陷处。取穴时正坐垂肩，在肩端上，当锁骨肩峰端与肩胛冈之间凹陷处。

【功效】通经活络。

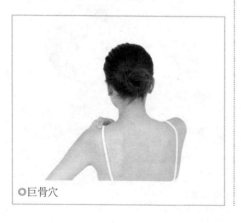

◎巨骨穴

【主治】

（1）运动系统疾病：肩关节周围炎，肩关节及肩部软组织损伤。

（2）消化系统疾病：吐血，胃出血等。

（3）其他：颈淋巴结核，高热痉挛，下牙痛。

【刺灸法】

刺法：

（1）直刺0.4~0.6寸，可能会有局部酸胀。

（2）向外下方斜刺，深1.0~1.5寸，肩关节周围酸胀。

（3）不可深刺，以免刺入胸腔造成气胸。

灸法：艾炷灸或温针灸3~5壮，艾条灸5~10分钟。

天鼎

【定位】位于颈外侧部，胸锁乳突肌后缘，当喉结旁，扶突穴与缺盆连线中点。

【功效】清利咽喉，理气散结。

【主治】甲状腺肿，喉炎，舌骨肌麻痹症，颈淋巴结核，扁桃体炎等。

【刺灸法】

刺法：直刺0.3~0.5寸，局部酸胀，针感向咽喉放散。

灸法：艾炷灸3~5壮，艾条灸5~10分钟。

扶突

【定位】位于颈外侧部、喉结

旁，当胸锁乳突肌的前、后缘之间。取穴时正坐，头微侧仰，先取甲状软骨与舌骨之间的廉泉穴，从廉泉向外3寸，当胸锁乳突肌的胸骨头与锁骨之间处。

【功效】清咽消肿，理气降逆。

【主治】甲状腺肿，甲状腺功能亢进，急性舌骨肌麻痹，声音嘶哑，咽喉炎，膈肌痉挛，唾液分泌异常，时有喘息，低血压等。

【刺灸法】

刺法：

（1）直刺0.5~0.8寸，局部酸胀，可向咽喉部放散，出现发紧发胀之感。

（2）注意针刺不可过深，以免引起迷走神经反应。

灸法：艾炷灸3~5壮，温和灸5~10分钟。

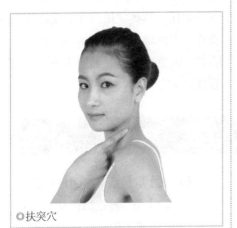

◎扶突穴

口禾髎

【定位】位于上唇部，鼻孔外缘直下，平水沟穴。鼻孔旁开0.5寸，正坐仰靠或仰卧取穴。

【功效】祛风清热，开窍。

【主治】

（1）五官系统疾病：鼻炎，鼻出血，嗅觉减退，鼻息肉，咀嚼肌痉挛。

（2）精神与神经系统疾病：面神经麻痹，面肌痉挛。

（3）其他：腮腺炎。

【刺灸法】

刺法：

（1）直刺0.3~0.5寸，局部会胀痛。

（2）向内平刺0.5~0.8寸，局部胀痛。

灸法：本穴因位于面部危险三角区，禁灸。

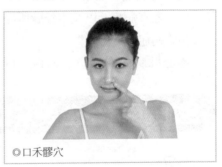

◎口禾髎穴

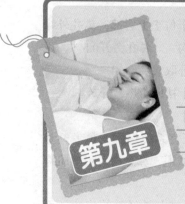

足阳明胃经——维和气血，后天之本

第九章

◉足阳明胃经属于胃，络于脾，所以它和胃的关系最为密切，是消化系统非常重要的经穴，但同时也和脾有关，维系着人的后天之本。

足阳明胃经总述

足阳明胃经简称胃经。本经一侧四十五穴（左右两侧共九十穴），其中十五穴分布于下肢的前外侧面，三十穴在腹、胸部与头面部。首穴承泣，末穴厉兑。胃经主治肠胃等消化系统、神经系统、呼吸系统、心脑循环系统某些病症和咽喉、头面、口、牙、鼻等器官病症，以及本经脉所经过部位之病症。

本经脉腧穴有承泣、四白、巨髎、地仓、大迎、颊车、下关、头维、人迎、水突、气舍、缺盆、气户、库房、屋翳、膺窗、乳中、乳根、不容、承满、梁门、关门、太乙、滑肉门、天枢、外陵、大巨、水道、归来、气冲、髀关、伏兔、阴市、梁丘、犊鼻、足三里、上巨虚、条口、下巨虚、丰隆、解溪、冲阳、陷谷、内庭、厉兑，共四十五穴，左右合九十穴。

足阳明胃经主要穴位详解

承泣

【定位】位于面部，瞳孔直下，当眼球与眶下缘之间。正坐位，两目正视，瞳孔之下0.7寸，当眼球与眶下缘之间取穴。

【功效】散风清热，明目止泪。

【主治】急、慢性结膜炎，近视，远视，散光，青光眼，色盲，夜盲症，睑缘炎，角膜炎，视神经炎，视神经萎缩，白内障，视网膜色素变性，眶下神经痛，面肌痉挛，面神经麻痹。

【刺灸法】

刺法：

（1）直刺0.5~0.8寸，左手推动眼球向上固定，右手持针沿眶下缘缓慢刺入，不宜提插、捻转，以防刺破血管引起血肿。

（2）平刺0.5~0.8寸，透向目内眦，局部酸胀，可致流泪。如果针刺过深或斜刺可刺伤视神经，当深达2寸时可通过神经管刺伤脑，造成严重后果。

灸法：禁灸。

四白

【定位】位于面部，瞳孔直下，

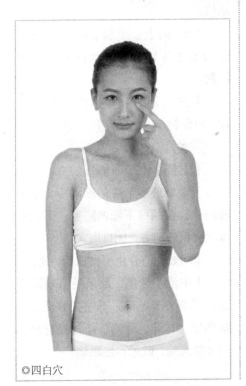

◎四白穴

当眶下孔凹陷处。正坐位，当眶下孔凹陷处取穴。

【功效】祛风明目，通经活络。

【主治】眼科手术针麻常用穴位之一。

（1）神经系统疾病：三叉神经痛。

（2）五官系统疾病：角膜炎，近视，青光眼，夜盲，结膜瘙痒，角膜白斑，鼻窦炎。

（3）其他：胆道蛔虫症，头痛，眩晕。

【刺灸法】

刺法：

（1）直刺0.2~0.3寸，局部酸胀。

（2）向外上方斜刺0.5寸，入眶下孔可有麻电感放射至上唇部，治疗三叉神经第二支痛。

灸法：不宜灸。

巨髎

【定位】位于面部，瞳孔直下，平鼻翼下缘处，当鼻唇沟外侧。一说"在鼻孔下，侠水沟旁八分"（《太平圣惠方》）。正坐或仰卧，目正视，瞳孔直下，与鼻翼下缘平齐处取穴。

【功效】清热熄风，明目退翳。

【主治】面神经麻痹，面肌痉挛，三叉神经痛，青光眼，近视，白内障，结膜炎，鼻炎，上颌窦炎，牙痛。

【刺灸法】

刺法：

（1）直刺0.3~0.6寸，局部酸胀。

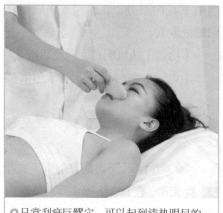

◎日常刮痧巨髎穴，可以起到清热明目的作用

（2）向颊车方向透刺治疗面瘫等。

（3）针尖向同侧四白穴或瞳子方向透刺，可治疗面瘫、近视等。

灸法：温针灸3~5壮，艾条灸5~10分钟。

颊车

【定位】位于面颊部，下颌角前上方约一横指（中指），当咀嚼时咬

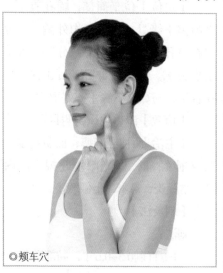

◎颊车穴

肌隆起，按之凹陷处。正坐或侧伏，开口取穴，在下颌角前上方一横指凹陷中。如上下齿用力咬紧，在隆起的咬肌高点处取穴。

【功效】祛风清热，开关通络。

【主治】牙髓炎，冠周炎，腮腺炎，下颌关节炎，咬肌痉挛，面神经麻痹，三叉神经痛，脑血管病后遗症，甲状腺肿。

【刺灸法】

刺法：

（1）直刺0.3~0.4寸，局部酸胀。

（2）向地仓方向平刺0.8~1.5寸。以治面瘫，可采用滞针法，即向同一方向捻转不动，然后手持针柄向患侧牵拉。

（3）向上、下斜刺0.5~0.8寸，以治上下牙痛，局部酸胀并向周围扩散。

灸法：温针灸3~5壮，艾条灸10~20分钟。

下关

【定位】位于面部耳前方，当颧弓与下颌切迹所形成的凹陷中。正坐或侧伏，在颧弓下缘凹陷处，下颌骨髁状突稍的前方，闭口取穴。

【功效】消肿止痛，聪耳通络。

【主治】牙痛，颞颌关节功能紊乱，下颌关节脱位，下颌关节炎，咬肌痉挛，耳聋，耳鸣，面神经麻痹，三叉神经痛，眩晕，足跟痛。

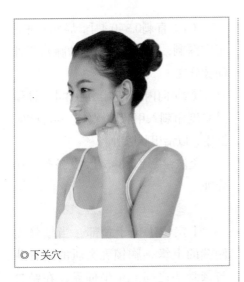

◎下关穴

【刺灸法】

刺法：

（1）向下直刺0.3~0.5寸，周围酸胀或麻电感放散至下颌。

（2）略向后斜刺1.0~1.5寸，酸胀扩散至耳区。

（3）沿下颌骨向上、下齿平刺1.5~2.0寸，酸胀扩散至上、下齿以治牙痛。

（4）治疗颞颌关节不利用"齐刺"法。

灸法：温针灸3~5壮，艾条灸10~20分钟或药物天灸。

寒则补而灸之，热则泻针出气。

头维

【定位】位于头侧部，在额角发际上0.5寸，头正中线旁4.5寸。当鬓发前缘直上入发际0.5寸，距神庭穴4.5寸处取穴。

【功效】清头明目，止痛镇痉。

【主治】

（1）精神与神经系统疾病：偏头痛，前额神经痛，精神分裂症，面神经麻痹。

（2）心脑循环系统疾病：脑溢血，高血压病。

（3）其他：结膜炎，视力减退。

【刺灸法】

刺法：向后平刺0.5~0.8寸，局部胀痛，可向周围扩散。

灸法：隔物灸3~5壮，艾条灸5~10分钟。

人迎

【定位】位于颈部，喉结旁，当胸锁乳突肌的前缘，颈总动脉搏动处。正坐仰靠，与喉结相平，在胸锁乳突肌前缘，距喉结1.5寸处取穴。

【功效】利咽散结，理气降逆。

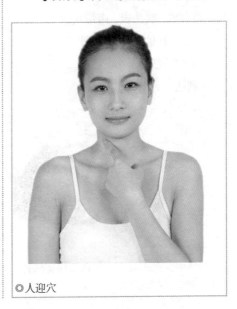

◎人迎穴

【主治】

（1）心脑循环系统疾病：头痛，心脏神经官能症。

（2）呼吸系统疾病：咽喉炎，声带疾患，哮喘，肺结核，咯血。

（3）其他：甲状腺功能亢进，甲状腺肿，雷诺综合征。

【刺灸法】

刺法：避开动脉直刺0.2~0.4寸，局部酸胀，针感可向肩部发散。

灸法：禁灸。

水突

【定位】位于颈部，胸锁乳突肌的前缘，当人迎与气舍连线的中点。正坐仰靠，在人迎与气舍之中间，胸锁乳突肌前缘取穴。

【功效】清热利咽，降逆平喘。

【主治】

（1）呼吸系统疾病：支气管炎，哮喘，百日咳，喉头炎，声带疾病。

（2）其他：甲状腺肿。

【刺灸法】

刺法：

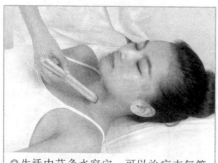

◎生活中艾灸水突穴，可以治疗支气管炎、哮喘、喉头炎等症

（1）直刺0.3~0.4寸，局部酸胀，不宜深刺，以免伤及颈总动脉和颈外动脉分支。

（2）向内下斜刺1.0~1.5寸，针体呈45度角刺入甲状腺腺体，局部酸胀沉重，以治甲状腺肿。

灸法：艾炷灸3~5壮，艾条灸5~10分钟。

气舍

【定位】位于颈部，当锁骨内侧端的上缘，胸锁乳突肌的胸骨头与锁骨头之间。正坐仰靠，在锁骨内侧端之上缘，当胸锁乳突肌的胸骨头与锁骨头之间取穴。

【功效】清咽利肺，理气散结。

【主治】

（1）呼吸系统疾病：咽炎，喉炎，支气管炎，哮喘，百日咳。

（2）消化系统疾病：食管炎，膈肌痉挛，消化不良。

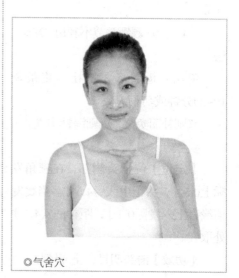

◎气舍穴

（3）其他：颈淋巴结结核，甲状腺肿，落枕，颈椎病。

【刺灸法】

刺法：直刺0.3~0.4寸，局部酸胀，不宜深刺。

灸法：艾炷灸3~5壮，艾条灸5~10分钟。

缺盆

【定位】正坐仰靠，在乳中线上，锁骨上窝中点处取穴。

【功效】宽胸利膈，止咳平喘。

【主治】

（1）呼吸系统疾病：气管炎，支气管哮喘，胸膜炎。

（2）其他：膈肌痉挛，颈淋巴结核，甲状腺肿，肩部软组织病变。

【刺灸法】

刺法：直刺0.3~0.5寸，局部酸胀，可向上臂放散。不可深刺，以免发生气胸。

灸法：艾炷灸3~5壮，艾条灸5~10分钟。

寒则点刺出血或补之灸之，热则

泻针出气。

气户

【定位】位于胸部，当锁骨中点下缘，距前正中线4寸。仰卧位，在乳中线上，当锁骨中线与第一肋骨之间的凹陷处取穴。

【功效】理气宽胸，止咳平喘。

【主治】

（1）呼吸系统疾病：慢性支气管炎，哮喘，胸膜炎。

（2）其他：肋软骨炎，肋间神经痛。

【刺灸法】

刺法：斜刺或平刺0.5~0.8寸，局部酸胀。不可深刺，以防气胸。

灸法：艾炷灸3~5壮，艾条灸5~10分钟。

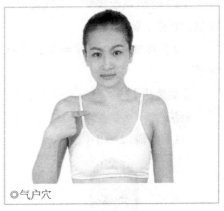
◎气户穴

库房

【定位】位于胸部，当第一肋间隙，距前正中线4寸。仰卧位，在乳中线上第一肋间隙中取穴。

【功效】理气宽胸，清热化痰。

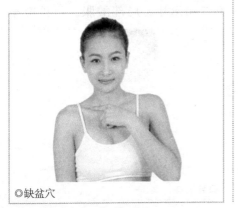
◎缺盆穴

【主治】

（1）呼吸系统疾病：支气管炎，支气管扩张，肺炎，肺气肿，胸膜炎。

（2）其他：肋间神经痛。

【刺灸法】

刺法：斜刺0.5~0.8寸，局部酸胀。不可深刺，以防引起气胸。

灸法：艾炷灸3~5壮，艾条灸5~10分钟。

寒则补而灸之，热则泻之。

屋翳

【定位】位于胸部，当第二肋间隙，距前正中线4寸。仰卧位，在乳中线上第二肋间隙中取穴。

【功效】止咳化痰，消痈止痒。

【主治】

（1）呼吸系统疾病：支气管炎，支气管扩张，胸膜炎。

（2）其他：肋间神经痛，乳腺炎等。

【刺灸法】

刺法：

（1）直刺0.2~0.3寸。

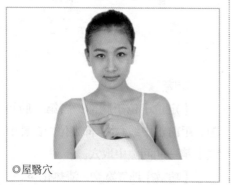

◎屋翳穴

（2）向内斜刺0.5~0.8寸，局部酸胀。

（3）不可深刺，以防引起气胸。

灸法：艾炷灸3~5壮，艾条灸5~10分钟。

寒则补而灸之，热则泻针出气或用凉药水针。

乳根

【定位】位于胸部，当乳头直下，乳房根部，第五肋间隙，距前正中线4寸。仰卧位，乳头直下，在第五肋间隙中取穴。

【功效】

通乳化瘀，宣肺利气。

【主治】

（1）女性生殖系统疾病：乳汁不足，乳腺炎。

（2）呼吸系统疾病：哮喘，慢性支气管炎，胸膜炎。

（3）神经系统疾病：肋间神经痛，臂丛神经痛。

【刺灸法】

刺法：向外斜刺或向上斜刺0.5~0.8寸，局部酸胀，可扩散至

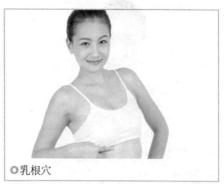

◎乳根穴

乳房。

灸法：艾炷灸5~7壮，艾条灸10~20分钟。

寒则补而灸之，热则泻之。

乳中

【定位】位于胸部，当第四肋间隙，乳头中央，距前正中线4寸。乳头正中央。此穴不针不灸，只作为胸腹部取穴的定位标志。

【功效】调气醒神。

【主治】现代常因此穴作为胸部取穴标志，不做针灸治疗。

【刺灸法】此穴不针不灸。

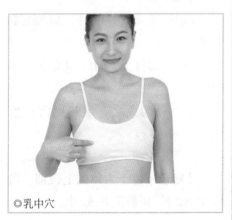

◎乳中穴

膺窗

【定位】位于胸部，当第三肋间隙，距前正中线4寸。仰卧位，在乳中线上第三肋间隙中取穴。

【功效】止咳宁嗽，消肿清热。

【主治】

（1）呼吸系统疾病：支气管炎，哮喘，胸膜炎。

（2）其他：肠炎，乳腺炎，肋间神

经痛。

【刺灸法】

刺法：

（1）直刺0.2~0.4寸。

（2）向内斜刺0.5~0.8寸。

（3）不可深刺，以防引起气胸。

灸法：艾炷灸3~5壮，艾条灸5~10分钟。

寒则补之灸之，热则泻之。

不容

【定位】位于上腹，当脐中上6寸，距前正中线2寸。仰卧位，在脐上6寸，巨阙穴（任脉）旁开2寸处取穴。

【功效】调中和胃，理气止痛。

【主治】

（1）消化系统疾病：胃炎，胃扩张，神经性呕吐，消化不良，腹痛。

（2）呼吸系统疾病：咳嗽，哮喘等。

（3）其他：肋间神经痛，肩臂部诸肌痉挛或萎缩。

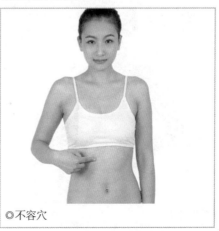

◎不容穴

【刺灸法】

刺法：直刺0.5~0.8寸，局部酸胀。不宜深刺，防止刺伤肝、胃。

灸法：艾炷灸3~5壮，艾条灸5~10分钟。

寒则点刺出血，热则泻针出气。

承满

【定位】位于上腹部，当脐中上5寸，距前正中线2寸。

【功效】理气和胃，降逆止呕。

【主治】胃、十二指肠溃疡，胃痉挛，急慢性胃炎，消化不良，胃神经官能症，腹膜炎，肝炎，痢疾，肠炎。

【刺灸法】直刺 0.8~1.0 寸。

梁门

【定位】位于人体的上腹部，当脐中上4寸，距前正中线2寸。

【主治】胃痛，呕吐，纳呆，泄泻，便溏，消化性溃疡病，急、慢性胃炎，胃下垂等。

【刺灸法】直刺0.8~1.2寸。过饱者禁针，肝大者慎针或禁针，不宜

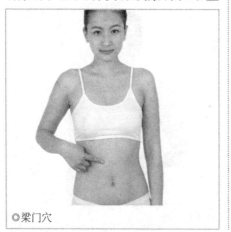

◎梁门穴

做大幅度提插。

寒则泻之或点刺出血，热则补之或用水针；不灸。

关门

【定位】位于上腹部，当脐中上3寸，距前正中线。仰卧位，在脐上3寸，建里穴（任脉）旁开2寸处取穴。

【功效】调理肠胃，利水消肿。

【主治】

（1）消化系统疾病：胃炎，胃痉挛，肠炎，腹水，便秘。

（2）其他：遗尿，水肿。

【刺灸法】

刺法：直刺0.8~1.2寸，局部沉重发胀。

灸法：温针灸3~5壮，艾条灸5~10分钟。

寒则补而灸之，湿热则泻针出气。

太乙

【定位】位于人体的上腹部，当脐中上2寸，距前正中线2寸。

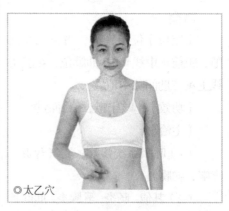

◎太乙穴

【功效】除湿散热。

【主治】胃病，心烦，癫狂。

【刺灸法】直刺0.8~1.2寸；可灸。寒则补而灸之，热则泻针出气。

滑肉门

【定位】位于人体的上腹部，当脐中上1寸，距前正中线2寸。

【功效】镇惊安神，清心开窍。

【主治】

（1）神经系统疾病：癫痫等。

（2）女性生殖系统疾病：子宫内膜炎，月经不调。

（3）其他：舌炎，慢性胃肠炎等。

经常按摩此穴，还可以健脾祛痰，健美减肥，保持身体苗条。

【刺灸法】

刺法：直刺0.8~1.2寸，局部会酸胀。

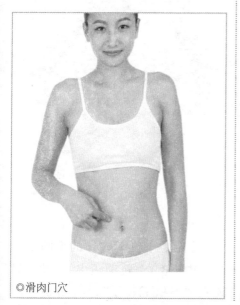

◎滑肉门穴

灸法：温针灸3~5壮，艾条灸10~20分钟。

寒则补而灸之，热则泻针出气。

天枢

【定位】位于脐中旁开2寸。取穴时，可采用仰卧的姿势。天枢穴位于人体中腹部，肚脐向左右三指宽处。

【功效】调肠胃，理气血，消积化滞。

【主治】天枢是大肠经之募穴，是阳明脉气所发之处，主疏调肠腑、理气行滞、消食，是腹部要穴。大量实验和临床验证，针刺或艾灸天枢穴对于改善肠腑功能、消除或减轻肠道功能失常而导致的各种证候具有显著的功效。《千金方》多次提及"灸天枢百壮"。天枢，主疟寒，热盛狂言。天枢，主冬月重感于寒则泄，当脐痛，肠胃间游气切痛。

现代用来治疗腹痛、腹胀、便秘、腹泻、痢疾等胃肠病，以及月经不调、痛经等女性病。

【刺灸法】

直刺1.0~1.5寸。《千金方》："孕妇不可灸。"治疗下痢用指压本穴道。另法：两脚分开站立，与肩同宽，以食指、中指的指腹按压天枢穴，在刺激穴位的同时，向前挺出腹部并缓慢吸气，然后上身缓慢向前倾，呼气，反复做5次。两腿并拢坐于椅上，按压天枢穴，左腿尽量向上

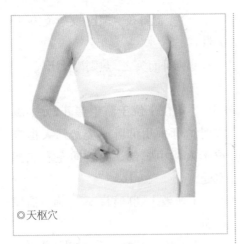

◎天枢穴

抬，然后收回，换右腿上抬、收回为1次。反复做5次。

外陵

【定位】位于人体的下腹部，当脐中下1寸，距前正中线2寸。《针灸甲乙经》："在天枢下，大巨上。"《黄帝内经·素问·气府论》："在天枢下同身寸之一寸。"《类经图翼》："对阴交。"

【功效】调肠，利气。

【主治】腹痛，疝气，痛经。

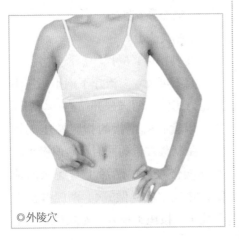

◎外陵穴

【刺灸法】直刺1.0~1.5寸，艾炷灸5~7壮，艾条灸10~20分钟。寒则补而灸之，热则泻针出气或水针。

大巨

【定位】位于下腹部，当脐中下2寸，距前正中线2寸。取穴时，可采用仰卧的姿势，大巨穴位于人体下腹部，从肚脐到耻骨上方画一线，将此线四等分，从肚脐往下四分之三点的左右三指宽处，即为大巨穴。

【功效】调肠胃，固肾气。

【主治】小腹胀满，小便不利，疝气，遗精，早泄。现多用于腹直肌痉挛、肠梗阻、膀胱炎、尿潴留等。

【刺灸法】

直刺0.7~1.2寸。可灸。寒则点刺出血或补而灸之，热则泻针出气。

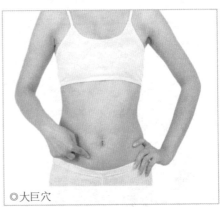

◎大巨穴

水道

【定位】位于人体的下腹部，当脐中下3寸，距前正中线2寸。另说在"天枢下五寸"（《针灸甲乙经》）；"天枢下四寸"（《针灸聚英》）；"去腹中行当各三寸"（《针灸资生经》）。

【功效】利水，消胀，调经。

【主治】小腹胀满，小便不利，痛经，不孕，疝气。

【刺灸法】直刺1.0~1.5寸。寒则点刺出血或补而灸之，热则泻针出气或水针。

归来

【定位】位于人体的下腹部，当脐中下4寸，距前正中线2寸。一说"去腹中行当各三寸"（《针灸资生经》）。

【功效】理气，提胞，治疝。

【主治】

（1）女性生殖系统疾病：月经不调，痛经，盆腔炎，白带，闭经，卵巢炎等。

（2）泌尿与生殖系统疾病：睾丸炎，小儿腹股沟疝，阴茎痛。

【刺灸法】直刺1.0~1.5寸，寒则补而灸之，热则泻针出气或用水针。

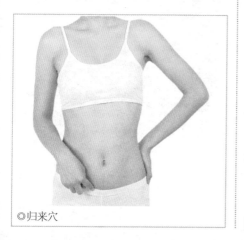
◎归来穴

气冲

【定位】位于人体的腹股沟稍上方，当脐中下5寸，距前正中线2寸。一说"去腹中行当各三寸"（《针灸资生经》）。《针灸甲乙经》载："在归来下，鼠鼷上一寸。"《黄帝内经·素问·刺热》王冰注注："在腹脐下横骨两端鼠鼷上同身寸一寸动脉应手。"其与腹正中线距离有2寸（《针灸甲乙经》）和3寸（《针灸资生经》）之说。今从《针灸甲乙经》和《黄帝内经·素问·刺热》王冰注定位。

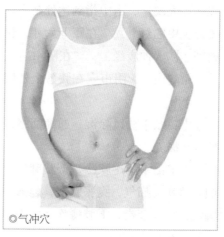
◎气冲穴

【功效】疏肝益肾，调经种子。

【主治】肠鸣腹痛，疝气，月经不调，不孕，阳痿，阴肿。

【刺灸法】直刺0.5~1.0寸；无灸。寒则补之，热则泻之。

伏兔

【定位】位于大腿外侧，髂潜上棘与髌骨外缘的连线上，髌骨外上缘

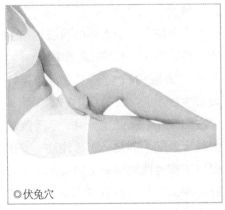

◎伏兔穴

上6寸处（按骨度分寸法，大腿股骨大转子—膝中为19寸）。简便取穴法：正坐屈膝成90°，医者以手腕掌第一横纹抵患者膝髌上缘中点，手指并拢压在大腿上，当中指到达处是穴。《针灸甲乙经》："在膝上六寸，起肉间。"《神应经》："在阴市上三寸，循起肉。（阴市穴在膝盖上外侧三寸）"

【功效】祛风除湿，通经活络，散寒止痛。

【主治】腰疼膝冷，下肢麻痹，妇人诸疾，疝气，腹胀腹痛，瘾疹，脚气，膝关节炎，下肢瘫痪，麻疹，腹股沟淋巴结炎等。

【刺灸法】直刺0.6~1.2寸；可灸。

寒则补而灸之，热则泻针出气或水针。

阴市

【定位】位于大腿前面，当髂前上棘与髌底外侧端的连线上，髌底上3寸；仰卧伸下肢，或正坐屈膝取穴。把腿伸直，膝盖处会出现一个窝，这就是阴市穴了。

【功效】温下焦，散寒除湿，通经络，强腰膝，利关节。阴市穴还有一个功能就是降血糖，血糖高的朋友每天要多揉阴市穴。

【主治】膝关节痛，腿膝麻痹，酸痛，伸屈不利，下肢肿胀，瘫痪不遂，脚气，腰痛，寒疝，腹胀，腹痛。

【刺灸法】直刺1.0~1.5寸；可灸。

本穴因汇集的经水多而性寒凉，地部经水较少气化，其功用即为汇聚上源经水并传输给胃经下部经脉，如在本穴施以艾灸则会改变本穴固有的寒凉特性，促使穴内经水的气化，穴内的经水则会因此而变得干少，经水不足也就不能濡养胃经梁丘穴以下经脉诸穴，故而经书对阴市做出禁灸的规定。

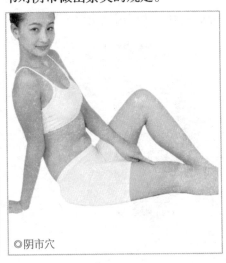

◎阴市穴

梁丘

【定位】位于伸展膝盖用力时筋肉凸出的凹洼处；膝盖骨右端，约三个手指的上方即是该穴。

【功效】和胃消肿，宁神定痛。

【主治】胃痉挛，腹泻，膝盖头痛、浮肿等。

注意：梁门与梁丘功用相似，何以郄穴不在梁门而在梁丘？此是因为梁门所处为肉之小会，为溪，而梁丘所在为肉之大会，为谷，梁丘所约束的阴市内经水较梁门所约束的承满穴经水大得多，所以梁丘为胃经之郄穴，且善治本经急性病。

【刺灸法】直刺1.0~1.2寸。

寒则点刺出血或补而灸之，热则泻针出气或水针。

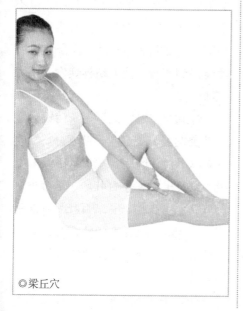

◎梁丘穴

犊鼻

【定位】屈膝时，当髌骨下缘，髌骨韧带之外侧凹陷处。《针灸甲乙经》："在膝下胻上，挟解大筋中。"屈膝成直角，于膝关节髌韧带之外侧凹陷处取之。

【功效】祛风湿，通经活络，疏风散寒，理气消肿，利关节止痛。

【主治】膝痛，脚气，下肢麻痹，犊鼻肿。

【刺灸法】

角度：斜刺，可以从前外向后内刺入。

深度：针5~7分。

灸量：灸3壮；温灸10~15分钟。

寒则泻之，热则补之。

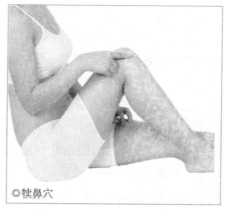

◎犊鼻穴

足三里

【定位】从下往上触摸小腿的外侧，右膝盖的膝盖骨下面，可摸到凸块（胫骨外侧髁）。由此再往外，斜下方之处还有另一凸块（腓骨小头）。这两块凸骨以线联结，以此线为底边向下做一个正三角

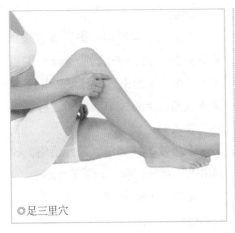

◎足三里穴

形。而此正三角形的顶点，正是足三里穴。足三里穴在外膝眼下3寸，距胫骨前嵴一横指，当胫骨前肌上。取穴时，由外膝眼向下量四横指，在腓骨与胫骨之间，由胫骨旁量一横指，该处即是。

【功效】

足三里穴是足阳明胃经的主要穴位之一，它具有调理脾胃、补中益气、通经活络、疏风化湿、扶正祛邪之功能。现代医学研究证实，刺激足三里穴，可使胃肠蠕动有力而规律，并能提高多种消化酶的活性，增进食欲、帮助消化；在神经系统方面，可促进脑细胞功能的恢复，提高大脑皮层细胞的工作能力；在心脑循环系统、血液系统方面，可以改善心功能，调节心律，增加红细胞、白细胞、血色素和血糖的数量；在内分泌系统方面，对垂体-肾上腺皮质系统功能有双向性良性调节作用，能提高机体防御疾病的能力。

【主治】

针刺或按摩足三里穴能治疗消化系统的常见病，如胃十二指肠球部溃疡、急性胃炎、胃下垂等，解除急性胃痛的效果尤其明显，对于呕吐、呃逆、肠炎、痢疾、便秘、肝炎、胆囊炎、胆结石、肾结石绞痛以及糖尿病、高血压等，也有辅助治疗作用。

【刺灸法】

用足三里穴防病健身的方法简便易行。一是每天用拇指或中指按压足三里穴一次，每次每穴按压5~10分钟，每分钟按压15~20下，注意每次按压要使足三里穴有针刺一样的酸胀、发热的感觉。二是可用艾条做艾灸，每周艾灸足三里穴1~2次，每次灸15~20分钟，艾灸时应让艾条的温度稍高一点儿，使局部皮肤发红，艾条缓慢沿足三里穴上下移动，以不烧伤局部皮肤为度。以上两法只要使用其一，坚持2~3个月，就会使胃肠功能得到改善，使人精神焕发、精力充沛。

针刺与留针时间：《新铸铜人腧穴针灸图经》灸三壮，针五分。《明堂针灸图》针八分，留十呼，泻七吸，日灸七壮，止百壮。《千金方》灸五百壮，少亦一、二百壮。目前临床上针刺深度多在1~2寸，留针时间一般20~30分钟，留针期间应适当加以捻转。

补泻手法的运用：《药性会元》

谓："补三里而健脾，泻三里而能平肝，降逆通畅。"《黄帝内经·灵枢·邪气藏府病形》："胃脘当心而痛，上支两胁，膈咽不通，饮食不下，取之三里也。"说明实证、热证应用泻法，虚证、寒证应用补法。通过不同手法调整虚实，达到治病的目的。

针刺方向与感应：本穴以直刺进针1~2寸感应较快较强。针尖稍向上进针，使其感应向上传导以治疗肚腹诸症，疗效较好；针尖稍向下进针，感应向下传导以治疗下肢痹痛及中风偏瘫、半身不遂。

上巨虚

【定位】位于小腿前外侧，当犊鼻下6寸，距胫骨前缘一横指（中指）。正坐屈膝位，在犊鼻下6寸，当足三里与下巨虚连线的中点处取穴。

【功效】调和肠胃，通经活络。

【主治】

（1）消化系统疾病：阑尾炎，胃肠炎，泄泻，痢疾，疝气，便秘，消化不良。

（2）其他疾病：脑血管病后遗症，下肢麻痹或痉挛，膝关节肿痛。

【刺灸法】

刺法：

（1）直刺0.5~1.2寸，局部酸胀。

（2）针尖略向上斜刺，针感沿胃经循膝股走至腹部。少数可上行至上腹部及胸部。

（3）略向下斜刺，其针感沿足阳明经走至足跗、足趾部。

（4）理气止痛可用龙虎交战。

（5）消肿利水可用子午捣臼法。

灸法：艾炷灸或温针灸5~9壮，艾条灸10~20分钟，亦可采用药物天灸。

条口

【定位】位于小腿前外侧，当犊鼻下8寸，距胫骨前缘一横指（中指）。正坐屈膝位，在犊鼻下8寸，犊鼻与下巨虚的连线上取穴。另说"在上廉下一寸"（《太平圣惠方》）；"膝下五寸许"（《针灸大全》）。

【功效】舒筋活络，理气和中。

【主治】肩周炎，膝关节炎，下肢瘫痪，胃痉挛，肠炎，扁桃体炎，脘腹疼痛，下肢痿痹，转筋，跗肿，肩臂痛。

【刺灸法】

直刺1.0~1.5寸；不灸。

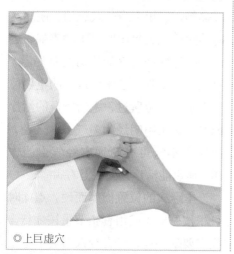

◎上巨虚穴

下巨虚

【定位】位于在小腿前外侧，当犊鼻下9寸，距胫骨前缘一横指（中指）。正坐屈膝位，在犊鼻下9寸，条口下约一横指，距胫骨前嵴约一横指处。当犊鼻与解溪穴的连线上取穴。

【功效】调肠胃，通经络，安神志等。

【主治】

（1）消化系统疾病：急、慢性肠炎。

（2）精神与神经系统疾病：癫痫，精神病，肋间神经痛。

（3）运动系统疾病：下肢瘫痪，下肢麻痹痉挛。

【刺灸法】

刺法：直刺0.5~0.9寸，局部酸胀，向下扩散至足背。

埋线：减肥胖，细小腿。

灸法：

（1）艾炷灸或温针灸5~9壮，治疗胆囊炎。

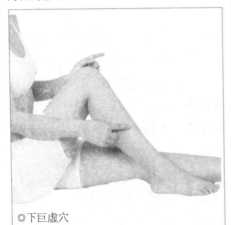

◎下巨虚穴

（2）艾条悬灸10~20分钟，治疗胃肠冷痛。

（3）隔姜灸，治疗失眠。

丰隆

【定位】位于外踝尖上8寸，条口穴外1寸，胫骨前嵴外二横指处。从腿的外侧找到膝眼和外踝这两个点，连成一条线，然后取这条线的中点，接下来找到腿上的胫骨，胫骨前缘外侧1.5寸，大约是两指的宽度，和刚才那个中点平齐，这个地方就是丰隆穴。

【功效】化痰定喘，宁心安神。

【主治】头痛、眩晕，咳嗽痰多，癫狂，下肢痿痹。

【刺灸法】

直刺1.0~1.5寸。

取刺丰隆穴可治疗足阳明经上的疼痛性疾病、肌肉关节运动障碍或非疼痛性疾病。如头痛和眼球胀痛、下颌关节风湿痛、胸部肌肉风湿痛、颈部肌肉和足背部风湿痛、小腿肌肉风湿痛等，仅用丰隆一穴施治，便能实时消除或减轻足阳明经上的疼痛，运动功能也伴随着疼痛的消失而改善。这是由于丰隆穴位于膝以下的重要位置，根据经脉所过，主治所及的治疗原则，又足阳明经为多气多血之经，故取刺本穴可有疏通本经气血的作用，所以能治疗其循经上的病症。

丰隆穴的位置肉厚而硬，点揉时可用按摩棒，或用食指节重按才行。找穴要耐心些，可在经穴四周上下左

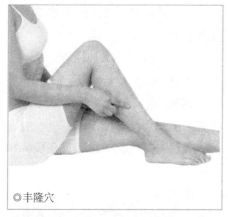

◎丰隆穴

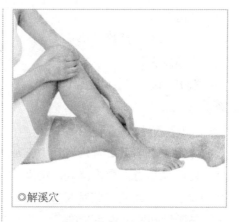

◎解溪穴

右点按试探，取最敏感的点。当有痰吐不出的时候，丰隆穴会变得比平时敏感许多。

毫针针刺法。患者仰卧，伸腿勾足，取丰隆穴，常规消毒后，用毫针垂直进针，迅速刺入皮下，进针1.0~1.5寸深。待针下有沉、涩、紧感为得气，得气后施以徐而重之手法，使针感传至二、三趾部，针感随时间延长而呈持续性加强，直至出针为止。每次留针30分钟，每日针刺1次，10日为一疗程，其间休息2日。

解溪

【定位】位于足背踝关节横纹中央凹陷处，当拇长伸肌腱与趾长伸肌腱之间。

【功效】清胃降逆，镇静安神。

【主治】下肢痿痹、踝关节病、垂足等下肢、踝关节疾患，头痛，眩晕，癫狂，腹胀，便秘。

【刺灸法】

直刺0.5~1.0寸。寒则逆经而刺，热则循经而刺。指压解溪穴，对于脚腕扭伤等脚部疾病非常有效。不灸。

冲阳

【定位】位于人体的足背最高处，当拇长伸肌腱和趾长伸肌腱之间，足背动脉搏动处。

【功效】和胃化痰，通络宁神。

【主治】

（1）神经系统疾病：面神经麻痹，眩晕。

（2）消化系统疾病：胃痉挛，胃炎等。

（3）运动系统疾病：风湿性关节

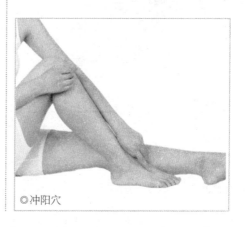

◎冲阳穴

炎，足扭伤。

（4）其他：牙痛。

【刺灸法】

避开动脉，直刺0.3~0.5寸。不灸。

内庭

【定位】位于足背，当二、三趾间，趾蹼缘后方赤白肉际处。正坐垂足或仰卧位，在第二跖趾关节前方，二、三趾缝间的纹头处取穴。

【功效】清胃泻火，理气止痛。

【主治】

（1）五官系统疾病：牙痛，齿龈炎。

（2）消化系统疾病：胃痉挛，急慢性肠炎。

（3）其他：三叉神经痛。

【刺灸法】

刺法：直刺或斜刺0.3~0.5寸，局部酸胀。

灸法：艾炷灸3~5壮，艾条灸5~10分钟。

厉兑

【定位】位于足第二趾末节外侧，距趾甲角0.1寸。

【功效】清热和胃，苏厥醒神，通经活络。

【主治】鼻衄，牙痛，咽喉肿痛，腹胀，热病，多梦，癫狂。

【刺灸法】浅刺0.1寸。不灸。

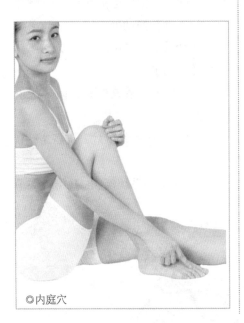

◎内庭穴

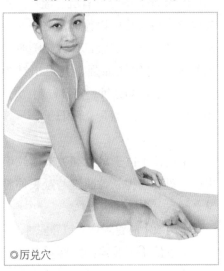

◎厉兑穴

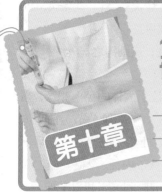

足太阴脾经——统血有奇功，女性的保护神

◎足太阴脾经是阴经，跟脏腑联系更紧密，尤其与脾、胃联系最紧密，同时它也是治疗女性病的首选经穴。

第十章

足太阴脾经总述

人体十二经脉之一。简称脾经。循行部位起于足大趾内侧端（隐白穴），沿内侧赤白肉际，上行过内踝的前缘，沿小腿内侧正中线上行，在内踝上8寸处，交出足厥阴肝经之前，沿大腿内侧前缘上行，进入腹部，属脾，络胃，向上穿过膈肌，沿食管两旁，连舌本，散舌下。本经脉分支从胃别出，上行通过膈肌，注入心中，交于手少阴心经。

脾经失调主要与运化功能失调有关。中医认为，脾主运化，为后天之本，对于维持消化功能及将食物化为气血起着重要的作用。若脾经出现问题，会出现腹胀、便溏、下痢、胃脘痛、嗳气、身重无力等。此外，舌根强痛，下肢内侧肿胀等均显示脾经失调。主治：脾胃病，女性病及经脉循行部位的其他病症。如胃脘痛，食则呕、嗳气、腹胀、便溏、黄疸、身重无力、舌根强痛、下肢内侧肿胀、厥冷、足大趾运动障碍等。

本经脉腧穴有：隐白、大都、太白、公孙、商丘、三阴交、漏谷、地机、阴陵泉、血海、箕门、冲门、府舍、腹结、大横、腹哀、食窦、天溪、胸乡、周荣、大包，共二十一穴，左右合四十二穴。

足太阴脾经主要穴位详解

隐白

【定位】位于足大趾末节内侧，距趾甲角0.1寸。《黄帝内经·灵枢·本输》："足大趾之端内侧也。"

《黄帝内经·灵枢·热病》："去爪甲如薤叶。"正坐垂足或仰卧，在足大趾内侧，距趾甲角0.1寸处取穴。

【功效】调经统血，健脾回阳。

【主治】

（1）女性生殖系统疾病：功能性子宫出血，子宫痉挛。

（2）五官系统疾病：牙龈出血，鼻出血。

（3）精神与神经系统疾病：小儿惊风，癔症，昏厥。

（4）消化系统疾病：消化道出血，腹膜炎，急性胃肠炎。

（5）其他：尿血。

【刺灸法】

刺法：

（1）浅刺0.1~0.2寸，局部胀痛。

（2）用三棱针点刺挤压出血，常用于神昏、胸闷、咳喘。

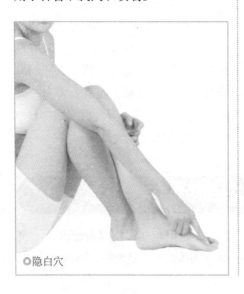

◎隐白穴

灸法：艾炷灸3~7壮，艾条灸5~20分钟，用于止血。

寒则通之，热则泻之。

大都

【定位】位于人体的足内侧缘，当足大趾本节（第一跖趾关节）前下方赤白肉际凹陷处。一说"本节之后下陷者之中"（《黄帝内经·灵枢·本输》）。

【功效】健脾利湿、和胃宁神。

【主治】腹胀，胃痛，呕吐，泄泻，便秘，热病。

【刺灸法】直刺0.3~0.5寸。寒则补之，热则泻之。可灸。

太白

【定位】位于足内侧缘，当足大趾本节（第一跖骨关节）后下方赤白肉际凹陷处。取定穴位时，可仰卧或正坐，平放足底的姿势，太白穴位于足内侧缘，当第一跖骨小头后下方凹陷处。

【功效】健脾化湿，理气和胃。

【主治】胃痛，腹胀，肠鸣，泄泻，便秘，痔漏，脚气，关节痛，痢疾。

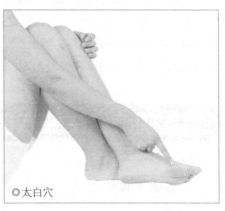

◎太白穴

【刺灸法】直刺0.5~0.8寸。治疗湿疹一般采用穴位指压法。艾炷灸1~3壮；或艾条灸3~5分钟。

公孙

【定位】位于第一跖骨基底部的前下方，赤白肉际处。

【功效】健脾化湿，和胃理中。

【主治】

（1）消化系统疾病：胃痉挛，急慢性胃肠炎，胃溃疡，消化不良，痢疾，肠痉挛。

（2）女性生殖系统疾病：子宫内膜炎，月经不调。

（3）其他：心肌炎、胸膜炎、癫痫、足跟痛。

【刺灸法】

直刺0.6~1.2寸。

不灸。

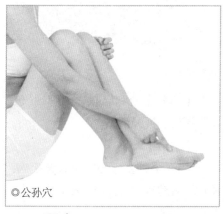

◎公孙穴

三阴交

【定位】位于内踝尖直上3寸，胫骨内侧面后缘。

【功效】健脾利湿，兼调肝肾。

【主治】脾胃虚弱，消化不良，

腹胀肠鸣，腹泻，月经不调，崩漏，带下，闭经，子宫脱垂，难产，产后血晕，恶露不行，遗精，阳痿，阴茎痛，水肿，小便不利，遗尿，膝脚痹痛，脚气，失眠，湿疹，荨麻疹，神经性皮炎，高血压病等。

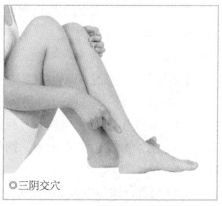

◎三阴交穴

【刺灸法】直刺1.0~1.5寸。孕妇禁针。针灸该穴主治遗精、阳痿、阴茎痛、小便不利、睾丸缩腹等，是治疗男子性功能障碍最常用的穴位之一。

漏谷

【定位】位于人体的小腿内侧，当内踝尖与阴陵泉穴的连线上，距内踝尖上6寸。

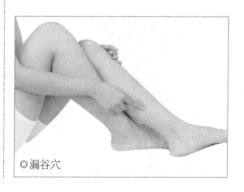

◎漏谷穴

【功效】健脾消肿，渗湿利尿。

【主治】腹胀，肠鸣，小便不利，遗精，下肢痿痹。

【刺灸法】直刺1.0~1.5寸。寒则先泻后补或灸之，热则泻之。

地机

【定位】位于人体的小腿内侧，当内踝尖与阴陵泉穴的连线上，阴陵泉穴下3寸。

【功效】健脾渗湿，调理月经。

【主治】

（1）女性生殖系统疾病：月经不调，痛经，功能性子宫出血，阴道炎。

（2）男性泌尿与生殖系统疾病：遗精，小便不利。

（3）其他：胃痉挛，乳腺炎，下肢痿痹。

（4）本穴出现压痛提示有胰腺疾患，与胰俞、中脘、水分互参可诊断急性胰腺炎。

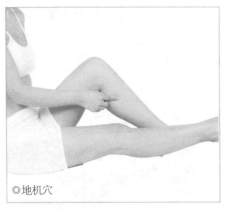
◎地机穴

【刺灸法】

（1）灸法：直接灸3~5壮；温和灸10~15分钟。

（2）刺法：直刺1~2寸，酸胀感可扩散至小腿部。

（3）按摩：点按、揉法、指推法。

寒则补而灸之，热则泻之。

阴陵泉

【定位】位于胫骨内侧髁后下方凹陷处。取该穴位的时候，患者应采用正坐或仰卧的取穴姿势，该穴位于人体的小腿内侧，膝下胫骨内侧凹陷中，与阳陵泉相对（或当胫骨内侧髁后下方凹陷处）。

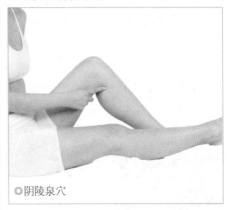
◎阴陵泉穴

【功效】清利温热，健脾理气，益肾调经，通经活络。

【主治】

（1）男性泌尿与生殖系统疾病：遗尿，尿潴留，尿失禁，尿路感染炎，遗精，阳痿。

（2）消化系统疾病：腹膜炎，消化不良，腹胀，肠炎，痢疾。

（3）女性生殖系统疾病：阴道炎，月经不调。

（4）其他：失眠，膝关节炎，下肢麻痹。

【刺灸法】

刺法：

（1）直刺1.0~2.0寸，局部酸胀，针感可向下扩散。

（2）消肿利水可用子午捣臼法。

血海

【定位】屈膝，在大腿内侧，髌底内侧端上2寸，当股四头肌内侧头的隆起处。或屈膝，以对侧手掌按膝盖，二到五指向膝上伸直，拇指向膝内侧约呈45°斜置，指端尽处取穴。

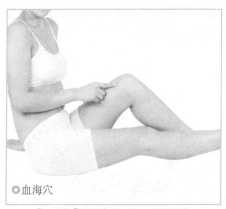

◎血海穴

【功效】健脾化湿，调经统血。

血海穴是足太阴脾经的一个普通腧穴，但在临床应用中，却有意想不到的疗效。《金针梅花诗钞》："缘何血海动波澜，统血无权血妄行。"可见血海穴在功能上有引血归经，治疗血分诸病的作用。

【主治】月经不调，经闭，暴崩，漏下恶血，两腿内侧生疮痒痛或红肿有脓，气逆腹胀，肾藏风，丹毒，瘾疹，阴疮，五淋，功能性子宫出血，荨麻疹，湿疹，皮肤瘙痒，贫血。

【刺灸法】直刺1.0~1.5寸。艾炷灸3~5壮；或艾条灸5~10分钟。

箕门

【定位】位于大腿内侧，当血海与冲门连线上，血海上6寸。正坐屈膝或仰卧位，当缝匠肌内侧缘，距血海上6寸处取穴。

【功效】健脾渗湿，通利下焦。

【主治】尿潴留，遗尿，遗精，阳痿，睾丸炎，腹股沟淋巴结炎，阴囊湿疹。

【刺灸法】

刺法：直刺0.3~0.5寸，局部酸胀，向上可放射到大腿内侧，向下可放射到踝。

灸法：艾炷灸或温针灸3~5壮，艾条灸5~10分钟。寒则补而灸之，热则泻针出气或凉药水针。

冲门

【定位】位于腹股沟外侧，距耻骨联合上缘中点3.5寸，当髂外动脉搏动处的外侧。仰卧位，平耻骨联合上缘中点旁开3.5寸处取穴。约当腹股沟外端上缘，股动脉外侧。

【功效】健脾化湿，理气解痉。

【主治】

（1）男性泌尿与生殖系统疾病：尿潴留，睾丸炎，精索神经痛。

（2）女性生殖系统疾病：子痫，

子宫内膜炎，乳腺炎，乳少。

（3）其他：胃肠痉挛。

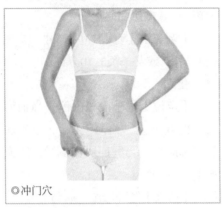

◎冲门穴

【刺灸法】

刺法：避开动脉，直刺0.5~0.7寸，腹股沟酸胀，可扩散至外阴部。

灸法：间接灸3~5壮，艾条灸10~20分钟。寒则补而灸之，热则泻针出气。

府舍

【定位】位于人体的下腹部，当脐中下4寸，冲门穴上方0.7寸，距前正中线4寸。

【功效】健脾消满，理中和胃。

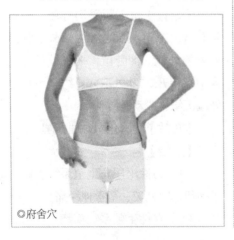

◎府舍穴

【主治】腹痛，腹满积聚，疝气。

【刺灸法】直刺1.0~1.5寸。寒则点刺出血或补而灸之或先泻后补，热则泻针出气或水针。可灸。

腹结

【定位】位于人体的下腹部，大横穴下1.3寸，距前正中线4寸。《针灸甲乙经》："在大横下一寸三分。"《类经图翼》："去腹中行三寸半。"《针方六集》："上直两乳，挟任脉两旁各四寸。"《针灸资生经》："去腹中行各当为四寸半。"诸家所述距前正中线分寸有出入，今从《针方六集》。

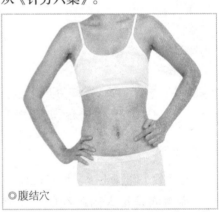

◎腹结穴

【功效】温脾止泄，镇痛止咳。

【主治】绕脐痛，消化不良，痢疾，胃溃疡，胃痉挛，胃酸过多或减少，消化不良，便秘，肠出血。

【刺灸法】

刺法：直刺0.5~0.8寸，局部酸胀。

灸法：艾炷灸或温针灸3~5壮，

艾条灸5~10分钟。寒则补之或灸之，热则泻之或水针。

大横

【定位】位于人体的腹中部，脐中旁开4寸。

【功效】理气止痛，通调腑气。

【主治】泄泻，便秘，腹痛。

【刺灸法】直刺1~2寸。寒则先泻后补或补而灸之，热则泻针出气或水针。可灸。

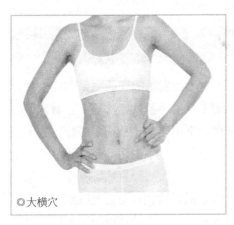

◎大横穴

腹哀

【定位】位于人体的上腹部，当脐中上3寸，距前正中线4寸。

【功效】健脾消食、通降腑气。

【主治】消化不良，腹痛，便秘，痢疾。

【刺灸法】直刺1.0~1.5寸。寒则先泻后补或补而灸之，热则泻针出气或水针。

天溪

【定位】位于胸外侧部，当第四肋间隙，距前正中线6寸；仰卧取穴。

【功效】宽胸通乳，理气止咳。

【主治】乳肿痈溃，胸中满痛。

【刺灸法】

刺法：斜刺或平刺0.5~0.8寸，局部酸胀。切勿深刺，以防气胸。

灸法：艾炷灸3~5壮，艾条灸5~10分钟。寒则补之灸之，热则泻之。

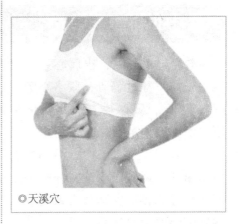

◎天溪穴

胸乡

【定位】位于胸外侧部，当第三肋间隙，距前正中线6寸。

【功效】宽胸理气，疏肝止痛。

【主治】胸肋胀痛。

【刺灸法】斜刺或向外平刺0.5~0.8寸。

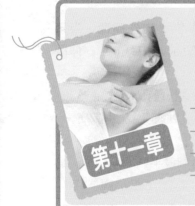

第十一章

手少阴心经——心智的养护神

◎手少阴心经是十二正经之一，与手太阳小肠经相表里。本经起于极泉，止于少冲，左右各9个腧穴。支脉从心系向上，挟着咽喉两旁，连系于目系，即眼球内连于脑的脉络。

手少阴心经总述

本经起于心中，出属心系，内行主干向下穿过膈肌，联络小肠；外行主干，从心系上肺，斜出腋下，沿上臂内侧后缘，过肘中，经掌后锐骨端，进入掌中，沿小指桡侧至末端，经气于少冲穴处与手太阳小肠经相接。支脉从心系向上，挟着咽喉两旁，连系于目系，即眼球内连于脑的脉络。

本经腧穴共计九个：极泉、青灵、少海、灵道、通里、阴郄、神门、少府、少冲。

心经发生病变的主要临床表现：咽干，渴而欲饮，胁痛，手臂内侧疼痛，掌中热痛，心痛，心悸，失眠，神志失常。手少阴心经支脉从心系上夹于咽部，心经有热则咽干；阴液耗伤则渴而欲饮；心之经脉出于腋下，故胁痛；心经循臂臑内侧入掌内后廉，心经有邪，经气不利，故手臂内侧疼痛，掌中热痛。心脉痹阻则心痛；心失所养，心神不宁，则心悸，失眠；心主神明，心神被扰，则神志失常。

手少阴心经主要穴位详解

极泉

【定位】位于腋窝顶点，腋动脉搏动处。曲肘，手掌按于后枕，在腋窝中部有动脉搏动处取穴。

【功效】宽胸宁神，通经活络。

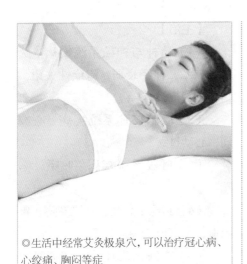

◎生活中经常艾灸极泉穴,可以治疗冠心病、心绞痛、胸闷等症

【主治】

(1)心脑循环系统疾病:冠心病,心绞痛,胸闷,心包炎,脑血管病后遗症。

(2)神经系统疾病:肋间神经痛。

(3)其他:四肢不收,腋下瘰疬,腋臭,肩周炎,颈淋巴结核,乳汁分泌不足,咽干,烦渴,干呕,目黄。

【刺灸法】

刺法:避开腋动脉,直刺0.3~0.5寸,整个腋窝酸胀,有麻电感向前臂、指端放散,或上肢抽动,以3次为度。不宜大幅度提插,以免刺伤腋窝部血管,引起腋内出血。

灸法:艾炷灸或温针灸3~5壮,艾条灸5~10分钟。一般不灸。

青灵

【定位】位于臂内侧,当极泉与少海的连线上,肘横纹上3寸,肱二头肌的尺侧缘。

【功效】理气止痛,宽胸宁心。

【主治】

(1)心脑循环系统疾病:心绞痛。

(2)神经系统疾病:神经性头痛,肋间神经痛。

(3)其他:肩胛及前臂肌肉痉挛等。

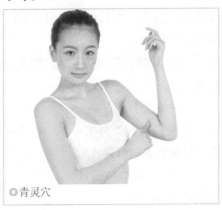

◎青灵穴

【刺灸法】

刺法:直刺0.5~1.0寸,局部酸胀,针感可向前臂及腋部放散。

灸法:艾炷灸3~7壮,艾条灸5~10分钟。

寒则点刺出血或补之灸之,热则泻之或水针。

少海

【定位】屈肘,在肘横纹内侧端与肱骨内上髁连线的中点处,取穴时屈肘,在肘横纹尺侧纹头凹陷处取穴。

触摸肘上的横皱纹的小指侧,可发现上臂骨突出的部位,然而以此为基准，寻找略靠拇指侧即可。

【功效】理气通络，益心安神。

【主治】

（1）精神与神经系统疾病：神经衰弱，精神分裂症，头痛，眩晕，三叉神经痛，肋间神经痛，尺神经炎。

（2）呼吸系统疾病：肺结核，胸膜炎。

（3）运动系统疾病：落枕，前臂麻木及肘关节周围软组织疾患，下肢痿痹。

（4）其他：心绞痛，淋巴结炎，疔疮。

【刺灸法】

刺法：直刺0.5~1.0寸，局部酸胀，有麻电感向前臂放散。

灸法：艾炷灸或温针灸3~5壮，艾条灸10~15分钟。

寒则点刺出血或补之灸之，热则泻针出气或水针。

灵道

【定位】位于前臂内侧远端，在腕横纹上1.5寸，尺侧腕屈肌腱桡侧处。

【功效】宽胸理气。

【主治】心痛，暴喑，肘臂挛痛。

【刺灸法】直刺0.3~0.5寸。寒则补之灸之，热则泻之。可灸。

通里

【定位】位于前臂掌侧，当尺侧腕屈肌腱的桡侧缘，腕横纹上1.5寸。

【功效】宁志安神，益阴清心。

【主治】

（1）精神与神经系统疾病：头痛，眩晕，神经衰弱，癔症性失语，精神分裂症。

（2）心脑循环系统疾病：心绞痛，心动过缓。

（3）呼吸系统疾病：咳嗽，哮喘。

（4）其他：急性舌骨肌麻痹，胃出血，子宫内膜炎。

（5）本穴出现压痛、结节等阳性反应，可作为心动过缓的定性诊断。

【刺灸法】直刺0.3~0.5寸。寒则通之，热则泻之。不灸。

阴郄

【定位】位于前臂掌侧，当尺侧腕屈肌腱的桡侧缘，腕横纹上0.5寸。

【功能】宁心凉血。

【主治】

（1）精神与神经系统疾病：神经衰弱，癫痫，惊悸。

（2）五官系统疾病：鼻出血，急性舌骨肌麻痹。

（3）其他：骨蒸盗汗、暴喑、胃出血，心绞痛，肺结核，子宫内膜炎。

【刺灸法】

刺法：直刺0.3~0.5寸，局部酸胀，并可循经下行至无名指和小指，或循经上行至前臂、肘窝、上臂内侧，针感还可传向胸部。针刺时避开

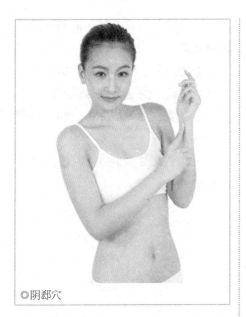

◎阴郄穴

尺动脉、静脉。

灸法：艾炷灸1~3壮，艾条灸10~15分钟。

寒则通之或补之灸之，热则泻之。

本穴不宜直接灸，以免烫出疤痕而影响关节活动。

神门

【定位】位于腕部，腕掌侧横纹尺侧端，尺侧腕屈肌腱的桡侧凹陷处。取此穴位时应让患者采用正坐，仰掌的取穴姿势，手腕关节手掌侧，尺侧腕屈肌腱的桡侧凹陷处。

【功效】扶正祛邪，宁心安神。

【主治】焦躁、心痛心烦，惊悸怔忡，失眠健忘，痴呆，癫狂痫等心与神志病症，高血压，胸胁痛，便秘、食欲不振等。

【刺灸法】直刺0.3~0.5寸。艾条

灸5~10分钟。寒则通之或补之灸之，热则泻之。

少府

【定位】位于手掌面，第四、五掌骨之间，握拳时，当小指端与无名指端之间处取穴。

【功效】清心泻热，理气活络。

【主治】

（1）心脑循环系统疾病：风湿性心脏病，冠心病，心绞痛，心律不齐。

（2）精神与神经系统疾病：癔症，肋间神经痛，臂神经痛。

（3）男性泌尿系统疾病：遗尿，尿潴留。

（4）女性生殖系统疾病：阴道及阴部瘙痒症，月经过多。

【刺灸法】

刺法：以28号或30号一寸毫针于少府穴处直刺0.5~0.8寸，行提插、捻

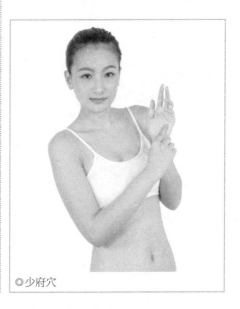

◎少府穴

转手法，患者有酸困感。

灸法：艾炷灸3~5壮，艾条灸5~10分钟。寒则补之或灸之，热则泻之。

少冲

【定位】位于小指末节桡侧，距指甲角0.1寸处。别名经始。取此穴位时应让患者采用正坐、俯掌的姿势，少冲穴位于左、右手部，小指指甲下缘，靠无名指侧的边缘上。

【功效】生发心气，清热熄风，醒神开窍。

【主治】心悸，心痛，胸胁痛，癫狂，热病，昏迷，喉咙疼痛等。

【刺灸法】刺法：斜刺0.1~0.2寸，局部胀痛。

灸法：艾炷灸1~3壮；或艾条灸5~10分钟。

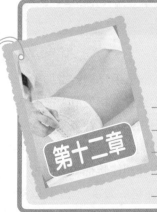

手太阳小肠经——舒筋活络，宁心安神

第十二章

◎小肠经起于手小指尺侧端，最后经由其支脉到达颧部，与足太阳膀胱经相接，主要循行于上肢、肩膀及头部部位。手太阳小肠经是具有宁心安神、舒筋活络功效的经穴，按摩这些经穴可以疏通经气、缓解疲劳。

手太阳小肠经总述

手太阳小肠经为人体十二经脉之一，简称小肠经。其名称出自《黄帝内经·灵枢·经水》。《黄帝内经·灵枢·经脉》："小肠手太阳之脉，起于小指之端，循手外侧上腕，出踝中，直上循臂骨下廉，出肘内侧两筋之间，上循臑外后廉。出肩解，绕肩胛，交肩上，入缺盆，络心，循咽，下膈，抵胃，属小肠；其支者，以缺盆循颈上颊，至目脱眦，却入耳中；其支者，别颊，上䪼，抵鼻，至目内眦，斜络于颧。"

该经循行路线起自手小指尺侧端，沿手掌尺侧缘上行，出尺骨茎突，沿前臂后边尺侧直上，从尺骨鹰嘴和肱骨内上髁之间向上，沿上臂后内侧出行到肩关节后，绕肩胛，在大椎穴处（后颈部椎骨隆起处）与督脉相会。又向前进入锁骨上窝，深入体腔，联络心脏，沿食管下行，穿膈肌，到胃部，入属小肠。其分支从锁骨上窝沿颈上面颊到外眼角，又折回进入耳中。另一支脉从面颊部分出，经眶下，达鼻根部的内眼角，然后斜行到颧部。脉气由此与足太阳膀胱经相接。

该经脉腧穴有少泽、前谷、后溪、腕骨、阳谷、养老、支正、小海、肩贞、臑俞、天宗、秉风、曲垣、肩外俞、肩中俞、天窗、天容、颧髎、听宫，共十九穴，左右合三十八穴。

本经发生病变，主要表现为咽痛、下颌肿、耳聋、中耳炎、眼痛、头痛、扁桃体炎、失眠、落枕、肩痛、腰扭伤，目黄和肩部、上肢后边内侧本经脉过处疼痛等。

手太阳小肠经主要穴位详解

少泽

【定位】位于小指尺侧指甲角旁0.1寸。

【功效】清热利窍，利咽通乳。

【主治】

（1）乳痈、乳汁少等乳疾。

（2）昏迷、热病等急证、热证。

（3）头痛、目翳、咽喉肿痛等头面五官系统证候。

现代常用于治疗乳腺炎、乳汁分泌不足、神经性头痛、中风昏迷、精神分裂症等。配肩井、膻中主治产后缺乳；配人中主治热病、昏迷、休克。

【刺灸法】浅刺0.1寸或点刺出血。孕妇慎用。治疗热证，通常刺血方法比较好。咽喉痛、发热、牙肿点刺，滴一滴血就可缓解。不适合按摩。寒则点刺出血或通之，热则泻之。

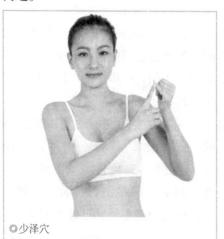
◎少泽穴

前谷

【定位】位于手尺侧，微握拳，当小指本节（第五掌指关节）前的掌指横纹头赤白肉际。《针灸集成》："在手小指外侧，第二节纹头。"取穴时沿着小指外侧往腕部的方向推，会摸到一个突起的骨头，在小指根部，在到达突起的骨头前面的地方有一个小凹陷，这就是前谷穴。

【功效】疏肝清心，明目聪耳。

【主治】头痛，目痛，耳鸣，咽喉肿痛，乳少，热病。

现代用于治疗：

（1）神经系统疾病：癫痫，前臂神经痛，手指麻木。

（2）五官系统疾病：目痛，喉炎。

（3）女性生殖系统疾病：产后无乳，乳腺炎等。

【刺灸法】直刺0.3~0.5寸。寒则点刺出血或补之，热则泻之。

后溪

【定位】位于小指尺侧，第五掌骨小头后方，当小指展肌起点外缘；有指背动、静脉，手背静脉网；布有尺神经手背支。

【功效】舒经，利窍，宁神。

【主治】头项强痛，腰背痛，手指及肘臂挛痛等痛证；耳聋，目赤；癫狂

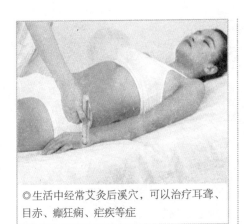

◎生活中经常艾灸后溪穴，可以治疗耳聋、目赤、癫狂痫、疟疾等症

痫；疟疾。

现代常用于治疗急性腰扭伤、落枕、耳聋、精神分裂症、癔症、角膜炎等。

【刺灸法】直刺0.5~1.0寸。治手指挛痛可透刺合谷穴。不灸。

腕骨

【定位】位于手掌尺侧，当第五掌骨基底与三角骨之间，赤白肉际凹陷处。简便取穴法：以手小指与无名指蹼缘相互交叉，小指自然弯曲，下面一侧小指尖端赤白肉际处即是本穴，或者沿后溪穴赤白肉际向上推，有高骨挡住，凹陷中即是本穴。

【功效】舒筋活络，泌别清浊。

【主治】

（1）五官系统疾病：口腔炎，角膜白斑，耳鸣耳聋。

（2）消化系统疾病：呕吐，胆囊炎，疟疾。

（3）其他：胸膜炎，头痛，项强，糖尿病，热病汗不出，胁痛，目

翳，消渴，肩臂疼痛麻木，腕、肘及指关节炎等。

阳谷

【定位】位于手腕尺侧，当尺骨茎突与三角骨之间的凹陷中。俯掌，在三角骨后缘，赤白肉际上，当豌豆骨与尺骨茎突之间取穴。

【功效】明目安神，通经活络。

【主治】

（1）精神与神经系统疾病：精神病，癫痫，肋间神经痛，尺神经痛。

（2）五官系统疾病：神经性耳聋，耳鸣，口腔炎，齿龈炎。

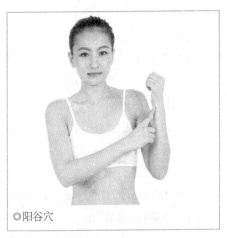

◎阳谷穴

【刺灸法】刺法：直刺0.3~0.5寸，局部酸胀，可扩散至整个腕关节。

灸法：艾炷灸3~5壮，艾条灸5~10分钟。

寒则补之灸之，热则泻之。

养老

【定位】位于前臂背面尺侧，当尺骨小头近端桡侧凹陷中。取穴时有

两个方法：

（1）屈肘，掌心向胸，在尺骨小头的桡侧缘上，与尺骨小头最高点平齐的骨缝中是此穴。

（2）掌心向下，用另一手指按揉在尺骨小头的最高点上；然后掌心转向胸部，当手指滑入的骨缝中是此穴。

【功效】清头明目，舒筋活络。

【主治】

（1）神经系统疾病：脑血管病后遗症，肩臂部神经痛。

（2）运动系统疾病：急性腰扭伤，落枕。

（3）其他：近视眼。

【刺灸法】

刺法：向上斜刺0.5~0.8寸，手腕酸麻，可向肩肘放散。

灸法：艾炷灸3~5壮，艾条灸10~20分钟。

操作时应注意：

（1）按摩时力度宜轻，欲辅助治疗老年病时力度宜加大。

（2）按摩时宜心情平和，坚持不懈。

（3）可以配合按摩手部的合谷穴和足部的足三里穴。

支正

【定位】位于前臂背面尺侧，当阳谷与小海的连线上，腕背横纹上5寸。

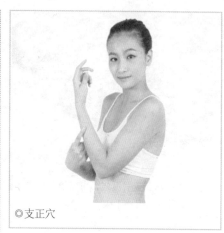

◎支正穴

【功效】安神定志，清热解表，通经活络，沟通心经与小肠经气血。

【主治】头痛，目眩，热病，癫狂，项强，肘臂酸痛。

现代用来治疗：

（1）精神与神经系统疾病：神经衰弱，精神病，眩晕，神经性头痛。

（2）其他：睑腺炎，十二指肠溃疡等。

【刺灸法】直刺或斜刺0.5~0.8寸。寒则补之或灸之，热则泻之。可灸。

小海

【定位】位于人体的肘内侧，

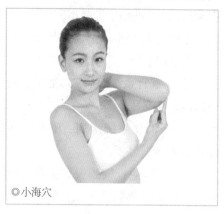

◎小海穴

当尺骨鹰嘴与肱骨内上髁之间凹陷处。一说在"天井外旁五分"（《针灸集成》）。

【功效】清热祛风，疏肝安神。

【主治】肘臂疼痛，癫痫。

【刺灸法】直刺0.3~0.5寸。寒则先泻后补或灸之，热则泻之。可灸。

肩贞

【定位】位于肩关节后下方，臂内收时，腋后纹头上1寸。正坐垂肩位，在肩关节后下方，当上臂内收时，当腋后纹头直上1寸处取穴。

【功效】清头聪耳，通经活络。

【主治】

（1）五官系统疾病：耳鸣，耳聋。

（2）其他：肩关节周围炎，脑血管病后遗症，颈淋巴结结核，头痛等。

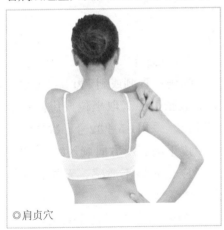

◎肩贞穴

【刺灸法】

刺法：直刺1.0~1.5寸或向前腋缝方向透刺，肩部及肩胛部酸胀。有时可有麻电感向肩及指端传导。

灸法：艾炷灸或温针灸5~7壮，艾条灸10~20分钟。寒则补之或灸之，热则泻之或水针。

臑俞

【定位】位于肩部，当腋后纹头直上，肩胛冈下缘凹陷中。

【功效】冷降小肠经天部浊气。

【主治】肩臂肘酸痛无力，肩肿，肩周炎；咳喘，乳痈，瘰疬，多汗症。

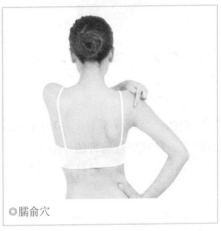

◎臑俞穴

【刺灸法】直刺或斜刺0.5~1.5寸。

天宗

【定位】位于肩胛部，大致在肩胛骨的正中，冈下窝中央凹陷处，与第四胸椎相平。正坐或俯伏位，在肩胛冈下缘与肩胛骨下角之间连线上，当上1/3交点，与第四胸椎棘突下间平齐，与臑俞、肩贞成正三角形处取穴。

【功效】舒筋活络，理气消肿。

【主治】肩胛酸痛，肩周炎，肩背软组织损伤，肘臂外后侧痛，上肢不举，颈项颊颌肿痛，乳痈，乳腺

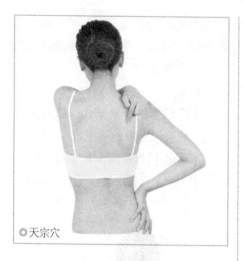

◎天宗穴

炎，胸胁支满，咳嗽气喘，咳逆，乳腺炎。

【刺灸法】

刺法：直刺或斜刺0.5~1.0寸，局部酸胀，针感穿过肩胛传导至手指。

灸法：艾炷灸或温针灸3~5壮，艾条灸10~15分钟。

秉风

【定位】位于肩胛部，肩胛冈上窝中央，天宗直上，举臂有凹陷处。正坐或俯伏位，在肩胛冈上窝中点，当天宗穴直上，举臂有凹陷处取穴。

【功效】散风活络，止咳化痰。

【主治】

（1）运动系统疾病：冈上肌腱炎，肩周炎，肩胛神经痛。

（2）其他：支气管炎等。

【刺灸法】

刺法：直刺或斜刺0.5~1.0寸，局部酸胀。

灸法：艾炷灸或温针灸3~5壮，艾

条灸10~20分钟。寒则先泻后补或灸，热则泻之。

曲垣

【定位】位于肩胛部，冈上窝内侧端，当臑俞与第二胸椎棘突连线的中点处；前倾坐位或俯卧位，在肩胛冈内上端凹陷处取穴。

【功效】舒筋活络，疏风止痛。

【主治】冈上肌腱炎，肩胛部拘挛疼痛，肩背痛，肩关节周围软组织疾

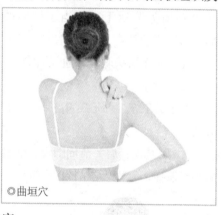

◎曲垣穴

病。

【刺灸法】

刺法：直刺或斜刺0.5~1.0寸，局部酸胀。患者取坐位或患侧在上侧卧位，采用1.5寸32号一次性针灸针沿皮下向病所方向刺入约1.4寸。患者应无明显不适感，无酸、麻、胀等感觉。

灸法：艾炷灸或温针灸3~5壮，艾条灸10~20分钟。寒则灸之补之，热则泻之或水针。可灸。

肩外俞

【定位】位于背部，当第一胸椎

棘突下，旁开3寸。前倾坐位或俯伏位，在第一胸椎棘突下，陶道（督脉）旁开3寸，当肩胛骨脊柱缘的垂线上取穴。

【功效】舒筋活络，祛风止痛。

【主治】

（1）运动系统疾病：颈椎病，肩胛区神经痛，痉挛，麻痹。

（2）其他：肺炎，胸膜炎，神经衰弱，低血压等。

指压该穴位，可以使体内血液流畅，对缓解并治疗肩膀僵硬、耳鸣非常有效。此外，还可以治疗精神性阳痿等疾病，治疗该疾病要和手三里穴一起配合治疗才能发挥显著的疗效。

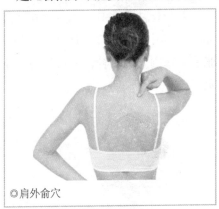

◎肩外俞穴

【刺灸法】

刺法：向外斜刺0.5~0.8寸，局部酸胀。不可深刺，以防气胸。

灸法：艾炷灸或温针灸3~5壮，艾条灸10~20分钟。寒则补之灸之，热则泻之或水针。

肩中俞

【定位】位于背部，当第七颈椎棘突下，旁开2寸。前倾坐位或俯伏位，在第七颈椎棘突下，大椎（督脉）旁开2寸处取穴。另说"大杼旁二寸"（《医学入门》），或"肩外俞上五分"（《针灸集成》）。

【功效】解表宣肺。

【主治】

（1）呼吸系统疾病：支气管炎，哮喘，支气管扩张，吐血。

（2）其他：视力减退，肩背疼痛。

【刺灸法】

刺法：斜刺0.5~0.8寸，局部酸胀。注意不可深刺，以防气胸。

灸法：艾炷灸3~5壮，或温和灸10~15分钟。

天窗

【定位】位于人体的颈外侧部，胸锁乳突肌的后缘，扶突穴后，与喉结相平，旁开3.5寸。

【功效】聪耳利窍，熄风宁神。

【主治】耳鸣，耳聋，咽喉肿痛，颈项强痛，暴喑。

【刺灸法】直刺0.5~1.0寸。寒则

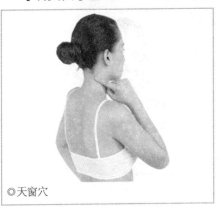

◎天窗穴

补之灸之，热则泻之。

天容

【定位】位于颈外侧部，当下颌角的后方，胸锁乳突肌的前缘凹陷中。伸长脖子时，会感到耳朵下方的颈部有条粗肌肉，在这条肌肉与下颌角之间就是天容穴。左右各一。

【功效】利咽消肿，聪耳降逆。

【主治】耳鸣，耳聋，咽喉肿痛，颈项强痛，多用于治疗颈部疾病。

【刺灸法】直刺0.5~1.0寸。按摩保健用两手手指指腹按压此穴，做环状运动。寒则先泻后补或灸，热则泻之。可灸。

颧髎

【定位】位于面部，当目外眦直下，颧骨下缘凹陷处。

【功效】清热消肿，祛风止痉。

【主治】口眼㖞斜，眼睑动，齿痛，颊肿。现代常用来治疗面神经麻痹、面肌痉挛、三叉神经痛、上牙痛、唇肿等。此穴还能改善面部肌肤松弛度，

保持肌肤柔润有活力。

【刺灸法】直刺0.3~0.5寸，斜刺或平刺0.5~1.0寸。禁灸。

按摩保健用两手手指指腹按压此穴，但要有一定的方向，或者由上而下，或者由下而上。寒则通之或先泻后补，热则泻之。

听宫

【定位】位于面部，耳屏前，下颌骨髁状突的后方，张口时呈凹陷处。一说"在耳中，珠子大，明如赤小豆"（《针灸甲乙经》）。

【功效】开窍聪耳。

【主治】耳鸣，耳聋，聤耳，牙痛，癫狂痫，三叉神经痛，头痛，目眩头昏。

【刺灸法】张口，直刺1.0~1.5寸，至耳中发胀，有似鼓膜向外膨胀感。寒则先泻后补，热则泻之。可灸。

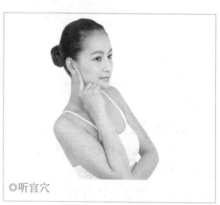
◎听宫穴

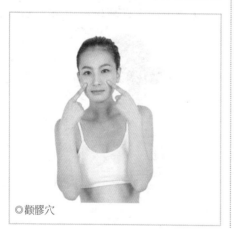
◎颧髎穴

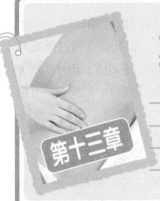

足太阳膀胱经——运行人体，护佑全身

◎人体十二经脉之一。简称膀胱经。循行部位起于目内眦（睛明穴），上达额部，左右交会于头顶部（百会穴）。养护好此经可以使全身得到护佑。

第十三章

足太阳膀胱经总述

足太阳膀胱经脉分支从头顶部分出，到耳上角部。直行本脉从头顶部分别向后行至枕骨处，进入颅腔，络脑，回出分别下行到项部，下行交会于大椎穴，再分左右沿肩胛内侧，脊柱两旁，到达腰部，进入脊柱两旁的肌肉，深入体腔，络肾，属膀胱。本经脉一分支从腰部分出，沿脊柱两旁下行，穿过臀部，从大腿后侧外缘下行至腘窝中。另一分支从项分出下行，经肩胛内侧，从附分穴挟脊下行至髀枢，经大腿后侧至腘窝中与前一支脉会合，然后下行穿过腓肠肌，出走于足外踝后，沿足背外侧缘至小趾外侧端，交于足少阴肾经。

本经脉腧穴有：睛明、攒竹、眉冲、曲差、五处、承光、通天、络却、玉枕、天柱、大杼、风门、肺俞、厥阴俞、心俞、督俞、膈俞、肝俞、胆俞、脾俞、胃俞、三焦俞、肾俞、气海俞、大肠俞、关元俞、小肠俞、膀胱俞、中膂俞、白环俞、上髎、次髎、中髎、下髎、会阳、承扶、殷门、浮郄、委阳、委中、附分、魄户、膏肓、神堂、譩譆、膈关、魂门、阳纲、意舍、胃仓、肓门、志室、胞肓、秩边、合阳、承筋、承山、飞扬、跗阳、昆仑、仆参、申脉、金门、京骨、束骨、足通谷、至阴，共六十七穴，左右合一百三十四穴。

足太阳膀胱经从内眼角开始（睛明），上行额部（攒竹、眉冲、曲差；会神庭、头临泣），交会于头顶（五处、承光、通天；会百会）。

它的支脉：从头顶分出到耳上

角（会曲鬓、率谷、浮白、头窍阴、完骨）。其直行主干：从头顶入内络于脑（络却、玉枕；会脑户、风府），复出项部（天柱）分开下行：一支沿肩胛内侧，夹脊旁（会大椎、陶道；经大杼、风门、肺俞、厥阴俞、心俞、督俞、膈俞），到达腰中（肝俞、胆俞、脾俞、胃俞、三焦俞、肾俞），进入脊旁筋肉，络于肾，属于膀胱（气海俞、大肠俞、关元俞、小肠俞、膀胱俞、中膂俞、白环俞）。一支从腰中分出，夹脊旁，通过臀部（上髎、次髎、中髎、下髎、会阳、承扶），进入窝中（殷门、委中）。

背部另一支脉：从肩胛内侧分别下行，通过肩胛（附分、魄户、膏肓俞、神堂、膈关、魂门、阳纲、意舍、胃仓、肓门、志室、胞肓、秩边），经过髋关节部（会环跳穴），沿大腿外侧后边下行（浮郄、委阳），会合于窝中（委中），由此向下通过腓肠肌部（合阳、承筋、承山），出外踝后方（飞扬、跗阳、昆仑），沿第五跖骨粗隆（仆参、申脉、金门、京骨），到小趾的外侧（束骨、足通谷、至阴），下接足少阴肾经。

本经一侧67穴（左右两侧共134穴），其中49穴分布于头面部、项部和背腰部之督脉的两侧，余18穴则分布于下肢后面的正中线上及足的外侧部。首穴睛明，末穴至阴。主治泌尿与生殖系统、精神与神经系统、呼吸系统、心脑循环系统、消化系统病症和热性病，以及本经脉所经过部位的病症。

足太阳膀胱经主要穴位详解

睛明

【定位】位于面部，目内眦角稍上方凹陷处。

【功效】祛风，清热，明目。

【主治】目赤肿痛，流泪，视物不明，目眩，近视，夜盲，色盲。迎风流泪、偏头痛、结膜炎、睑缘炎、眼睛疲劳、眼部疾病、三叉神经痛等。

【刺灸法】嘱患者闭目，医者左手轻推眼球向外侧固定，左手缓慢进针，紧靠眶缘直刺0.5~1.0寸。不捻转，不提插（或只轻微地捻转和提

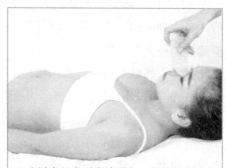

◎生活中经常刮痧睛明穴，可以治疗目赤肿痛、流泪、视物不明等症

插）。出针后按压针孔片刻，以防出血。寒则泻之或先泻后补，热则补之。本穴禁灸。

攒竹

【定位】位于面部，当眉头凹陷中，眶上切迹处。取穴时应要求患者采用正坐或仰卧的姿势，攒竹穴位于人体的面部，眉毛内侧边缘凹陷处（当眉头陷中，眶上切迹处）即是。

【功效】清热明目，熄风止痉。

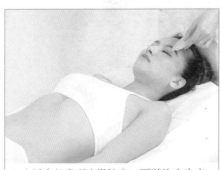

◎生活中经常刮痧攒竹穴，可以治疗头痛、口眼㖞斜、目视不明等症

【主治】头痛，口眼㖞斜，目视不明，流泪，目赤肿痛，眼睑（目闰）动，眉棱骨痛，眼睑下垂，迎风流泪（俗称漏风眼），眼睛充血，眼睛疲劳，眼部常见疾病，假性近视等。在学生的眼保健操中，其中有一节就是指压按摩此穴，可见其保健效果非同一般。

【刺灸法】平刺0.5~0.8寸。禁灸。寒则补之，热则泻之。

眉冲

【定位】位于人体的头部，当攒竹穴直上，入发际0.5寸，神庭穴与曲差穴连线之间。

【功效】祛风通窍，明目醒神。

【主治】头痛，眩晕，鼻塞，癫痫。

【刺灸法】平刺0.3~0.5寸。寒则泻之或先泻后补，热则补之。

曲差

【定位】位于人体的头部，当前发际正中直上0.5寸，旁开1.5寸，即神庭穴与头维穴连线的内1/3与中1/3交点。

【功效】祛风，明目，通络。

【主治】头痛，鼻塞，鼻出血，目视不明。

【刺灸法】平刺0.5~0.8寸。寒则泻之或先泻后补，热则补之。

五处

【定位】位于人体的头部，当前发际正中直上1寸，旁开1.5寸。

【功效】散风清热，明目镇静。

【主治】头痛，目眩，癫痫。

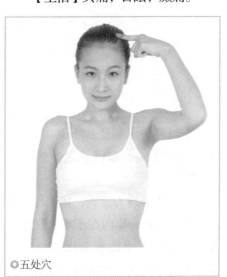

◎五处穴

【刺灸法】平刺0.5~0.8寸。寒则先泻后补，热则泻之。本穴经书列为不可灸，是因为本穴的气血空虚即为正常态，若施以火灸，则穴内地部的水湿气化充斥穴内，穴内正常的空虚态即被破坏，故不可灸。

承光

【定位】位于人体的头部，当前发际正中直上2.5寸，旁开1.5寸。正坐或仰卧位，在五处后1.5寸，五处与通天之间取穴。

【功效】祛风，明目，降逆。

【主治】头痛，目眩，鼻塞，热病，面神经麻痹，角膜白斑，鼻息肉，鼻炎，内耳眩晕症等。

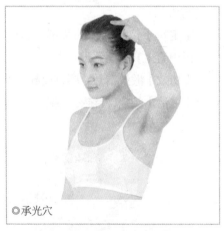
◎承光穴

【刺灸法】刺法：平刺0.3~0.5寸，局部酸痛。寒则补之，热则泻之。禁灸。

本穴经书列为禁灸，其理与五处穴不可灸相近，原因在于本穴气血由五处穴提供，水湿成分比五处穴更少，施灸只能熬干穴内地部之水，所

灸之热则内传于颅脑并使之受损，故列为禁灸。

通天

【定位】位于人体的头部，当前发际正中直上4寸，旁开1.5寸。

【功效】祛风通窍。

【主治】头痛，眩晕，鼻塞，鼻出血，鼻渊。

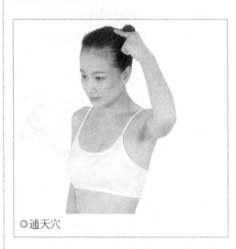
◎通天穴

【刺灸法】平刺0.3~0.5寸。寒则泻之，热则补之。针刺头面部时，不宜深刺，宜浅刺或斜刺，可增强疗效。凡疼痛以胀痛、跳痛、刺痛、烧灼痛为主，且疼痛剧烈难以忍受者，针刺手法一般多用强刺激；凡疼痛以昏痛、隐隐作痛为主，且有眼花、耳鸣等虚弱之象者，针刺手法多采用弱刺激，或同时予以温针治疗。

络却

【定位】位于头部，当前发际正中直上5.5寸，旁开1.5寸。正坐或仰卧位，在通天后1.5寸，距督脉1.5寸处取穴。

【功效】清热安神，平肝熄风。

【主治】

（1）精神与神经系统疾病：头痛，眩晕，面神经麻痹，精神病，抑郁症。

（2）其他：近视眼，鼻炎，甲状腺肿，枕肌和斜方肌痉挛。

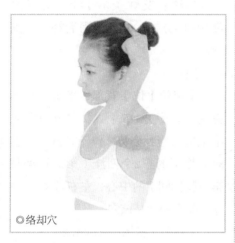

◎络却穴

【刺灸法】

刺法：平刺0.3~0.5寸，局部酸痛。

灸法：艾条温灸5~10分钟。寒则先泻后补，热则泻之。

玉枕

【定位】位于人体的后头部，当后发际正中直上2.5寸，旁开1.3寸，平枕外隆凸上缘的凹陷处。

【功效】祛风，通窍，利目。

【主治】

（1）神经系统疾病：枕神经痛，嗅觉减退。

（2）五官系统疾病：青光眼，近视眼，鼻炎，口疮。

（3）其他：足癣。

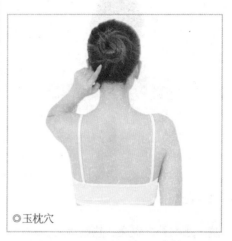

◎玉枕穴

【刺灸法】

刺法：平刺0.3~0.5寸。

灸法：艾条温灸5~10分钟。寒则先泻后补，热则泻之。

天柱

【定位】位于后头骨正下方凹陷处,也就是颈部有一块突起的肌肉（斜方肌），此肌肉外侧凹陷处，后发际正中直上 0.5 寸，旁开 1.3 寸左右即是此穴。

【功效】疏风通络，熄风宁神。

【主治】头痛，项强，鼻塞，癫狂痫，肩背病，热病。

现代常用来治疗颈椎酸痛、落枕、五十肩、高血压、目眩、头痛、眼睛疲劳等。该穴是治疗头部、颈部、脊椎以及神经类疾病的中医首选穴之一。

【刺灸法】直刺或斜刺0.5~0.8寸，不可向内上方深刺，以免伤及延

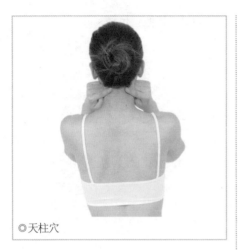

◎天柱穴

髓。寒则补之灸之，热则泻之。

大杼

【定位】位于背部，当第一胸椎棘突下，旁开1.5寸。正坐低头或俯卧位，在第一胸椎棘突下，督脉旁开1.5寸处取穴。

【功效】强筋骨，清邪热。

【主治】

（1）呼吸系统疾病：支气管炎，支气管哮喘，肺炎。

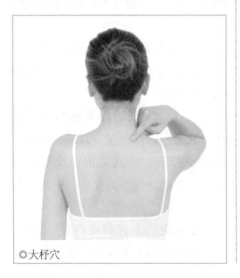

◎大杼穴

（2）神经系统疾病：头痛，癫痫。

（3）运动系统疾病：颈椎病，腰背肌痉挛，膝关节骨质增生。

（4）其他：咽炎，感冒，骨结核。

【刺灸法】

刺法：向内斜刺0.5~0.8寸，局部酸胀，针感可向肩部扩散。

灸法：艾炷灸5~7壮，艾条温灸10~15分钟。寒则先泻后补，热则泻之。

风门

【定位】位于背部，当第二胸椎棘突下，旁开1.5寸。取穴时通常采用正坐或俯卧姿势，位于背部，从朝向大椎下的第2个凹注（第二胸椎与第三胸椎间）的中心，左右各旁开1.5寸。此两处就是该穴。

【功效】祛风，宣肺解表。

【主治】

（1）防治感冒：风门穴既是感冒的预防穴，也是治疗穴。多灸风门，可以预防感冒。如果觉得项背发冷，似有感冒的征兆时，可即灸风门穴20壮，同时灸身柱穴，就会觉得脊背发暖，感冒可以避过，即使避不过，也可以减轻；如果感冒以后总觉得没有痊愈，迁延时日，则灸风门，即可痊愈。

（2）呼吸系统疾患：风门穴对于防治小叶性肺炎、肺门淋巴结核、初期肺浸润、哮喘、运气管炎、胸膜炎、百日咳等，都有效果。

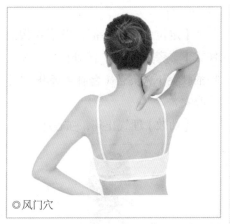

◎风门穴

（3）预防脑出血：灸风门能预防中风。脑出血昏倒时，可在风门穴上放血，会缓和脑部充血或出血，可以急救。

（4）耳鼻咽喉系统疾病：鼻炎、鼻窦炎、咽喉炎等。

（5）医治背部蜂窝组织炎：即中医外科的痈疽搭背，灸风门能有预防发痈疽的作用。

（6）其他：肩酸痛、肩背软组织劳损、头痛、颈部痉挛。一般头痛，灸风门、身柱即可痊愈。

【刺灸法】斜刺0.5~0.8寸。寒则补而灸之，热则泻之。可灸。

肺俞

【定位】位于背部，当第三胸椎棘突下，旁开1.5寸。一般采用正坐或俯卧姿势，肺俞穴位于人体的背部，当第三胸椎棘突下，左右旁开二指宽处。

【功效】宣肺，平喘，理气。

【主治】咳嗽，气喘，吐血，骨蒸，潮热，盗汗，鼻塞。现代常用本穴来

治疗肺经及呼吸道疾病，如肺炎、支气管炎、肺结核等。指压肺俞还有止痰、去除雀斑的功效。

【刺灸法】斜刺0.5~0.8寸。寒则补之灸之，热则泻针出气。

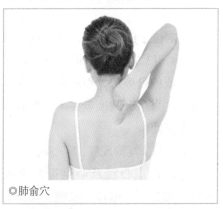

◎肺俞穴

厥阴俞

【定位】位于背部，第四胸椎棘突下，旁开1.5寸处。取穴时通常采用正坐或俯卧姿势，该穴位于人体的背部，第五胸椎棘突上方，左右二指宽处。

【功效】宽胸理气，理气安神。

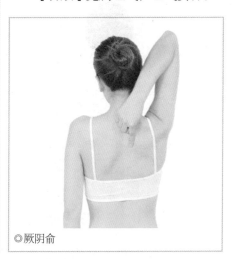

◎厥阴俞

【主治】指压该穴，可以治疗疾病性气喘、止咳；此外还能使胸部伸张，缓解紧张。

【刺灸法】斜刺0.5~0.8寸。寒则补之灸之，热则泻针出气。

心俞穴

【定位】位于背部，第五胸椎棘突下，旁开1.5寸。取穴时一般可以采用正坐或俯卧姿势，心俞穴位于人体的背部，当第五胸椎棘突下，左右旁开二指宽处。

【功效】宽胸理气，宁心通络。

【主治】心经及心脑循环系统疾病，如心痛、惊悸、咳嗽、吐血、失眠、健忘、盗汗、梦遗、癫痫、胸痛、心悸、晕车、头痛、恶心、神经官能症等。

【刺灸法】斜刺0.5~0.8寸，艾炷灸3~7壮或艾条灸5~15分钟。寒则补而灸之，热则泻针出气或水针。

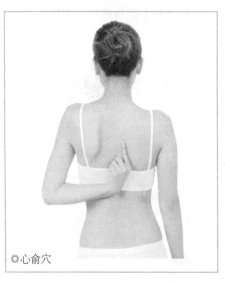

◎心俞穴

督俞

【定位】位于背部，当第六胸椎棘突下，旁开1.5寸。俯卧位，在第六胸椎棘突下，灵台（督脉）旁开1.5寸处取穴。

【功效】理气止痛，强心通脉。

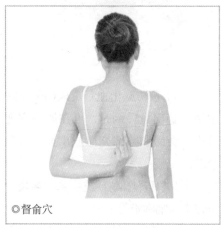

◎督俞穴

【主治】

（1）心脑循环系统疾病：冠心病，心绞痛，心动过速，心内外膜炎。

（2）其他疾病：胃炎，膈肌痉挛，乳腺炎，皮肤瘙痒，银屑病等。

【刺灸法】

刺法：向内斜刺0.5~0.8寸，局部酸胀，针感可扩散至肋间。不可深刺，以防造成气胸。

灸法：艾炷灸5~7壮，艾条温灸10~15分钟。

膈俞

【定位】位于背部，当第七胸椎棘突下，旁开1.5寸。俯卧位，在第七胸椎棘突下，至阳（督脉）旁开1.5寸处取穴。

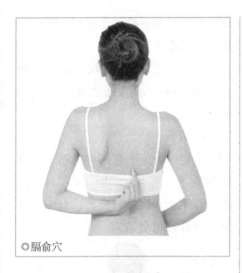

◎膈俞穴

【功效】理气宽胸，活血通脉。

【主治】

（1）消化系统疾病：神经性呕吐，胃炎，胃溃疡，肝炎，肠炎，肠出血。

（2）心脑循环系统疾病：心动过速，心脏肥大，心内外膜炎。

（3）呼吸系统疾病：哮喘，支气管炎。

（4）其他：贫血，慢性出血性疾患，膈肌痉挛，荨麻疹，小儿营养不良。

【刺灸法】

刺法：向内斜刺0.5~0.8寸，局部酸胀，针感可扩散至肋间。不可深刺，以防造成气胸。

灸法：

（1）艾炷灸5~7壮，治疗上呼吸道感染。

（2）艾条温灸10~15分钟，治疗咳喘，胸闷。

寒则补而灸之，热则泻针出气或补血水针。

肝俞

【定位】位于背部，当第九胸椎棘突下，旁开1.5寸。俯卧位，在第九胸椎棘突下，筋缩（督脉）旁开1.5寸处取穴。

【功效】疏肝利胆，理气明目。

【主治】

（1）消化系统疾病：急慢性肝炎，胆囊炎，慢性胃炎，胃扩张，胃痉挛。

（2）五官系统疾病：眼睑下垂，结膜炎，青光眼，夜盲症，视网膜炎。

（3）精神与神经系统疾病：偏头痛，神经衰弱，肋间神经痛，精神病。

（4）淋巴与胃肠系统疾病：淋巴结结核，胃出血，肠出血，胆石症。

（5）其他：月经不调等。

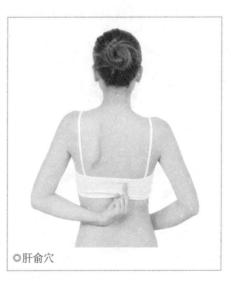

◎肝俞穴

【刺灸法】

刺法：向内斜刺0.5~0.8寸，局部酸胀，针感可扩散至肋间。不可深刺，以防造成气胸。

灸法：艾炷灸5~7壮，艾条温灸10~15分钟。

胆俞

【定位】位于背部，当第十胸椎棘突下，旁开1.5寸。俯卧位，在第十胸椎棘突下，中枢（督脉）旁开1.5寸处取穴。

【功效】疏肝利胆，清热化湿。

【主治】

（1）消化系统疾病：胃炎，溃疡病，呕吐，食管狭窄。

（2）精神与神经系统疾病：肋间神经痛，失眠，癔症。

（3）其他：胆石症，胆道蛔虫症，胸膜炎。

【刺灸法】

刺法：向内斜刺0.5~0.8寸，局

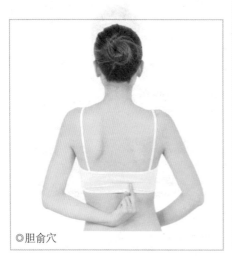
◎胆俞穴

部酸胀，针感可扩散至肋间。不可深刺，以防造成气胸。

灸法：艾炷灸5~7壮，艾条温灸10~15分钟。寒则补之灸之，热则泻之。

脾俞

【定位】位于背部，当第十一胸椎棘突下，旁开1.5寸。取穴时俯卧位，在第十一胸椎棘突下，脊中（督脉）旁开1.5寸处取穴。

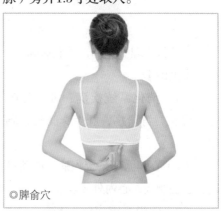
◎脾俞穴

【功效】健脾和胃，利湿升清。

【主治】

（1）消化系统疾病：胃溃疡，胃炎，胃下垂，胃痉挛，胃扩张，胃出血，神经性呕吐，消化不良，肠炎，痢疾，肝炎。

（2）其他：贫血，进行性肌营养不良，肝脾肿大，慢性出血性疾病，肾下垂，月经不调，糖尿病，肾炎，小儿夜盲，荨麻疹等。

【刺灸法】

刺法：向内斜刺0.5~0.8寸，局部酸胀，针感可扩散至腰间。不可深刺，以防造成气胸。

灸法：艾炷灸5~7壮，艾条温灸10~15分钟。

胃俞

【定位】位于背部，当第十二胸椎棘突下，旁开1.5寸。俯卧位，在第十二胸椎棘突下，督脉旁开1.5寸处取穴。

【功效】和胃健脾，理中降逆。

【主治】

（1）消化系统疾病：胃炎，胃溃疡，胃扩张，胃下垂，胃痉挛，肝炎，腮腺炎，肠炎，痢疾。

（2）其他：糖尿病，失眠等。

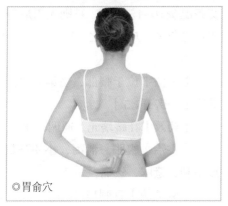

◎胃俞穴

【刺灸法】

刺法：直刺0.5~0.8寸，局部酸胀，针感可扩散至腰部及腹部。不可深刺，以免刺伤肾脏。

灸法：艾炷灸或温针灸5~7壮，艾条温灸10~15分钟。寒则补之灸之，热则泻之。

三焦俞

【定位】位于腰部，当第一腰椎棘突下，旁开1.5寸。

【功效】调三焦，利水道。

【主治】肠鸣，腹胀，呕吐，泄泻，痢疾，水肿，腰背强痛。

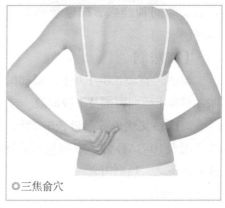

◎三焦俞穴

【刺灸法】直刺0.5~1.0寸。寒则补之灸之，热则泻之。

肾俞

【定位】位于腰部，当第二腰椎棘突下，旁开1.5寸。俯卧位，在第二腰椎棘突下，命门（督脉）旁开1.5寸处取穴。

【功效】益肾助阳，强腰利水。

【主治】

（1）男性泌尿与生殖系统疾

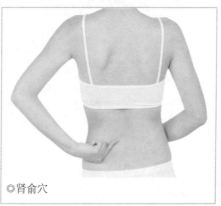

◎肾俞穴

病：肾炎，肾绞痛，遗尿，尿路感染，阳痿，早泄，遗精，精液缺乏。

（2）其他：胃出血，肠出血，痔疮，月经不调，腰痛，哮喘，耳聋，贫血，肋间神经痛，脑血管病后遗症等。

【刺灸法】

刺法：直刺0.8~1.0寸，局部酸胀，有麻电感向臀部及下肢放散。

灸法：艾炷灸或温针灸5~7壮，艾条温灸10~15分钟。寒则先泻后补或补之灸之，热则泻之。

大肠俞

【定位】位于腰部，当第四腰椎棘突下，旁开1.5寸。俯卧位，在第四腰椎棘突下，腰阳关（督脉）旁开1.5寸处取穴，约与髂嵴高点相平。

【功效】理气降逆，调和肠胃。

【主治】

（1）运动系统疾病：腰痛，骶髂

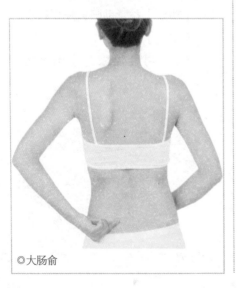
◎大肠俞

关节炎，骶棘肌痉挛。

（2）消化系统疾病：肠炎，痢疾，便秘，小儿消化不良，阑尾炎，肠出血。

（3）神经系统疾病：坐骨神经痛。

（4）男性泌尿与生殖系统疾病：遗尿，肾炎，淋病。

【刺灸法】

刺法：

（1）直刺0.8~1.0寸，局部酸胀，有麻电感向臀部及下肢放散。

（2）向下平刺2.0~2.5寸，透小肠俞，局部酸胀，针感可向骶髂关节放散。

灸法：艾炷灸或温针灸5~7壮，艾条温灸10~15分钟。寒则先泻后补或补之灸之，热则泻之。

关元俞

【定位】位于腰部，当第五腰椎棘突下，旁开1.5寸。

【功效】壮腰培元，通调二便。

【主治】腹胀、泄泻，小便频数或不利，遗尿，腰痛。

【刺灸法】直刺1.0~1.5寸。艾炷灸5~10壮；或艾条灸10~20分钟。寒则先泻后补或补之灸之，热则泻之。

小肠俞

【定位】位于骶部，当骶正中嵴旁1.5寸，平第一骶后孔。俯卧位，平第一骶后孔，督脉旁1.5寸处，当髂后上棘内缘与骶骨间的凹陷处取穴。

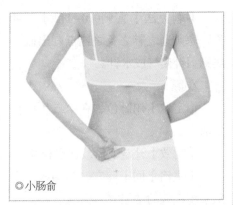

◎小肠俞

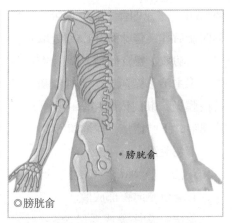

◎膀胱俞

【功效】通调二便，清热利湿。

【主治】

（1）消化系统疾病：肠炎，痢疾，便秘。

（2）泌尿与生殖系统疾病：遗尿，遗精。

（3）女性生殖系统疾病：盆腔炎，子宫内膜炎。

（4）其他：骶髂关节炎，痔疮。

【刺灸法】

刺法：

（1）直刺 0.8~1.0 寸，局部酸胀。

（2）向下斜刺 2.0~2.5 寸，针感扩散至骶髂关节，用以治疗骶髂关节疾患。

灸法：艾炷灸或温针灸 5~7 壮，艾条温灸 10~15 分钟。寒则先泻后补或补之灸之，热则泻之。

膀胱俞

【定位】位于骶部，当骶正中嵴旁 1.5 寸，平第二骶后孔。

【功效】通利膀胱，舒经活络。

【主治】小便不通，遗尿，尿频，泄泻，便秘，腰脊强痛。现多用于坐骨神经痛，痢疾，糖尿病，子宫内膜炎，膀胱炎，膀胱结石等。

【刺灸法】直刺0.8~1.2寸。可灸。寒则先泻后补或补之灸之，热则泻之。

中膂俞

【定位】位于骶部，当骶正中嵴旁1.5寸，平第三骶后孔。俯卧位，平第三骶后，孔督脉旁1.5寸处取穴。

【功效】益肾温阳，调理下焦。

【主治】腰骶痛，坐骨神经痛，腹膜炎，肠炎，脚气，糖尿病，肠疝痛等。

【刺灸法】

刺法：直刺0.8~1.0寸，局部酸胀。

灸法：艾炷灸或温针灸5~7壮，艾条温灸10~15分钟。寒则补之灸之，热则泻针出气或水针。

白环俞

【定位】位于骶部，当骶正中嵴

旁1.5寸，平第四骶后孔。俯卧位，平第四骶后孔，督脉旁开1.5寸处取穴。

【功效】益肾固精，调理经带。

【主治】腰骶，坐骨神经痛，子宫内膜炎，肛门诸肌痉挛，小儿麻痹后遗症，下肢瘫痪，尿潴留等。

【刺灸法】

刺法：直刺0.8~1.0寸，局部酸胀，有麻电感向臀部放散。

灸法：艾炷灸或温针灸5~7壮，艾条温灸10~15分钟。寒则点刺出血或先泻后补或补之灸之，热则泻针出气或水针。

上髎

【定位】位于骶部，当髂后上棘与后正中线之间，适对第一骶后孔处。

【功效】健腰调经，清利下焦。

【主治】腰痛，二便不利，月经不调，赤白带下，阴挺。现多用于骶髂关节炎，坐骨神经痛，下肢瘫痪，小儿麻痹后遗症等。

【刺灸法】直刺0.8~1.2寸。可灸。寒则通之补之灸之或点刺出血，热则泻针出气或水针。

次髎

【定位】俯卧位，在第二骶后孔处取穴。

【功效】补益下焦，强腰利湿。

【主治】同上髎穴，为泌尿与生殖系统疾病的常用穴。

【刺灸法】

刺法：

（1）直刺0.8~1.0寸，局部酸胀，有麻电感向骶部。

（2）直刺2寸左右，使小腹内有热感，用以治疗经带诸疾。

（3）直刺2寸左右，使针感向会阴部放散，以治疗遗精，阳痿。

（4）直刺2寸左右，使针感向尾骶部放散，以治疗肛肠疾患。

灸法：艾炷灸或温针灸5~7壮，艾条温灸10~15分钟。

中髎

【定位】位于人体的骶部，当次

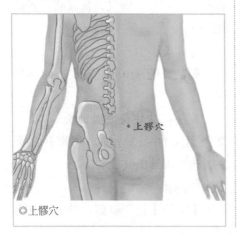

◎上髎穴

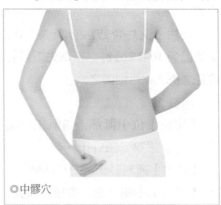

◎中髎穴

髎穴下内方，适对第4骶后孔处。

【功效】健腰调经，清利下焦。

【主治】便秘，泄泻，小便不利，月经不调，带下，腰痛。

【刺灸法】直刺1.0~1.5寸。寒则通之灸之或点刺出血，热则泻针出气或水针。

下髎

【定位】位于骶部，当中髎下内方，适对第四骶后孔处。俯卧位，在第四骶后孔处取穴。

【功效】补益下焦，强腰利湿。

【主治】同上髎穴。

【刺灸法】

刺法：直刺0.8~1.0寸，局部酸胀，有麻电感向外生殖器放散。

灸法：艾炷灸或温针灸5~7壮，艾条温灸10~15分钟。寒则通之灸之或点刺出血，热则泻针出气或水针。

会阳

【定位】位于骶部，尾骨端旁开0.5寸。俯卧位或跪伏位，在尾骨下端两旁，督脉旁0.5寸处取穴。

【功效】清热利湿，益肾固带。

【主治】

（1）男性泌尿与生殖系统疾病：前列腺炎，阳痿。

（2）皮肤系统疾病：外阴湿疹，阴部瘙痒。

（3）其他：经期腰痛，肠炎，肠出血，痔疮，坐骨神经痛等。

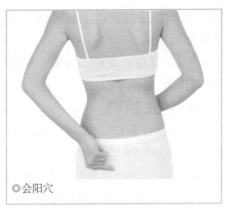

◎会阳穴

【刺灸法】

刺法：直刺0.8~1.0寸，局部酸胀，有麻电感向会阴部放散。

灸法：艾炷灸或温针灸3~5壮，艾条温灸10~15分钟。寒则补之灸之，热则泻针出气或水针。

承扶

【定位】位于大腿后面，臀下横纹的中点。俯卧位，在臀横纹正中取穴。

【功效】

通便消痔，舒筋活络。

【主治】

（1）神经系统疾病：坐骨神经

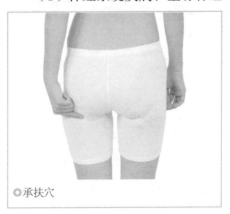

◎承扶穴

痛，腰骶神经根炎，下肢瘫痪，小儿麻痹后遗症。

（2）其他：便秘，痔疮，尿潴留，臀部炎症等。

【刺灸法】

刺法：直刺1.5~2.5寸，局部酸胀，有闪电样感向下肢放散。

灸法：艾炷灸或温针灸5~7壮，艾条温灸10~15分钟。寒则先泻后补或补之灸之或点刺出血，热则泻针出气或水针。

殷门

【定位】位于大腿后面，当承扶与委中的连线上，承扶下6寸。俯卧位，当承扶与委中的连线上，承扶下6寸处取穴。

【功效】舒筋通络，强腰膝。

【主治】

（1）神经系统疾病：坐骨神经痛，下肢麻痹，小儿麻痹后遗症。

（2）其他：腰背痛，股部炎症等。

【刺灸法】

刺法：直刺1.5~2.5寸，局部酸

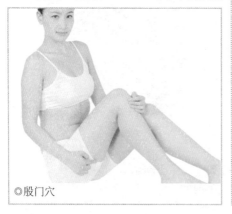
©殷门穴

胀，有闪电样感向下肢放散。

灸法：艾炷灸或温针灸5~7壮，艾条温灸10~15分钟。

委阳

【定位】位于腘横纹外侧端，当股二头肌腱的内侧。俯卧位，在腘横纹外侧端，股二头肌腱内缘取穴。

【功效】舒筋活络，通利水湿。

【主治】

（1）运动系统疾病：腰背肌痉挛，腰背痛，膝盖肿痛，腓肠肌痉挛。

（2）泌尿与生殖系统疾病：肾炎，膀胱炎，乳糜尿。

（3）其他：下腹部痉挛，癫痫，热病等。

【刺灸法】

刺法：直刺0.5~1.0寸，局部酸胀，可向大腿及小腿放散。

灸法：艾炷灸或温针灸5~7壮，艾条温灸10~15分钟。寒则先泻后补或补之灸之，热则泻之。

浮郄

【定位】位于腘横纹外侧端，委阳上1寸，股二头肌腱的内侧。俯卧位，在腘窝上方，股二头肌腱内侧，委阳上1寸处取穴。

【功效】舒筋通络。

【主治】

（1）消化系统疾病：急性胃肠炎，便秘。

（2）泌尿与生殖系统疾病：膀胱炎，尿潴留。

（3）其他：髌骨软化症，腓肠肌痉挛等。

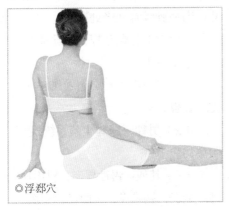

◎浮郄穴

【刺灸法】

刺法：直刺0.5~1.0寸，局部酸胀，有麻电感向小腿放散。

灸法：艾炷灸或温针灸5~7壮，艾条温灸10~15分钟。

委中

【定位】位置位于人体的腘横纹中点，当股二头肌腱与半腱肌肌腱的中间。

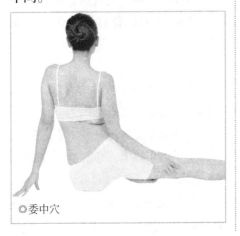

◎委中穴

【功效】理血泄热，舒筋活络。

【主治】腰背痛、下肢痿痹等腰及下肢病症，腹痛，急性吐泻，小便不利，遗尿，丹毒。

【刺灸法】直刺1.0~1.5寸，或用三棱针点刺腘静脉出血。针刺不宜过快、过强、过深，以免损伤血管和神经。

附分

【定位】位于背部，当第二胸椎棘突下，旁开3寸俯卧位，平第二胸椎棘突下，督脉旁开3寸，当肩胛骨脊柱缘处取穴。

【功效】舒筋活络，疏风散邪。

【主治】

（1）运动系统疾病：颈椎病，颈部肌肉痉挛。

（2）神经系统疾病：肋间神经痛，副神经麻痹。

（3）其他：肺炎，感冒。

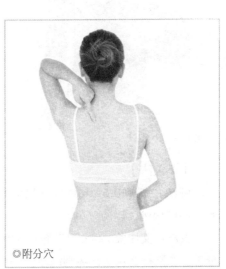

◎附分穴

【刺灸法】

刺法：斜刺0.5~0.8寸，局部酸胀；不可深刺，以防气胸。

灸法：艾炷灸3~5壮，艾条灸5~10分钟。寒则补之或微灸之，热则泻针出气。

魄户

【定位】位于背部，当第三胸椎棘突下，旁开3寸。俯卧位，平第三胸椎棘突下，身柱（督脉）旁开3寸，当肩胛骨脊柱缘处取穴。

【功效】理气降逆，舒筋活络。

【主治】

（1）呼吸系统疾病：支气管炎，哮喘，肺结核，肺不张。

（2）其他：胸膜炎，肋间神经痛，肩背上臂部疼痛或麻木。

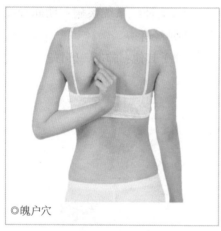

◎魄户穴

【刺灸法】

刺法：斜刺0.5~0.8寸，局部酸胀；不可深刺，以防气胸。

灸法：艾炷灸3~5壮，艾条灸5~10分钟。寒则补之灸之，热则泻之。

膏肓俞

【定位】位于背部，当第四胸椎棘突下，旁开3寸。俯卧位，两手抱肘，平第四胸椎棘突下，督脉旁开3寸，当肩胛骨脊柱缘处取穴。

【功效】补虚益损，调理肺气。

【主治】

（1）呼吸系统疾病：肺结核，支气管炎，哮喘。

（2）男性泌尿与生殖系统疾病：阳痿，遗精。

（3）其他：慢性胃炎，胃出血，神经衰弱，胸膜炎，乳腺炎，贫血。

（4）本穴为各种慢性虚损性疾病的常用穴。

【刺灸法】

刺法：斜刺0.5~0.8寸，局部酸胀，针感可向肩胛部放散；不可深刺，以防气胸。

临床常用配伍：

虚劳：百劳、膏肓俞。

自汗：大椎、膏肓俞、复溜。

久病体弱：膏肓俞、关元、足三里。

神堂

【定位】位于人体的背部，当第五胸椎棘突下，旁开3寸。

【功效】宽胸理气，宁心定喘。

【主治】咳嗽，气喘，胸闷，脊背强病。

【刺灸法】斜刺0.5~0.8寸。寒则补之灸之，热则泻针出气。

譩譆

【定位】位于背部，当第六胸椎棘突下，旁开3寸。俯卧位，平第六胸椎棘突下，灵台（督脉）旁开3寸，当肩胛骨脊柱缘处取穴。

【功效】宣肺理气，通络止痛。

【主治】

（1）神经系统疾病：肋间神经痛，腋神经痛。

（2）其他：感冒，心包炎，哮喘，疟疾，腰背肌痉挛，膈肌痉挛。

【刺灸法】

刺法：斜刺0.5~0.8寸，局部酸胀；不可深刺，以防气胸。

灸法：艾炷灸3~5壮，艾条灸5~10分钟。寒则补之灸之，热则泻之。

膈关

【定位】位于背部，当第七胸椎棘突下，旁开3寸。俯卧位，平第七胸椎棘突下，至阳（督脉）旁开3寸，当肩胛骨脊柱缘处取穴。

【功效】宽胸理气，和胃降逆。

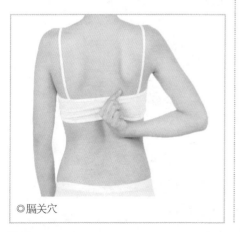

◎膈关穴

【主治】肋间神经痛，膈肌痉挛，胃出血，肠炎。

【刺灸法】

刺法：斜刺0.5~0.8寸，局部酸胀；不可深刺，以防气胸。

灸法：艾炷灸3~5壮，艾条灸5~10分钟。

寒则补而灸之或点刺出血，热则泻针出气或水针。

魂门

【定位】位于背部，当第九胸椎棘突下，旁开3寸。俯卧位，平第九胸椎棘突下，筋缩（督脉）旁开3寸处取穴。

【功效】疏肝理气，降逆和胃。

【主治】

（1）消化系统疾病：胃炎，胃痉挛，食管狭窄，消化不良。

（2）精神与神经系统疾病：肋间神经痛，神经症，癔症。

（3）其他：心内膜炎，胸膜炎，肌肉风湿病。

【刺灸法】

刺法：斜刺0.5~0.8寸，局部酸胀；不可深刺，以防气胸。

灸法：艾炷灸3~5壮，艾条灸5~10分钟。风湿则补而灸之，风热则泻针出气。

阳纲

【定位】位于背部，当第十胸椎棘突下，旁开3寸。俯卧位，平第十胸椎棘突下，中枢（督脉）旁开3寸处取穴。

【功效】疏肝利胆，健脾和中。

【主治】

（1）消化系统疾病：胃炎，消化不良，胃痉挛。

（2）其他：心内膜炎，肌内风湿病，蛔虫性腹痛。

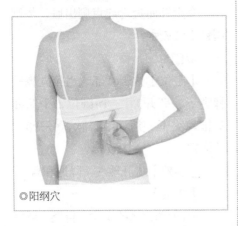

◎阳纲穴

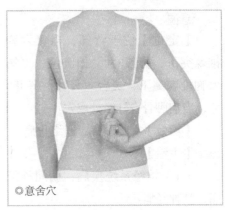

◎意舍穴

（2）其他：腹直肌痉挛，胸膜炎，糖尿病，进行性肌营养不良。

【刺灸法】

刺法：斜刺0.5~0.8寸，局部酸胀；不可深刺，以防刺伤内脏。

灸法：艾炷灸3~5壮，艾条灸5~10分钟。寒则补而灸之，热则泻针出气。

胃仓

【定位】位于背部，当第十二胸椎棘突下，旁开3寸。俯卧位，平第十二胸椎棘突下，督脉旁开3寸处取穴。

【刺灸法】

刺法：斜刺0.5~0.8寸，局部酸胀；不可深刺，以防气胸。

灸法：艾炷灸3~5壮，艾条灸5~10分钟。风湿则补而灸之，风热则泻针出气。

意舍

【定位】位于背部，当第十一胸椎棘突下，旁开3寸。俯卧位，平第十一胸椎棘突下，脊中（督脉）旁开3寸处取穴。

【功效】健脾和胃，利胆化湿。

【主治】

（1）消化系统疾病：消化不良，肠炎，胃扩张，肝炎，食管狭窄。

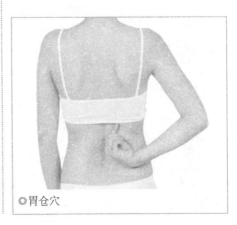

◎胃仓穴

【功效】和胃健脾，消食导滞。

【主治】

（1）消化系统疾病：胃炎，胃痉挛，胃溃疡，肠炎，习惯性便秘。

（2）其他：腰背部软组织疾患。

【刺灸法】

刺法：斜刺0.5~0.8寸，局部酸胀；不可深刺，以防损伤内脏。

灸法：艾炷灸3~5壮，艾条灸5~10分钟。寒湿则点刺出血或补而灸之，湿热则泻针出气或水针。

肓门

【定位】位于腰部，当第一腰椎棘突下，旁开3寸。俯卧位，平第一腰椎棘突下，悬枢（督脉）旁开3寸处取穴。

【功效】理气和胃，清热消肿。

【主治】胃痉挛，胃炎，便秘、乳腺炎，腰肌劳损。

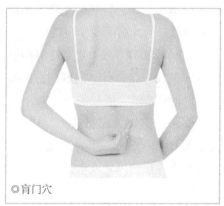

◎肓门穴

【刺灸法】

刺法：直刺0.8~1.0寸，局部酸胀；不可深刺，以防刺伤肾脏。

灸法：艾炷灸3~5壮，艾条灸5~10分钟。寒则灸之，热则泻之。

志室

【定位】位于腰部，当第二腰椎棘突下，旁开3寸。寻找此穴位时通常采用俯卧的姿势。

【功效】益肾固精，壮腰强身。

【主治】遗精，阳痿，小便不利，水肿，腰脊强痛。

指压该穴道，可以影响副肾分泌的与脂肪代谢有关的激素，可除去现有脂肪，治疗腹部赘肉。此外，还可以强化夫妻性生活，对阳痿、早泄、遗精、阴囊湿疹、腰痛等病都很有效。

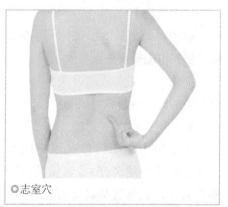

◎志室穴

【刺灸法】斜刺0.5~0.8寸。寒湿则点刺出血或先泻后补或补之灸之，干热则泻针出气或水针。

胞肓

【定位】位于臀部，平第二骶后孔，骶正中嵴旁开3寸。俯卧位，平第二骶后孔，督脉旁开3寸处取穴。

【功效】补肾强腰，通利二便。

【主治】

（1）泌尿与生殖系统疾病：膀

胱炎，尿道炎，尿潴留，睾丸炎。

（2）消化系统疾病：肠炎，便秘。

（3）其他：坐骨神经痛，腹直肌痉挛，腰背部软组织疾患。

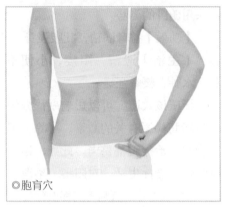

◎胞肓穴

【刺灸法】

刺法：直刺0.8~1.0寸，局部酸胀，针感可向臀部放散。

灸法：艾炷灸或温针灸3~5壮，艾条灸5~10分钟。

秩边

【定位】位于臀部，平第四骶后孔，骶正中嵴旁开3寸。俯卧位，胞肓直下，在骶管裂孔旁开3寸处取穴。

【功效】舒筋活络，强壮腰膝，调理下焦。

【主治】

（1）运动系统疾病：急性腰扭伤，梨状肌损伤综合征，下肢瘫痪。

（2）神经系统疾病：坐骨神经痛，脑血管病后遗症。

（3）泌尿与生殖系统疾病：膀胱炎，生殖器疾病。

（4）其他：痔疮，脱肛。

古代记述：腰痛不能俯仰、尻重不能举、阴痛、大小便不利、小便赤涩、遗尿、痔肿、腿叉风疼、遗精、带下。

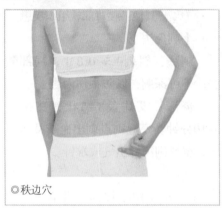

◎秩边穴

【刺灸法】

刺法：

（1）直刺1.5~3.0寸，局部酸胀，有麻电感向下肢放散，用以治疗下肢痿痹，坐骨神经痛等。

（2）斜刺2.5~4.0寸，针尖向前阴方向呈80°角，针感向小腹及前阴方向放散，治疗前阴及小腹疾病。

（3）斜刺1.5~2.0寸，针尖向肛门方向呈70°角，针感向肛门方向放散，以治疗痔疮，脱肛。

灸法：艾炷灸或温针灸7~9壮，艾条灸10~20分钟。寒则先泻后补或补之灸之，热则泻之或水针。

合阳

【定位】位于小腿后面，当委中与承山的连线上，委中下2寸。俯卧或正坐垂足位，在委中直下2寸，当委中与承山的连线上取穴。

【功效】舒筋通络，调经止带，强健腰膝。

【主治】

（1）女性生殖系统疾病：功能性子宫出血，月经不调，子宫内膜炎。

（2）男性泌尿与生殖系统疾病：睾丸炎，前列腺炎。

（3）其他：脑血管病后遗症，肠出血，疝痛，腓肠肌痉挛。

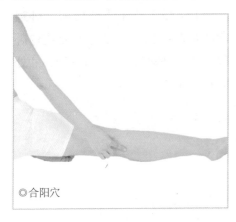

◎合阳穴

【刺灸法】

刺法：直刺0.8~1.0寸，局部酸胀，针感可向足底放散。

灸法：艾炷灸或温针灸3~5壮，艾条灸5~10分钟。

承筋

【定位】位于小腿后面，当委中与承山的连线上，腓肠肌肌腹中央，委中下5寸。俯卧或正坐垂足位，在合阳与承山之，间腓肠肌肌腹中央取穴。

【功效】舒筋活络，强健腰膝，清泄肠热。

【主治】

（1）运动系统疾病：急性腰扭伤，腓肠肌痉挛或麻痹。

（2）其他：脱肛，痔疮，便秘。

【刺灸法】

刺法：直刺0.5~1.0寸，局部酸胀，针感可向足底放散。

灸法：艾炷灸或温针灸3~5壮，艾条灸5~10分钟。

承山

【定位】位于小腿后面正中，委中与昆仑之间，当伸直小腿或足跟上提时腓肠肌肌腹下出现尖角凹陷处。俯卧位，下肢伸直，足趾挺而向上，其腓肠肌部出现人字陷纹，于其尖下取穴。或者直立，两手上举按着墙壁，足尖着地，在腓肠下部出现人字陷纹，当人字尖下取穴。

【功效】理气止痛，舒筋活络，消痔。

【主治】

（1）运动系统疾病：腰肌劳损，腓肠肌痉挛，下肢瘫痪。

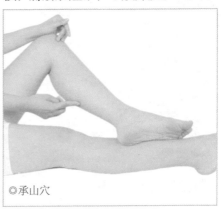

◎承山穴

（2）肛肠系统疾病：痔疮，脱肛。

（3）神经系统疾病：坐骨神经痛，小儿惊厥。

（4）其他：痛经。

【刺灸法】

刺法：直刺0.7~1.0寸，局部酸胀，针感可向足底放散。

灸法：艾炷灸或温针灸5~7壮，艾条灸10~15分钟。寒湿则先泻后补或补之灸之，风热则泻之或水针。

此外还有点承山的方法：承山穴在小腿背侧正中线上，伸小腿或上提足跟时，可以看到在小腿背侧中间肌肉（腓肠肌）收缩时会形成一个人字形的分叉，承山穴就在这个人字形沟的顶点处。施治者拇指翘立，用力点按承山穴，尽量用力，并坚持点住不要放松，直至肌肉痉挛缓解为止。

飞扬

【定位】位于小腿后面，当外踝后，昆仑穴直上7寸，承山外下方1寸处。正坐垂足，在承山穴外下方，当昆仑上7寸处取穴。

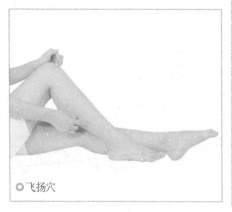
◎飞扬穴

【功效】清热安神，舒筋活络。

【主治】风湿性关节炎，痔疮，膀胱炎，癫痫，眩晕等。

【刺灸法】

刺法：直刺0.7~1.0寸，局部酸胀，针感可向下肢放散。

灸法：艾炷灸或温针灸3~5壮，艾条灸5~10分钟。

跗阳

【定位】位于小腿后面，外踝后昆仑穴直上3寸。正坐垂足或俯卧位，在足外踝后方，昆仑直上3寸处取穴。

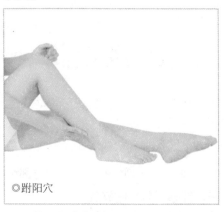
◎跗阳穴

【功效】舒筋活络，退热散风。

【主治】

（1）运动系统疾病：急性腰扭伤，下肢瘫痪，腓肠肌痉挛。

（2）神经系统疾病：面神经麻痹，三叉神经痛，头痛等。

【刺灸法】

刺法：直刺0.5~1.0寸，局部酸胀，针感可向足底放散。

灸法：艾炷灸或温针灸3~5壮，艾

条灸5~10分钟。寒则补之灸之，热则泻针出气。

昆仑

【定位】位于外踝后方，当外踝尖与跟腱之间的凹陷处。

【功效】清热镇痉，通络催产。

【主治】后头痛，项强，腰骶疼痛，足踝肿痛，癫痫，滞产。

【刺灸法】直刺0.5~0.8寸。孕妇禁用，经期慎用。寒湿则点刺出血或先泻后补或补之灸之，风热则泻针出气或水针。

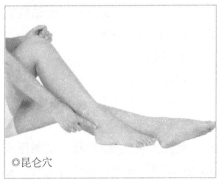
◎昆仑穴

仆参

【定位】位于足外侧部，外踝后下方，昆仑直下，跟骨外侧，赤白肉际处。正坐垂足着地或俯卧位，在外踝后下方，昆仑直下，当跟骨凹陷处赤白肉际取穴。

【功效】舒筋活络，强壮腰膝。

【主治】

（1）运动系统疾病：足跟痛，膝关节炎，下肢瘫痪。

（2）其他：尿道炎，癫痫，鼻出血。

【刺灸法】

刺法：直刺0.3~0.5寸，局部酸胀。

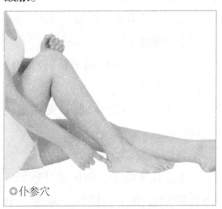
◎仆参穴

灸法：艾炷灸3~5壮，艾条温灸5~10分钟。寒湿则点刺出血或先泻后补或补之灸之，风热则泻针出气。

申脉

【定位】位于足外侧部，外踝直下方凹陷中。正坐垂足着地或俯卧位，在外踝正下方凹陷处取穴。

【功效】清热安神，利腰膝。

【主治】

（1）精神与神经系统疾病：头

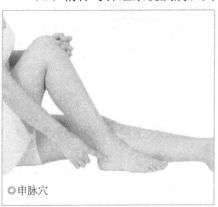
◎申脉穴

痛，内耳性眩晕，失眠，癫痫，精神分裂症，脑血管病后遗症。

（2）运动系统疾病：腰肌劳损，下肢瘫痪，关节炎，踝关节扭伤。

【刺灸法】

刺法：直刺或略向下斜刺0.2~0.3寸，局部酸胀。

灸法：艾炷灸3~5壮，艾条温灸5~10分钟。

金门

【定位】位于人体的足外侧部，当外踝前缘直下，骰骨下缘处。在腓骨长肌腱和小趾外展肌之间；有足底外侧动、静脉；布有足背外侧皮神经，深层为足底外侧神经。

【功效】补阳益气，疏导水湿。

【主治】头痛，癫痫，小儿惊风，腰痛，下肢痿痹，外踝痛。

【刺灸法】直刺0.3~0.5寸。不灸。

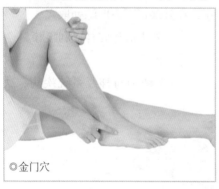

◎金门穴

至阴

【定位】位于足小趾末节外侧，

距趾甲角0.1寸（指寸）。正坐垂足着地或俯卧位，在足小趾外侧，距趾甲角0.1寸处取穴。

【功效】正胎催产，理气活血，清头明目。

【主治】

（1）女性生殖系统疾病：胎位不正，难产，胎盘滞留。

（2）神经系统疾病：脑溢血，神经性头痛，脑血管病后遗症。

（3）泌尿与生殖系统疾病：尿潴留，遗精。

（4）五官系统疾病：眼结膜充血，角膜白斑，鼻塞。

【刺灸法】

刺法：

（1）浅刺0.2寸，局部胀痛。

（2）三棱针点刺放血。

灸法：艾炷灸3~5壮，艾条温灸10~20分钟。寒则深刺闭孔出针，莫留针，热则浅刺出气。

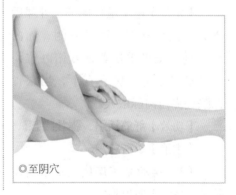

◎至阴穴

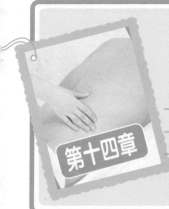

足少阴肾经——滋养脏腑，人的先天之本

◎日常生活中经常按摩足少阴肾经可以对人体脏腑起到养护的作用，更能增补人们的先天之气。

第十四章

足少阴肾经总述

足少阴肾经为人体十二经脉之一，简称肾经。循行部位起于足小趾下面，斜行于足心（涌泉穴），出行于舟骨粗隆之下，沿内踝后缘，分出进入足跟，向上沿小腿内侧后缘，至腘内侧，上股内侧后缘入脊内（长强穴），穿过脊柱，属肾，络膀胱。本经脉直行于腹腔内，从肾上行，穿过肝和膈肌，进入肺，沿喉咙，到舌根两旁。本经脉一分支从肺中分出，络心，注于胸中，交于手厥阴心包经。

本经脉腧穴有：涌泉、然谷、太溪、大钟、水泉、照海、复溜、交信、筑宾、阴谷、横骨、大赫、气穴、四满、中注、肓俞、商曲、石关、阴都、腹通谷、幽门、步廊、神封、灵墟、神藏、彧中、俞府，共二十七穴，左右合五十四穴。

本经主要治疗妇科、前阴、肾、肺、咽喉病症，如月经不调、阴挺、遗精、小便不利、水肿、便秘、泄泻，以及经脉循行部位的病变。

足少阴肾经主要穴位详解

涌泉

【定位】取穴时，可采用正坐或仰卧、跷足的姿势，涌泉穴位于足前部凹陷处第二、三趾趾缝纹头端与足跟连线的前三分之一处。

【功效】益肝调便，平肝熄风。

【主治】神经衰弱、精力减退、倦怠感、妇女病、失眠、多眠症、高血压、晕眩、焦躁、过敏性鼻炎、更年期综合征、寒证、肾病等。穴道指压法治疗脑溢血后的复原、穴道按摩治疗膀胱炎、指压法治疗白发，等等。

【刺灸法】直刺0.5~0.8寸。

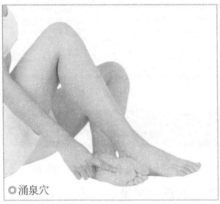

◎涌泉穴

然谷

【定位】位于足内侧缘，足舟骨粗隆下方，赤白肉际。

【功效】益气固肾，清热利湿。

【主治】

（1）泌尿与生殖系统疾病：膀胱炎，尿道炎，睾丸炎，精液缺乏，遗尿。

（2）五官系统疾病：咽喉炎，视物不清。

（3）女性生殖系统疾病：月经不调，不孕症。

（4）其他：心肌炎，阴痒，精神病。

【刺灸法】

刺法：直刺0.3~0.5寸，局部胀痛，针感可向足底部扩散。

灸法：艾炷灸或温针灸3~5壮，

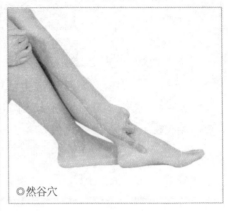

◎然谷穴

艾条温灸5~10分钟。寒则补之，热则泻之。

太溪

【定位】取穴时，可采用正坐，平放足底或仰卧的姿势，太溪穴位于足内侧，内踝后方与脚跟骨筋腱之间的凹陷处。

【功效】益肾纳气，培土生金。

【主治】头痛目眩，咽喉肿痛，牙痛，耳聋，耳鸣，咳嗽，气喘，胸痛咯血，消渴，月经不调，失眠，健忘，遗精，阳痿，小便频数，腰脊痛，下肢厥冷，内踝肿痛。

【刺灸法】直刺0.5~0.8寸；可

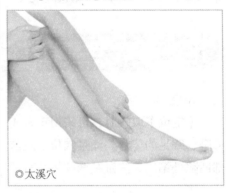

◎太溪穴

灸。寒则点刺出血或泻而多灸，热则水针或泻针出气。

大钟

【定位】正坐或仰卧位，在足内侧，内踝后下方，当跟腱附着部的内侧前方凹陷处。

【功效】益肾平喘，调理二便。

【主治】

（1）精神与神经系统疾病：神经衰弱，精神病，痴呆，癔症。

（2）泌尿与生殖系统疾病：尿潴留，淋病。

（3）其他：哮喘，咽痛，口腔炎，食管狭窄，便秘，疟疾。

【刺灸法】

刺法：直刺0.5~0.8寸，局部酸胀。

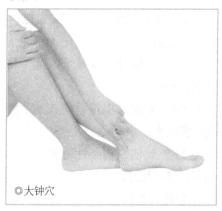

◎大钟穴

灸法：艾炷灸或温针灸3~5壮，艾条温灸5~10分钟。

水泉

【定位】正坐垂足或仰卧位，在足内侧，内踝后下方，当太溪直下1寸（指寸），跟骨结节的内侧凹陷处。

【功效】清热益肾，通经活络。

【主治】

（1）女性生殖系统疾病：月经不调，闭经，月经过少，子宫脱垂，不孕症。

（2）其他：近视眼，膀胱痉挛。

【刺灸法】

刺法：直刺0.5~0.8寸，局部酸胀。

灸法：艾炷灸或温针灸3~5壮，艾条温灸5~10分钟。

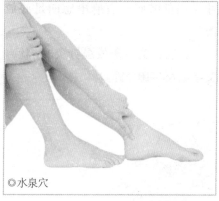

◎水泉穴

照海

【定位】位于人体的足内侧，内踝尖下方凹陷处。外来经水屯于穴内，气化之气上行天之天部。

【功效】调阴宁神，通调二便。

【主治】咽喉干燥，痫证，失眠，嗜卧，惊恐不宁，目赤肿痛，月经不调，痛经，赤白带下，阴挺，阴痒，疝气，小便频数，不寐，脚气。

【刺灸法】直刺0.5~0.8寸；可灸。寒则点刺出血，热则补之灸之。

复溜

【定位】正坐垂足或仰卧位，在小腿内侧，太溪直上2寸，跟腱的前方。

【功效】补肾益阴，通调水道。

【主治】

（1）泌尿与生殖系统疾病。

（2）神经系统疾病：小儿麻痹后遗症，脊髓炎。

（3）其他：功能性子宫出血，腹膜炎，痔疮，腰肌劳损。

【刺灸法】刺法：直刺0.8~1.0寸，局部酸胀，有麻电感向足底放散。

灸法：艾炷灸或温针灸3~5壮，艾条温灸5~10分钟。

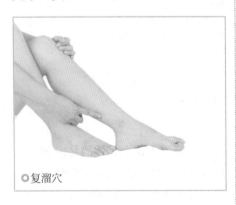

◎复溜穴

交信

【定位】位于人体的小腿内侧，当太溪穴直上2寸，复溜穴前0.5寸，胫骨内侧缘的后方。

【功效】益肾调经，通调二阴。

【主治】月经不调，崩漏，阴挺，泄泻，大便难，睾丸肿痛，五淋，疝气，阴痒，泻痢赤白，膝、股内廉痛。

【刺灸法】直刺0.5~1.0寸；可灸。寒则先泻后补或补之灸之，热则泻之。

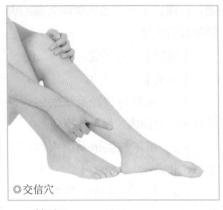

◎交信穴

筑宾

【定位】正坐或仰卧位，在小腿内侧，当太溪与阴谷的连线上，太溪上5寸，腓肠肌肌腹的内下方。

【功效】调理下焦，宁心安神。

【主治】

（1）精神与神经系统疾病：精神病，癫痫。

（2）泌尿与生殖系统疾病：肾炎，膀胱炎，睾丸炎。

（3）其他：神经性呕吐，小儿胎毒，腓肠肌痉挛。

【刺灸法】

刺法：直刺0.5~0.8寸，局部酸胀，针感向上扩散至大腿，向下可扩散至足底。

灸法：艾炷灸或温针灸3~5壮，艾条温灸5~10分钟。寒则补之灸之，热则泻之。

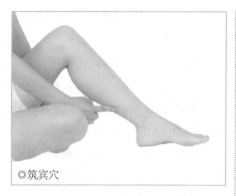

◎筑宾穴

阴谷

【定位】位于腘窝内侧，屈膝时，在半腱肌肌腱与半膜肌肌腱之间。

【功效】益肾补阳，调理月经。

【主治】阳痿，疝痛，月经不调，崩漏，小便难，阴中痛，癫狂，膝股内侧痛。

【刺灸法】直刺0.8~1.2寸。寒则点刺出血或灸之或泻之，热则水针或补之。

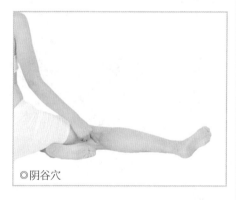

◎阴谷穴

横骨

【定位】位于下腹部，当脐中下5寸，前正中线旁开0.5寸。仰卧位，在耻骨联合上际，当曲骨穴（任脉）

旁开0.5寸处取穴。

【功效】益肾助阳，调理下焦。

【主治】

（1）泌尿与生殖系统疾病：尿道炎，尿潴留，遗尿，遗精，阳痿，睾丸炎。

（2）女性生殖系统疾病：盆腔炎，附件炎，闭经，月经不调。

（3）其他：角膜炎。

【刺灸法】

刺法：直刺0.8~1.2寸，局部酸胀，针感可放散至小腹及外生殖器。注意针刺之前应排空膀胱，以免刺伤膀胱。

灸法：艾炷灸或温针灸3~5壮，艾条温灸10~15分钟。寒则先泻后补或泻之或灸，热则补之。

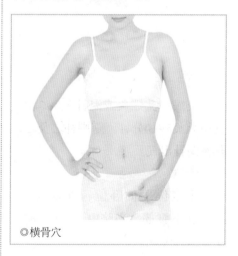

◎横骨穴

大赫

【定位】仰卧位，在下腹部，当脐中下4寸，前正中线旁开0.5寸。

【功效】益肾助阳，调经止带。

【主治】

（1）男性泌尿与生殖系统疾病：遗精，早泄，阳痿，睾丸炎。

（2）女性生殖系统疾病：月经不调，盆腔炎。

【刺灸法】

刺法：直刺0.8~1.2寸，局部酸胀，有时针感可向上传至胸腹部，向下传至会阴部。注意针刺之前应排空膀胱，以免刺伤膀胱。

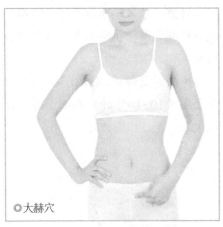

◎大赫穴

灸法：艾炷灸或温针灸3~5壮，艾条温灸5~10分钟。寒则补之灸之，热则泻针出气。

气穴

【定位】仰卧位，在横骨上2寸，在下腹部，当脐中下3寸，前正中线旁开0.5寸。

【功效】调理冲任，益肾暖胞。

【主治】

（1）泌尿生殖系统疾病：尿路感染，遗精，阳痿，阴茎痛，肾炎，膀胱麻痹。

（2）女性生殖系统疾病：月经不调，不孕症。

（3）其他：腹泻，角膜炎。

【刺灸法】

刺法：直刺0.8~1.2寸，局部酸胀，针感可放散至小腹。

灸法：艾炷灸或温针灸3~5壮，艾条温灸10~15分钟。寒则补之灸之，热则泻针出气。

四满

【定位】位于下腹部，当脐中下2寸，前正中线旁开0.5寸。

【功效】调经利水。

【主治】月经不调，崩漏，带下，不孕，产后恶露不尽，小腹痛，遗精，遗尿，疝气，便秘，水肿。

【刺灸法】直刺0.8~1.2寸，可灸。先泻后补或点刺出血或灸之，热则水针或补之。

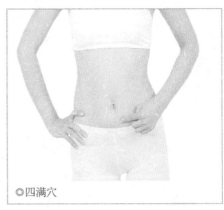

◎四满穴

中注

【定位】位于人体的下腹部，当脐中下1寸，前正中线旁开0.5寸。

【功效】调和月经，通调腑气。

【主治】月经不调，腰腹疼痛，大便燥结，泄泻，痢疾。

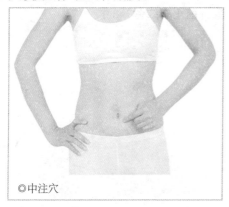

◎中注穴

【刺灸法】直刺0.8~1.2寸；可灸。寒则通之或点刺出血或先泻后补或灸之，热则补之或水针。

商曲

【定位】仰卧位，在上腹部，当脐中上2寸，前正中线旁开0.5寸。

【功效】健脾和胃，消积止痛。

【主治】消化系统疾病：胃炎，胃痉挛，胃下垂，肠炎，痢疾，便秘。

【刺灸法】

刺法：直刺0.5~0.8寸，局部酸

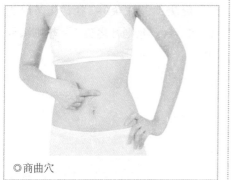

◎商曲穴

胀，针感可放散至上腹。

灸法：艾炷灸或温针灸3~5壮，艾条温灸10~15分钟。寒则点刺出血或先泻后补，热则补之。

石关

【定位】位于人体的上腹部，当脐中上3寸，前正中线旁开0.5寸。

【功效】攻坚消满，补肾种子。

【主治】呕吐，腹痛，便秘，产后腹痛，妇人不孕，膈肌痉挛。

【刺灸法】直刺0.5~0.8寸；可灸。寒则点刺出血或先泻后补或灸之，热则水针或补之。

阴都

【定位】仰卧位，在上腹部，当脐中上4寸，前正中线旁开0.5寸。

【功效】调理胃肠，宽胸降逆。

【主治】

（1）呼吸系统疾病：支气管炎，哮喘，肺气肿。

（2）五官系统疾病：结膜炎，角膜白斑。

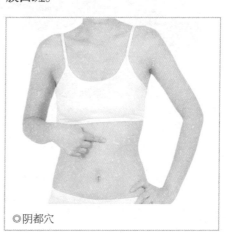

◎阴都穴

（3）其他：胸膜炎，疟疾。

【刺灸法】

刺法：直刺0.5~0.8寸，局部酸胀，针感可放散至上腹。不可深刺，以免刺伤胃。

灸法：艾炷灸3~5壮，艾条温灸10~15分钟。寒则点刺出血或先泻后补或灸之，热则补之或水针。

幽门

【定位】位于人体的上腹部，当脐中上6寸，前正中线旁开0.5~0.7寸。

【功效】健脾和胃，降逆止呕。

【主治】腹痛，呕吐，善哕，消化不良，泄泻，痢疾，胃痉挛，慢性胃炎等。

【刺灸法】直刺0.5~0.8寸，不可深刺，以免伤及内脏；可灸。寒则先泻后补或点刺出血或灸，热则补针。

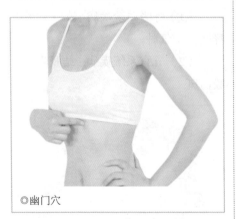

◎幽门穴

步廊

【定位】位于胸部，当第五肋间隙，前正中线旁开2寸。

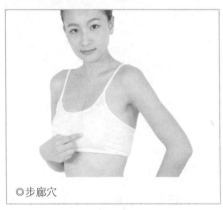

◎步廊穴

【功效】宽胸理气，止咳平喘。

【主治】

（1）呼吸系统疾病：支气管炎，哮喘。

（2）神经系统疾病：肋间神经痛，嗅觉减退。

（3）其他：胸膜炎，鼻炎，胃炎，腹直肌痉挛。

【刺灸法】

刺法：斜刺或平刺0.5~0.8寸，局部酸胀，针感可放散至上腹。不可深刺，以免造成气胸。

灸法：艾炷灸3~5壮，艾条温灸10~15分钟。寒则补之灸之，热则泻针出气。

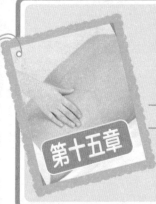

手厥阴心包经——守护心主，替心受邪

◎《黄帝内经》认为，心包经相当于心经的外卫，其主要作用是包围心脏，代心经受过。

第十五章

手厥阴心包经总述

本经起于胸中，出属心包络，向下穿过膈肌，络于上、中、下三焦。其分支从胸中分出，出胁部当腋下3寸处天池穴，向上至腋窝下，沿上肢内侧中线入肘，过腕部，入掌中，沿中指桡侧至末端中冲穴。另一分支从掌中分出，沿无名指尺侧端行，经气于关冲穴与手少阳三焦经相接。

该经脉腧穴为天池、天泉、曲泽、郄门、间使、内关、大陵、劳宫、中冲，共9穴，左右合18穴。

该经发生病变，主要表现为手心热，肘臂屈伸困难，腋下肿，胸胁胀闷，心痛，心烦，面红，目黄，嬉笑无常等。

手厥阴心包经主要穴位详解

天池

【定位】位于胸部，当第四肋间隙，乳头外1寸，前正中线旁开5寸。

【功效】宽胸理气，通经活络。

【主治】胸闷，咳嗽，气喘，胁肋胀痛，瘰疬，乳痈。

【刺灸法】斜刺或平刺0.5~0.8寸。本穴正当胸腔，内容心、肺，不宜深刺。

天泉

【定位】位于人体的臂内侧，当腋前纹头下2寸，肱二头肌的长、短头之间。

【功效】宽胸理气，散瘀止痛。

【主治】

（1）心脑循环系统疾病：心绞痛，心动过速，心内膜炎。

（2）神经系统疾病：肋间神经痛，膈肌痉挛。

（3）其他：支气管炎，上臂内侧痛，视力减退等。

【刺灸法】直刺0.5~0.8寸；可灸。寒则先泻后补或补之灸之，热则泻之。

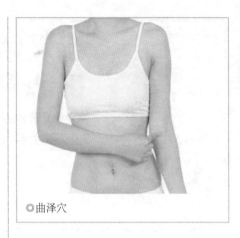
◎曲泽穴

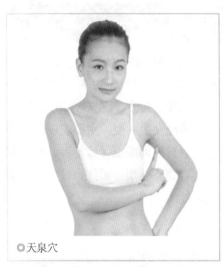
◎天泉穴

曲泽

【定位】正坐或仰卧，在肘横纹中，当肱二头肌腱尺侧缘。

【功效】宁心清热，和中降逆。

【主治】心痛，心悸，胸痛，呕吐，胃痛，中暑，泄泻，热病，瘾疹，肘臂痛。

【刺灸法】直刺0.8~1.0寸，或者用三棱针点刺放血。可灸。

郄门

【定位】仰掌，微屈腕，在腕横纹上5寸，当曲泽穴与大陵穴的连线上，于掌长肌腱与桡侧腕屈肌腱之间取穴。

【功效】宁心安神，清营止血。

【主治】

（1）心脑循环系统疾病：心绞痛，心肌炎，风湿性心脏病，心悸。

（2）精神与神经系统疾病：膈肌痉挛，癔症，精神病。

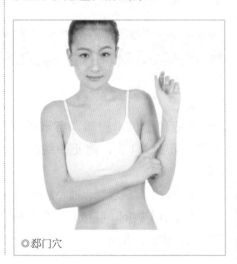
◎郄门穴

（3）其他：乳腺炎，胸膜炎，胃出血等。

【刺灸法】

刺法：直刺0.5~1.0寸，局部酸胀，针感可向指端放散。

灸法：艾炷灸3~5壮，艾条温灸10~20分钟。

间使

【定位】位于前臂掌侧，当曲泽与大陵的连线上，腕横纹上3寸，掌长肌腱与桡侧腕屈肌腱之间。

【功效】宽胸和胃，清心安神。

【主治】

（1）心脑循环系统疾病：风湿性心脏病，心绞痛，心肌炎，心脏内外膜炎。

（2）精神神经系统疾病：癫痫，癔症，精神分裂症，脑血管病后遗症。

（3）其他：感冒，咽喉炎，胃炎，疟疾，荨麻疹，子宫内膜炎等。

【刺灸法】

刺法：直刺0.5~1.0寸，深刺可

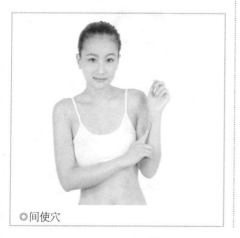

◎间使穴

透支沟穴，局部酸胀，针感向指端放散。

灸法：艾炷灸或温针灸3~7壮，艾条温灸5~10分钟。

内关

【定位】位于前臂正中，腕横纹上2寸，在桡侧屈腕肌腱同掌长肌腱之间取穴。

【功效】宁心安神，疏肝和胃，止痛。

【主治】心痛、心悸、胸闷气急、呃逆、胃痛、失眠、孕吐、晕车、手臂疼痛、头痛、眼睛充血、恶心想吐、胸肋痛、上腹痛、心绞痛、痛经、呃逆、腹泻、精神异常等。

【刺灸法】直刺0.5~1.0寸；可灸。

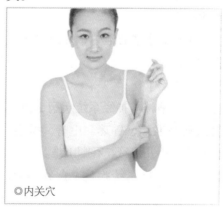

◎内关穴

大陵

【定位】位于人体的腕掌横纹的中点处，当掌长肌腱与桡侧腕屈肌腱之间。

【功效】宁心安神，宽胸和胃。

【主治】心悸,胃痛,呕吐,惊悸,

癫狂，痫证，胸胁痛，腕关节疼痛，喜笑悲恐。

【刺灸法】直刺0.3~0.5寸；悬灸大陵穴可治疗"喜笑悲恐"情志所伤。

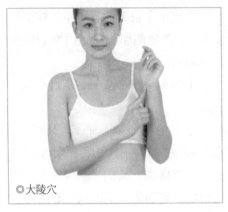

◎大陵穴

劳宫

【定位】位于手掌心，当第二、三掌骨之间偏于第三掌骨，握拳屈指时中指尖处。

【功效】清心泄热，开窍醒神，消肿止痒。

【主治】

（1）精神与神经系统疾病：脑血管疾病后遗症，昏迷，中暑，癔症，精神病，小儿惊厥，吞咽困难。

（2）消化系统疾病：食谷不化，食欲不振。

（3）五官系统疾病：口腔炎，齿龈炎。

（4）其他：手癣，手指麻木，高血压等。

【刺灸法】

刺法：直刺0.3~0.5寸，局部胀痛，针感可扩散至整个手掌。

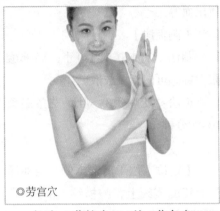

◎劳宫穴

灸法：艾炷灸3~5壮，艾条灸5~10分钟。

中冲

【定位】位于手中指末节尖端中央。

【功效】开窍清心泻热。

【主治】中风昏迷、中暑、舌强不语、昏厥、小儿惊风、热病、舌下肿痛等急症。

【刺灸法】浅刺0.1寸；或用三棱针点刺出血。寒则点刺出血（血必黑或稀淡），热则泻针出气（莫出其血）。

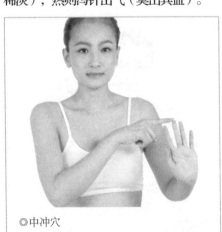

◎中冲穴

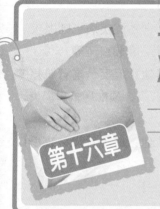

手少阳三焦经——坚决捍卫耳力

◎生活中经常按摩手少阳三焦经，可以起养护耳部的作用，更能够增强人们的听力。

第十六章

手少阳三焦经总述

手少阳三焦经为十二经脉之一。该经起自无名指尺侧端，上出于四、五两指之间，沿手背至腕部，向上经尺、桡两骨之间通过肘尖部、沿上臂后到肩部，在大椎穴处与督脉相会；又从足少阳胆经后，前行进入锁骨上窝，分布在两乳之间，脉气散布联络心包，向下贯穿膈肌，统属于上、中、下三焦。其分支从两乳之间处分出，向上浅出于锁骨上窝，经颈至耳后，上行出耳上角，然后屈曲向下至面颊及眼眶下部。另一支脉从耳后进入耳中，出行至耳前，在面颊部与前条支脉相交，到达外眼角。脉气由此与足少阳胆经相接。

该经发生病变主要表现为耳聋，耳鸣，咽喉肿痛，外眼角痛，汗出，腮肿，耳后、肩、肘、臂部本经脉过处疼痛等。

本经腧穴：关冲、液门、中渚、阳池、外关、支沟、会宗、三阳络、四渎、天井、清冷渊、消泺、臑会、肩髎、天髎、天牖、翳风、瘈脉、颅息、角孙、耳门耳和髎、丝竹空，共二十三穴，左右合四十六穴。

本经的主要病候有：脏腑病：胃脘痛，腹胀，呕恶，嗳气，食不下，黄疸，小便不利，烦心，心痛，失眠。经脉病：舌本强，股膝内肿、厥，足大趾不用，身体皆重。

手少阳三焦经主要穴位详解

关冲

【定位】位于手无名指末节尺侧，距指甲根角0.1寸处。俯掌，沿无名指尺侧缘和基底部各做一平线，相交取穴。

【功效】泻热开窍，清利喉舌，活血通络。

【主治】为急救穴之一。

（1）五官系统疾病：喉炎，结膜炎，角膜白斑等症。

（2）其他：脑血管病、热病、小儿消化不良等。

【刺灸法】

刺法：

（1）浅刺0.1~0.3寸，局部胀痛。

（2）用三棱针点刺出血。

灸法：艾炷灸3~5壮，艾条灸5~10分钟。寒则点刺出血或先泻后补，热则补之。

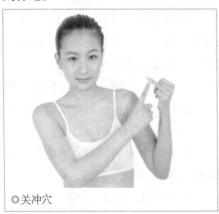

◎关冲穴

液门

【定位】位于手背部，第四、五指间赤白肉际处。微握拳，掌心向下，于第四、五指间缝纹端，即赤白肉际处取穴。

【功效】清头目，利三焦，通络止痛。

【主治】

（1）五官系统疾病：咽喉炎、耳疾、齿龈炎、角膜白斑等。

（2）其他：疟疾、前臂肌痉挛或疼痛，手背痛，颈椎病，肩周炎，精神疾患等。

（3）其他：口干舌燥，夜里口渴。

【刺灸法】

刺法：

（1）直刺0.3~0.5寸，局部胀痛，可扩散至手背。

（2）针尖略向上，不断运针，针感可沿三焦经脉循行向上至肘。

灸法：艾炷灸或温针灸3~5壮，艾条灸5~10分钟。

寒则点刺出血或先泻后补，热则补之。

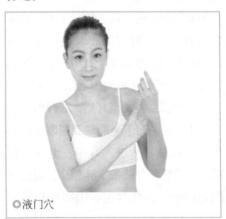

◎液门穴

中渚

【定位】位于手背第四、五掌指关节后方凹陷中，液门穴直上1寸处。

【功效】清热通络，开窍益聪。

【主治】

（1）五官系统疾病：神经性耳聋、聋哑症、喉头炎、角膜白斑、喉痹。

（2）运动系统病症：肩背部筋膜炎等劳损性疾病、肋间神经痛、肘腕关节炎等。

（3）其他病症：疟疾。

【刺灸法】

刺法：

（1）直刺0.3~0.5寸，局部酸胀，并有麻窜感向指端放散。

（2）向上斜刺0.5~1.0寸，其酸胀感可向腕部放散。

灸法：艾炷灸或温针灸3~5壮，艾条灸5~10分钟。

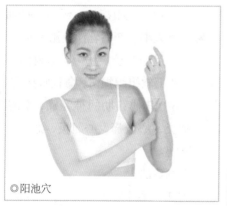

◎阳池穴

阳池

【定位】位于腕背部横纹中，指伸肌腱的尺侧凹陷处。俯掌，于第三、四掌骨间直上与腕横纹交点处凹陷中取穴；或于腕关节背部指总伸肌腱和小指固有伸肌腱之间处取穴。

【功效】清热通络，通调三焦，益阴增液。

【主治】

（1）五官系统疾病：耳聋、目红肿痛，喉痹。

（2）运动系统疾病：手腕部损伤，前臂及肘部疼痛，颈肩部疼痛。

（3）其他疾病：流行性感冒，风湿病，糖尿病等。

【刺灸法】

刺法：直刺0.3~0.5寸，深刺可透大陵，局部酸胀，可扩散至中指。平刺0.5~1.0寸，向左向右平刺，局部酸胀，可扩散至整个腕关节。

灸法：艾炷灸或温针灸3~5壮，艾条灸5~10分钟。不宜瘢痕灸。

外关

【定位】位于手背腕横纹上2寸，尺桡骨之间，阳池与肘尖的连线上。取此穴位时应让患者采用正坐或仰卧，俯掌的姿势，外关穴位于前臂背侧，手脖子横皱纹向上三指宽处，与正面内关相对。（或当阳池与肘尖的连线上，腕背横纹上2寸，尺骨与桡骨之间。）

【功效】清热解表，通经活络。

【主治】

（1）五官系统疾病：目赤肿痛，耳鸣耳聋，鼻衄牙痛，开窍醒脑。

（2）运动系统疾病：上肢关节炎，桡神经麻痹，急性腰扭伤，踝关节扭伤，颞颌关节功能紊乱，落枕等。

（3）消化系统疾病：脘腹胀痛，大便秘结，肠痛霍乱。

（4）其他：热病，感冒，高血压，心脑血管病，偏头痛，失眠，脑血管后遗症，遗尿。

【刺灸法】

刺法：

（1）直刺0.5~1.0寸，或透内关穴，局部酸胀，有时可扩散至指端。

（2）向上斜刺1.5~2.0寸，局部酸胀，向上扩散至肘、肩部。治疗肘肩及躯干疾病。

（3）向阳池方向斜刺运针，治疗腕关节疾病。

灸法：艾灸内关穴，有开窍醒脑之功，治疗偏瘫和心脑血管病。寒则

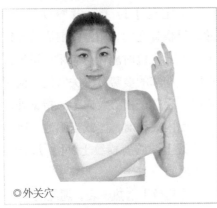

◎外关穴

补之灸之，热则泻针出气。

支沟

【定位】位于手背腕横纹上3寸，尺骨与桡骨之间，阳池与肘尖的连线上。伸臂俯掌，于手背腕横纹中点直上3寸，尺骨与桡骨之间，与间

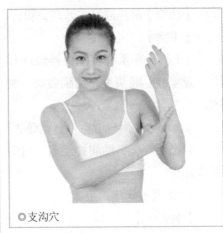

◎支沟穴

使穴相对取穴。

【功效】清利三焦，通腑降逆。

【主治】

（1）五官系统疾病：暴喑，咽肿，耳聋耳鸣，目赤目痛。

（2）消化系统疾病：习惯性便秘，呕吐泄泻。

（3）女性生殖疾病：经闭，产后血晕不省人事，产后乳汁分泌不足。

（4）运动系统疾病：上肢麻痹瘫痪，肩背部软组织损伤，急性腰扭伤。

（5）其他：肋间神经痛，胸膜炎，肺炎，心绞痛，心肌炎，急性舌骨肌麻痹。

【刺灸法】

刺法：直刺0.5~1.0寸，局部酸胀，针感可向上扩散至肘部，有时有麻电感向指端放散。

灸法：艾炷灸或温针灸3~5壮，艾条灸10~20分钟。

会宗

【定位】手少阳三焦经穴。本

经的郄穴。出自《针灸甲乙经》。在前臂背侧，当腕背横纹上3寸，支沟穴的尺侧，尺骨的桡侧缘取穴。

【功效】清利三焦，安神定志，疏通经络。

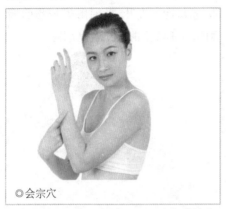

◎会宗穴

【主治】

（1）五官系统疾病：耳聋耳鸣。

（2）神经系统疾病：癫痫。

（3）其他：气滞喘满，上肢肌肤痛。

【刺灸法】

刺法：直刺0.5~1.0寸，局部酸胀。多用泻法。

灸法：艾炷灸或温针灸3~5壮，艾条灸5~10分钟。

四渎

【定位】位于前臂背侧，肘尖下方5寸，当阳池与肘尖的连线上，尺骨与桡骨之间。

【功效】开窍聪耳，清利咽喉。

【主治】

（1）五官系统疾病：耳聋，牙痛，咽喉痛等。

（2）其他疾病：偏头痛、上肢麻痹瘫痪、神经衰弱、眩晕、肾炎等。

【刺灸法】

刺法：直刺0.5~1.0寸，局部酸胀，右向肘部和手背部放散。

灸法：艾炷灸或温针灸3~5壮，艾条灸5~10分钟。

天井

【定位】位于上臂外侧，屈肘时，肘尖直上1寸凹陷处。

【功效】行气散结，安神通络。

【主治】

（1）五官系统疾病：眼睑炎，外眼角红肿，咽喉疼痛。

（2）神经与精神系统疾病：中风，抑郁症，精神分裂症。

（3）呼吸系统疾病：支气管炎。

（4）心血管疾病：心痛。

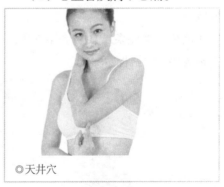

◎天井穴

（5）其他疾病：偏头痛、颈项痛、肘关节及上肢软组织损伤、落枕。

【刺灸法】

刺法：直刺0.5~1.0寸，局部酸胀。

灸法：艾炷灸或温针灸3~5壮，

艾条灸10~20分钟。

消泺

【定位】位于臂外侧，当清冷渊与臑会连线中点处。

【功效】清热安神，活络止痛。

【主治】头痛，颈项强痛，臂痛，齿痛，癫疾。

【刺灸法】直刺0.8~1.0寸；可灸。

臑会

【定位】位于臂外侧，当肘尖与肩髎穴的连线上，肩髎穴下3寸，三角肌的后缘。

【功效】化痰散结，通络止痛。

【主治】瘰疬瘿气，目疾，肩胛疼痛，腋下痛等。

【刺灸法】

刺法：直刺1.0~1.5寸，局部酸胀，可扩散至肩部，或有麻电感向下放散。

灸法：艾炷灸或温针灸3~5壮，艾条灸10~20分钟。

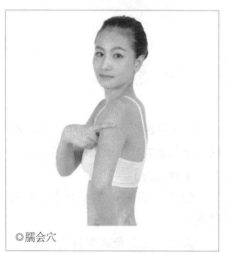
◎臑会穴

肩髎

【定位】位于肩部，肩髃后方，当肩关节外展时于肩峰后下方呈现凹陷处。位于肩膀大关节后侧约一半肩高附近所生成的凹陷处的穴位。手背抵住背部，直接向上提升。此时触摸肩膀前端后侧，会摸到凹陷处，就是肩髎。

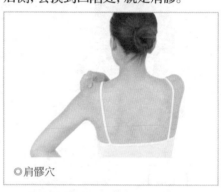
◎肩髎穴

【功效】祛风湿，通经络。

【主治】荨麻疹，肩关节周围炎，脑血管后遗症，胸膜炎，肋间神经痛等。

【刺灸法】

刺法：

（1）直刺1.0~3.0寸，臂外展，沿肩峰与肱骨大结节之间进针，深刺右透极泉，酸胀可扩散至整个关节腔，可有麻电感向下扩散。

（2）向下斜刺2.0~3.0寸，退针至浅层，再依次向两旁斜刺，即"合谷刺"，酸胀感可扩散至肩部，或麻电感放散至手指。

灸法：艾炷灸或温针灸3~7壮，艾条灸5~15分钟。

天髎

【定位】位于肩胛部,肩井穴与曲垣穴的中间,当肩胛骨上角处。

【功效】祛风除湿,通经止痛。

【主治】颈项强痛,缺盆中痛,肩臂痛,胸中烦满,热病无汗,发热恶寒等,颈椎病,落枕,冈上肌腱炎,肩背部疼痛。

【刺灸法】

刺法:直刺0.5~0.8寸,局部酸胀,可扩散至肩胛部。

灸法:艾炷灸3~5壮,艾条灸5~10分钟。寒则补之灸之,热则泻针出气。

天牖

【定位】位于颈侧部,当乳突的后方直下,平下颌角,胸锁乳突肌的后缘。

【功效】清头明目,通经活络。

【主治】头痛头晕,目痛面肿,突发性耳鸣,视神经炎,鼻衄喉痹,颈肩背部痉挛强直,瘰疬多梦。

【刺灸法】

刺法:直刺0.5~1.0寸,局部酸胀。

灸法:艾炷灸3~5壮,艾条灸5~10分钟。

翳风

【定位】取正坐或侧伏,耳垂微向内折,在耳垂后,当乳突与下颌骨之间凹陷处。

【功效】聪耳通窍,散内泄热。

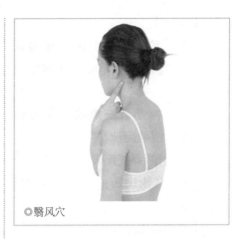

◎翳风穴

【主治】

(1)五官系统疾病:耳聋耳鸣,头痛牙痛,口眼㖞斜。

(2)精神与神经系统疾病:痉病,狂疾,膈肌痉挛。

【刺灸法】

刺法:

(1)直刺0.8~1.2寸,耳后酸胀,可扩散至舌前部及半侧面部,以治面瘫、腮腺炎等。

(2)向内前下方斜刺1.5~2.0寸,局部酸胀,可向咽部扩散,咽部有发紧发热感,以治聋哑。

灸法:艾炷灸或温针灸3~5壮,艾条灸5~10分钟。

颅息

【定位】在头部,当角孙至翳风之间,沿耳轮连线上的上、中1/3交点处。正坐或侧伏位,于耳后发际,当瘈脉与角孙沿耳轮连线的中点处取穴。

【功效】通窍聪耳,泄热镇惊。

【主治】

（1）五官系统疾病：耳鸣耳聋，耳肿流脓，中耳炎，视网膜出血。

（2）神经系统疾病：小儿惊风，瘛疭，呕吐涎沫。

（3）呼吸系统疾病：喘息哮喘。

（4）其他疾病：身热，胁肋痛不得转侧。

【刺灸法】

刺法：平刺0.3~0.5寸，局部酸胀。

灸法：艾炷灸3~5壮，艾条灸5~10分钟。

角孙

【定位】位于人体的头部，折耳郭向前，当耳尖直上入发际处。正坐或侧伏，以耳翼向前方折曲，当耳翼尖所指之发际处。若以手按着使口能合，其处牵动者取穴。

【功效】清热散风，清肿化瘀。

【主治】耳部肿痛，目赤肿痛，目翳，齿痛，唇燥，项强，头痛。

【刺灸法】

刺法：平刺0.3~0.5寸，局部酸胀，可扩散至耳周。

灸法：艾炷灸3~5壮，艾条灸5~10分钟或用灯草灸。寒则补之灸之，热则泻针出气。

耳门

【定位】位于面部，当耳屏上切迹的前方，下颌骨髁状突后缘，张口

有凹陷处。定位此穴道时通常让患者采用正坐或仰卧、仰靠的取穴姿势，以便实施者能够准确地找寻穴道和顺利地实施相应的按摩手法。耳门穴位于人体的头部侧面耳前部，耳珠上方稍前缺口陷中，微张口时取穴。在听宫的稍上方。

【功效】聪耳，利牙关。

【主治】耳聋，耳鸣，聤耳，牙痛，颈颔痛，唇吻强。耳鸣、聋哑、牙痛，以及其他常见的耳部疾病等，该穴是治疗多种耳疾重要的首选穴位之一。

【刺灸法】直刺0.5~1.0寸；可灸。寒则先泻后补或补之灸之，热则泻针出气。

和髎

【定位】位于人体的头侧部，当鬓发后缘，平耳郭根之前方，颞浅动脉的后缘。

【功效】聪耳通窍。

【主治】头重痛，耳鸣，牙关拘急，颔肿，鼻准肿痛，口渴。

【刺灸法】斜刺0.3~0.5寸；可灸。寒则补之灸之，热则泻针出气。

丝竹空

【定位】位于人体的面部，当眉梢凹陷处。

【功效】开窍泻热，消肿利舌。

【主治】头痛，目眩，目赤痛，眼睑跳动，齿痛，癫痫。

【刺灸法】平刺0.5~1.0寸。宜补不宜泻，禁灸，灸则不幸，目小而盲。

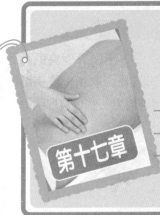

第十七章

足少阳胆经——输送气血

◎按摩足少阳胆经可以起到维护体内气血正常运行的作用，还能清热解毒、活血化瘀、疏肝理气、祛斑养颜。

足少阳胆经总述

足少阳胆经起于眼外角（瞳子髎），向上达额角部，下行至耳后（风池穴），由颈侧，经肩，进入锁骨上窝。直行再走到腋下，沿胸腹侧面，在髋关节与眼外角支脉会合，然后沿下肢外侧中线下行。经外踝前，沿足背到足第四趾外侧端（窍阴穴）。

足少阳胆经有三分支；一支从耳（风池穴）穿过耳中，经耳前到眼角外；一支从外眼角分出，下走大迎穴，与手少阳三焦经会合于目眦下，下经颊车和颈部进入锁骨上窝，继续下行胸中，穿过膈肌，沿胁肋到耻骨上缘阴毛边际（气冲穴），横入髋关节（环跳穴）；一支从足背沿第1～2跖骨间到大拇指甲后（大敦穴），交与足厥阴肝经。

本经脉腧穴有：瞳子髎、听会、上关、颔厌、悬颅、悬厘、曲鬓、率谷、天冲、浮白、头窍阴、完骨、本神、阳白、头临泣、目窗、正营、承灵、脑空、风池、肩井、渊液、辄筋、日月、京门、带脉、五枢、维道、居髎、环跳、风市、中渎、膝阳关、阳陵泉、阳交、外丘、光明、阳辅、悬钟、丘墟、足临泣、地五会、侠溪、足窍阴，共四十四穴，左右合八十八穴。

本经病症主要有：口苦，目眩，疟疾等。经脉病：目外眦痛，缺盆部肿痛，腋下肿，胸、胁、股及下肢外侧痛，足外侧发热等证。

足少阳胆经主要穴位详解

瞳子髎

【定位】位于面部，目外眦旁，当眶外侧缘处。取穴时可以采用正坐或仰卧的姿势，该穴位于面部，眼睛外侧1厘米处（目外眦旁，当眶外侧缘处）。

【功效】降浊祛湿。

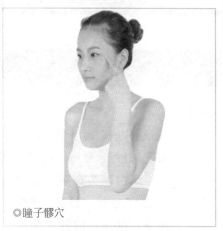

◎瞳子髎穴

【主治】头痛，目赤，目痛，怕光畏光，迎风流泪，远视不明，眼内障，目翳。指压此穴，可以促进眼部血液循环，治疗常见的眼部疾病，并可以去除眼角皱纹。

【刺灸法】向后刺或斜刺0.3~0.5寸；或用三棱针点刺出血。寒则先泻后补或补之，热则泻针出气。配合谷穴、临泣、睛明穴治目生内障；配少泽穴治妇人乳肿；配养老穴、肝俞穴、光明穴、太冲穴治疗视物昏花。

听会

【定位】位于人体的面部，当耳屏间切迹的前方，下颌骨髁突的后缘，张口有凹陷处。取正坐或侧卧位，在屏间切迹前方，张口有凹陷处取穴。

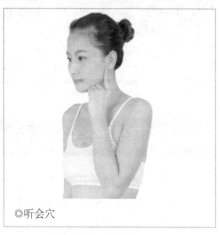

◎听会穴

【功效】清降寒浊。

【主治】耳鸣，耳聋，流脓，齿痛，下颌脱臼，口眼㖞斜，面痛，头痛。

【刺灸法】直刺0.5寸；可灸，艾条灸5~10分钟。寒则点刺出血或先泻后补或补之，热则泻针出气。

上关

【定位】位于耳前，下关直上，当颧弓的上缘凹陷处。寻找此穴道时要让患者采用正坐或仰靠的取穴姿势，位于头部侧面，在戴眼镜脸侧中央骨洼处即是此穴。

【功效】升清降浊。

【主治】头痛，耳鸣，耳聋，聤耳，面痛，牙痛，惊痫，瘛疭。

【刺灸法】直刺0.5~0.8寸：可灸。寒则补之灸之，热则泻针出气。

颔厌

【定位】该穴位于人体的头部鬓发上，当头维穴与曲鬓穴弧形连线的上1/4与下3/4交点处。

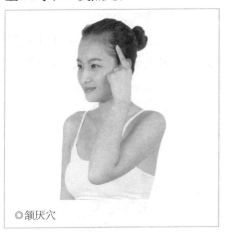

◎颔厌穴

【功效】可以推动足阳明气血的传递。

【主治】头痛，眩晕，目外眦痛，齿痛，耳鸣，惊痫。

【刺灸法】直刺0.3~0.4寸；可灸。

悬颅

【定位】位于人体的头部鬓发上，当头维穴与曲鬓穴弧形连线的中点处。

【功效】降浊除湿。

【主治】偏头痛，面肿，目外眦痛，齿痛。

【刺灸法】向后平刺0.5~0.8寸；可灸。寒则先泻后补或灸之或点刺出血，热则泻针出气。

悬厘

【定位】位于人体的头部鬓发上，当头维穴与曲鬓穴弧形连线的上3/4与下1/4交点处。

【功效】降浊分清。

【主治】偏头痛，面肿，目外眦痛，耳鸣，上齿痛。

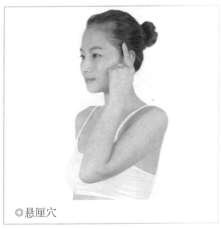

◎悬厘穴

【刺灸法】

刺法：向后平刺0.5~0.8寸；

灸法：可灸，间接灸3~5壮，艾条灸5~10分钟。寒则先泻后补或补之灸之或点刺出血，热则泻针出气。

曲鬓

【定位】位于头部，当耳前鬓角发际后缘的垂线与耳尖水平线交点处。正坐仰靠或侧伏，在耳前上方入鬓发内，约当角孙穴前一横指处取穴。

【功效】清热止痛，活络通窍。

【主治】

（1）神经系统疾病：三叉神经痛，偏头痛，面神经麻痹。

（2）五官系统疾病：牙痛，视网膜出血及其他眼病。

【刺灸法】

刺法：向后平刺0.5~0.8寸，局部酸胀。

灸法：间接灸3~5壮，艾条灸5~10分钟。

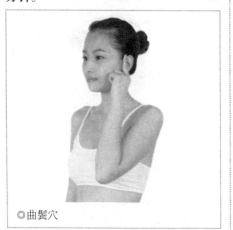

◎曲鬓穴

率谷

【定位】位于人体的头部，当耳尖直上入发际1.5寸，角孙穴直上方。正坐或侧伏，在耳郭尖上方，角孙穴之上，入发际1.5寸处取穴。

【功效】收降湿浊。

【主治】头痛，眩晕，呕吐，小儿惊风。偏头痛，三叉神经痛，面神经麻痹，眩晕；顶骨部疼痛，胃炎，小儿高热惊厥。

【刺灸法】

刺法：平刺0.5~1.0寸，局部酸胀，可扩散至颞侧头部。

灸法：间接灸3~5壮，艾条灸5~10分钟。

天冲

【定位】位于人体的头部，当耳根后缘直上入发际2寸，率谷穴后0.5寸。

【功效】益气补阳。

【主治】头痛，齿龈肿痛，癫痫，惊恐，瘿气。

【刺灸法】平刺0.5~1.0寸；可灸。寒则补之灸之，热则泻针出气。

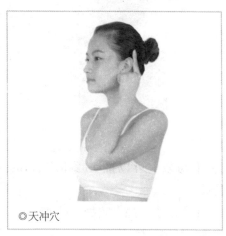

◎天冲穴

浮白

【定位】位于头部，当耳后乳突的后上方，天冲与完骨的弧形连线的中1/3与上2/3交点处。正坐或侧伏，在耳后乳突后上方，当天冲穴与头窍阴穴的弧形连线的中点处取穴。

【功效】散风止痛，理气散结。

【主治】

（1）五官系统疾病：牙痛，耳鸣，耳聋。

（2）呼吸系统疾病：支气管炎。

（3）其他：中风后遗症。

【刺灸法】

刺法：平刺0.5~0.8寸，局部酸胀。

灸法：间接灸3~5壮，艾条灸5~10分钟。寒则先泻后补或补之灸之，热则泻针出气。

头窍阴

【定位】位于人体的头部，当耳后乳突的后上方，天冲穴与完骨穴的弧形连线的中1/3与下1/3交点处。

【功效】降浊去寒。

【主治】头痛，眩晕，颈项强痛，胸胁痛，口苦，耳鸣，耳聋，耳痛。

【刺灸法】平刺0.5~0.8寸；可灸。寒则先泻后补或灸之或点刺出血，热则补之或水针。

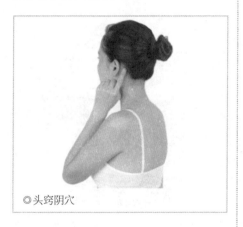

◎头窍阴穴

完骨

【定位】位于头部，当耳后乳突的后下方凹陷处。完骨穴找法：触摸耳垂后面，有称为"乳突"的凸骨，从此骨下方沿后缘，触摸上方的骨

头，有一浅凹。一压，即有震动感，这就是此穴。

【功效】疏导水液。

【主治】头痛，颈项强痛，颊肿，喉痹，龋齿，口眼㖞斜，癫痫，疟疾。失眠、三叉神经痛、偏头痛、颈部酸痛等。该穴为人体足少阳胆经上的重要穴道之一。

【刺灸法】斜刺0.5~0.8寸；可灸。寒则点刺出血或泻之灸之，热则补之或水针。

本神

【定位】位于头部，当前发际上0.5寸，神庭旁开3寸，神庭与头维连线的内2/3与外1/3的交点处。

【功效】祛风定惊，安神止痛。

【主治】

（1）神经系统疾病：神经性头痛，眩晕，癫痫。

（2）其他：胸胁痛，中风后遗症。

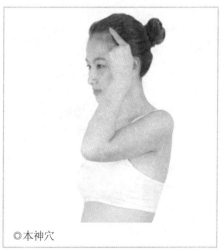

◎本神穴

【刺灸法】

刺法：平刺0.5~0.8寸，局部酸胀。

灸法：间接灸3~5壮，艾条灸5~10分钟。

阳白

【定位】位于前额部，当瞳孔直上，眉上1寸。取穴时患者一般采用正坐或仰靠、仰卧的姿势，阳白穴位于面部，瞳孔直上方，离眉毛上缘约2厘米处。

【功效】生气壮阳。

【主治】头痛，目眩，目痛，外眦疼痛，雀目。对于三叉神经痛、眼睛疲劳等病症的治疗都有显著的效果。

【刺灸法】平刺0.5~0.8寸；可灸。寒则点刺出血或补之灸之，热则泻针出气。

头临泣

【定位】位于人体的头部，当瞳

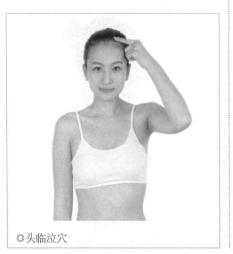

◎头临泣穴

孔直上入前发际0.5寸，神庭穴与头维穴连线的中点处。

【功效】降浊升清。

【主治】头痛，目眩，目赤痛，流泪，目翳，鼻塞，鼻渊，耳聋，小儿惊痫，热病。

【刺灸法】平刺0.5~0.8寸；可灸。寒则点刺出血或灸之，热则泻针出气或水针。

目窗

【定位】位于人体的头部，当前发际上1.5寸，头正中线旁开2.25寸。

【功效】补气壮阳。

【主治】头痛，目眩，目赤肿痛，远视，近视，上齿龋肿，小儿惊痫。

【刺灸法】平刺0.5~0.8寸。可灸，寒则补之灸之，热则泻针出气。

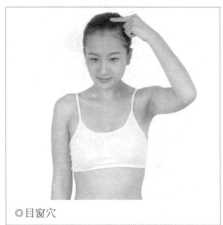

◎目窗穴

正营

【定位】位于人体的头部，当前发际上2.5寸，头正中线旁开2.25寸。

【功效】吸湿降浊。

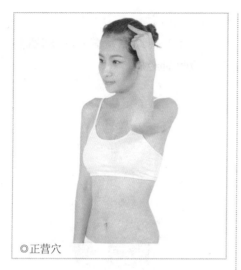
◎正营穴

【主治】头痛，头晕，目眩，唇吻强急，齿痛。

【刺灸法】平刺0.5~0.8寸；可灸。寒则补之灸之，热则泻针出气。

承灵

【定位】位于人体的头部，当前发际上4寸，头正中线旁开2.25寸。

【功效】吸湿降浊。

【主治】头晕，眩晕，目痛，鼻渊，鼻出血，鼻窒，多涕。

【刺灸法】平刺0.5~0.8寸；可灸。寒则先泻后补或补之灸之，热则泻针出气。

脑空

【定位】位于人体的头部，当枕外隆凸的上缘外侧，头正中线旁开2.25寸，平脑户穴。

【功效】降浊分清。

【主治】头痛，颈项强痛，目眩，目赤肿痛，鼻痛，耳聋，癫痫，惊悸，

热病。

【刺灸法】平刺0.5~0.8寸；可灸。寒则先泻后补或补之灸之或点刺出血，热则泻针出气。

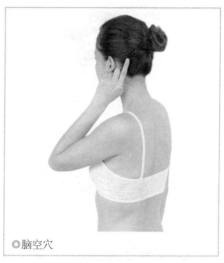
◎脑空穴

风池

【定位】位于项部，当枕骨之下，与风府穴相平，胸锁乳突肌与斜方肌上端之间的凹陷处。

【功效】壮阳益气。

【主治】有松弛肌肉、缓解肌肉僵紧的作用。对头痛，眩晕，颈项强痛，目赤痛，目泪出，鼻渊，鼻出血，耳聋，气闭，中风，口眼㖞斜，疟疾，热病，感冒，瘿气，落枕等，均有治疗作用。

【刺灸法】寒则点刺出血或先泻后补或灸之，热则泻针出气。

肩井

【定位】位于肩上，前直乳中，当大椎穴与肩峰端连线的中点上。

【功效】祛风清热，活络消肿。

【主治】

（1）心脑循环系统疾病：高血压，中风。

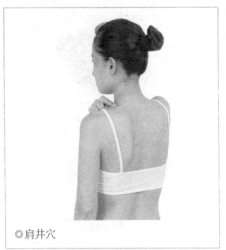

◎肩井穴

（2）神经系统疾病：神经衰弱，副神经麻痹。

（3）女性生殖系统疾病：乳腺炎，功能性子宫出血。

（4）运动系统疾病：落枕，颈项肌痉挛，肩背痛，中风后遗症，小儿麻痹后遗症。

【刺灸法】

刺法：直刺0.5~0.8寸，局部酸胀。深部正当肺尖，慎不可深刺，以防刺伤肺尖造成气胸。

灸法：艾炷灸3~5壮，艾条灸10~20分钟。

渊腋

【定位】位于侧胸部，举臂，当腋中线上，第四肋间隙中。

【功效】理气宽胸，消肿止痛。

【主治】

（1）神经系统疾病：胸肌痉挛，肋间神经痛。

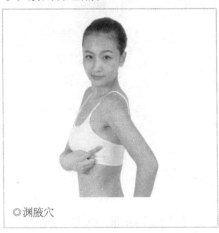

◎渊腋穴

（2）其他：胸膜炎，颈及腋下淋巴结炎，肩臂痛。

【刺灸法】

刺法：斜刺0.5~0.8寸，局部酸胀。

灸法：艾炷灸3~5壮，艾条灸5~10分钟。

辄筋

【定位】位于侧胸部，渊腋前1寸，平乳头，第四肋间隙中。

【功效】清肝明目，疏散风热。

【主治】胸满，胁痛，气喘。现多用于腋下淋巴结炎，肋间神经痛，胃炎等。

【刺灸法】斜刺0.3~0.5寸。可灸。

日月

【定位】位于人体上腹部，当乳头直下，第七肋间隙，前正中线旁开4

寸。

【功效】收募胆经气血。

【主治】胁肋疼痛，胀满，呕吐，吞酸，呃逆，黄疸，还可以防止肌肉老化，是增强性能力的指压穴道之一。

【刺灸法】斜刺0.5~0.8寸；可灸。寒则补之或灸，热则泻针出气。

京门

【定位】位于侧腰部，章门后1.8寸，当十二肋骨游离端的下方。找京门穴的时候，最好用敲打法把它敲出来，用手指骨节胳肢侧面那个位置，如果很敏感就是该穴。但是要记住，此穴是在骨头的边缘，不在肉上，在对应着大腿两侧的高点处。

【功效】健腰，利水，消胀。

【主治】古代记述：腹胀，小腹痛，里急，洞泄，水道不通，溺黄，腰痛，骨痹痛引背。肠鸣，泄泻，腹

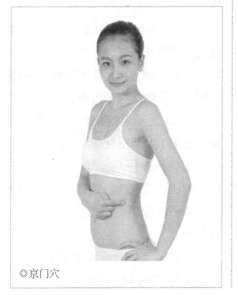
◎京门穴

胀，腰胁痛。

【刺灸法】斜刺1.0~1.5寸。艾炷灸3~5壮，艾条温灸10~15分钟。

带脉

【定位】在侧腹部，章门下1.8寸，当第十一肋游离端下方垂线与脐水平线的交点上。

【功效】固精、强肾、壮阳。

【主治】月经不调，闭经，赤白带下，腹痛，疝气，腰胁痛。现多用于子宫内膜炎，附件炎，盆腔炎，带状疱疹等。

【刺灸法】直刺0.5~0.8寸；可灸。

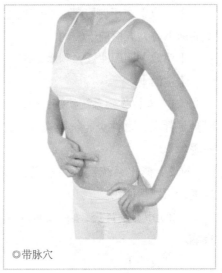
◎带脉穴

五枢

【定位】位于侧腹部，当髂前上棘的前方，横平脐下3寸处。

【功效】调带脉，理下焦。

【主治】赤白带下，腰胯痛，小腹痛，疝气，便秘。现多用于子宫内膜炎，睾丸炎等。

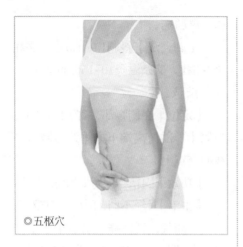

◎五枢穴

【刺灸法】直刺0.5~1.0寸。可灸。

维道

【定位】位于侧腹部，当髂前上棘的前下方，五枢前下0.5寸。

【功效】调理冲任，利水止痛。

【主治】

（1）女性生殖系统疾病：子宫内膜炎，肾炎，附件炎，盆腔炎，子宫脱垂。

（2）消化系统疾病：肠炎，阑尾炎，习惯性便秘。

（3）其他：肾炎，疝气，髋关节疼痛。

【刺灸法】

刺法：

（1）向前下方斜刺0.8~1.5寸，局部酸胀。

（2）深刺可及子宫圆韧带治疗子宫下垂，局部酸胀可扩散至小腹和外阴部。

灸法：艾炷灸或温针灸3~5壮，艾条灸10~20分钟。

居髎

【定位】位于髋部，当髂前上棘与股骨大转子最凸点连线的中点处。

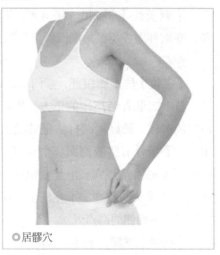

◎居髎穴

【功效】舒筋活络，益肾强健。

【主治】

（1）消化系统疾病：阑尾炎，胃痛。

（2）泌尿与生殖系统疾病：睾丸炎，肾炎，膀胱炎。

（3）女性生殖系统疾病：月经不调，子宫内膜炎，白带多。

（4）运动系统疾病：腰痛，腿痛，髋关节及周围软组织诸疾患等。

【刺灸法】

刺法：直刺或斜刺1.5~2.0寸，局部酸胀可扩散至整个髋关节、臀部和腹外侧。

灸法：艾炷灸或温针灸5~7壮，艾条灸10~20分钟。

环跳

【定位】侧卧屈股，股骨大转子最凸点与骶管裂孔连线的外1/3与中1/3交点处。

【功效】健脾益气。

【主治】腰胯疼痛、下肢痿痹等腰腿病症。

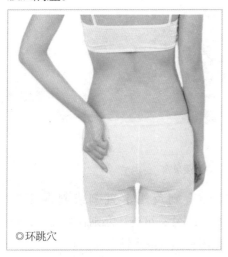

◎环跳穴

【刺灸法】

刺法：

（1）针尖略向下方斜刺2.0~3.0寸，局部酸胀，有麻电感向下肢放散，以治疗坐骨神经及下肢疾患。

（2）针尖斜向外生殖器及小腹方向刺2.0~3.0寸，麻胀感可达外生殖器，治疗外生殖器及小腹疾患。

（3）针尖向髋关节直刺2.0~2.5寸，局部酸胀感，治疗髋关节疾患。

灸法：艾炷灸或温针灸5~7壮，艾条灸10~20分钟。

寒则补之灸之，热则泻针出气或水针。

风市

【定位】位于大腿外侧部的中线上，当腘横纹水平线上7寸。或简便定位法：直立，手下垂于体侧，中指尖所到处即是。

【功效】运化水湿。

【主治】常用于半身不遂、下肢痿痹、股外侧皮神经痛、腰病及脚气的治疗和保健。

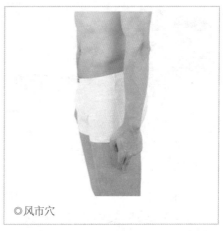

◎风市穴

【刺灸法】直刺1.0~1.5寸；可灸。寒则先泻后补或多灸，热则泻针出气。

中渎

【定位】位于大腿外侧，当风市下2寸，或横纹上5寸，股外侧肌与股二头肌之间。

【功效】疏通经络，发散风寒。

【主治】下肢麻痹，坐骨神经痛、膝关节炎、腓肠肌痉挛。

【刺灸法】

刺法：直刺1.5寸，局部酸胀，针感可向下扩散。

灸法：艾炷灸或温针灸3~5壮，艾条灸10~20分钟。

膝阳关

【定位】正坐屈膝或仰卧位，外侧，当阳陵泉上3寸，股骨外上髁上方的凹陷处。

【功效】利关节，祛风化湿。

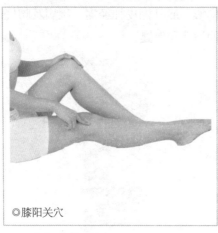

◎膝阳关穴

【主治】

（1）运动系统疾病：膝关节炎，下肢瘫痪，膝关节及周围软组织疾患，脚气。

（2）神经系统疾病：股外侧皮神经麻痹，坐骨神经痛。

【刺灸法】

刺法：直刺0.8~1.0寸，局部酸胀，可扩散至膝部和大腿外侧。

灸法：艾炷灸或温针灸3~5壮，艾条灸10~20分钟。

阳陵泉

【定位】位于小腿外侧，当腓骨小头前下方凹陷处。

【功效】降浊除湿。

【主治】腰痛，膝盖疼痛，脚麻痹，消化不良，关节筋迟缓或痉挛肿痛，抽筋，麻痹，腰腿疲劳，胃溃疡，坐骨神经痛，胆囊炎，高血压，遗尿等。

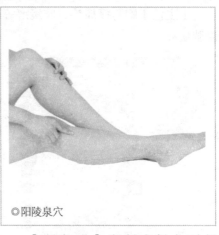

◎阳陵泉穴

【刺灸法】直刺或斜向下刺1.0~1.5寸；可灸。寒则补之灸之，热则泻针出气或水针。

阳交

【定位】位于人体的小腿外侧，当外踝尖上7寸，腓骨后缘。

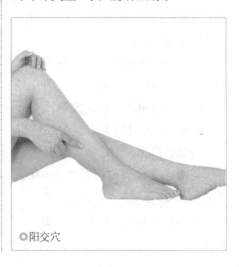

◎阳交穴

【功效】理气降浊。

【主治】胸胁胀满疼痛，面肿，惊狂，癫疾，瘰疬，膝股痛，下肢痿痹。

【刺灸法】直刺0.5~0.8寸；可灸。寒则补之灸之，热则泻针出气。

外丘

【定位】位于人体的小腿外侧，当外踝尖上7寸，腓骨前缘，平阳交穴。

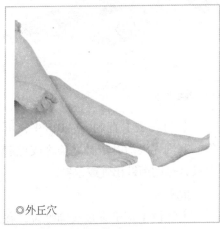

◎外丘穴

【功效】传递风气。

【主治】颈项强痛，胸胁痛，疯犬伤毒不出，下肢痿痹，癫疾，小儿龟胸。

【刺灸法】直刺0.5~0.8寸；可灸。寒则补之灸之，热则泻针出气。

光明

【定位】位于人体的小腿外侧，当外踝尖上5寸，腓骨前缘。

【功效】联络肝胆气血。

【主治】目痛，夜盲，乳胀痛，膝痛，下肢痿痹，颊肿。

【刺灸法】直刺0.5~0.8寸；可灸。寒则补之灸之，热则泻针出气。

阳辅

【定位】位于小腿外侧，当外踝尖上4寸，腓骨前缘稍前方。

【功效】祛风湿、利筋骨，泻胆火。

【主治】偏头痛，目外眦痛，腋下痛，瘰疬，腰痛，胸胁及下肢外侧痛，疟疾。现多用于颈淋巴结炎，颈淋巴结核，坐骨神经痛，膝关节炎等。

【刺灸法】直刺0.5~0.7寸。可灸。寒则补之灸之，热则泻针出气。

悬钟

【定位】位于小腿外侧，当外踝尖上3寸，腓骨前缘。

【功效】平肝熄风，舒肝益肾。

【主治】半身不遂，颈项僵痛，胸腹胀满，胁肋疼痛，膝腿痛，脚气，腋下肿。

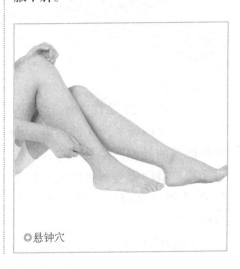

◎悬钟穴

【刺灸法】直刺0.5~0.8寸。可灸。

丘墟

【定位】取穴时，可采用仰卧的姿势，该穴位于足外踝的前下方，当趾长伸肌腱的外侧凹陷处。

【功效】生发风气。

【主治】颈项痛，腋下肿，胸胁痛，下肢痿痹，外踝肿痛，疟疾，疝气，目赤肿痛，目生翳膜，中风偏瘫。

【刺灸法】直刺0.5~0.8寸；可灸。寒则先泻后补或补之灸之，热则泻针出气。

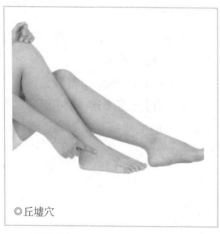

◎丘墟穴

足临泣

【定位】位于足背外侧，当足四趾本节（第四趾关节）的后方，小趾伸肌腱的外侧凹陷处。取穴时，可采用仰卧的姿势，足临泣穴位于足背外侧，第四趾、小趾跖骨夹缝中。

【功效】运化风气，冷降水湿。

【主治】头痛，目外眦痛，目眩，乳痛，瘰疬，胁肋痛，疟疾，中风偏瘫，痹痛不仁，足跗肿痛。胆经头痛、腰痛、肌肉痉挛、眼疾、胆囊炎、中风、神经官能症等。

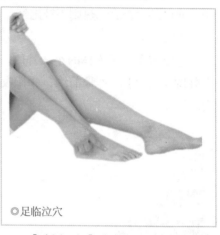

◎足临泣穴

【刺灸法】直刺0.5~0.8寸；可灸。寒则先泻后补或补之灸之或点刺出点，热则泻针出气或水针。

地五会

【定位】正坐垂足或仰卧位，在足背外侧，当足四趾本节（第四跖趾关节）的后方，第四、五跖骨之间，小趾伸肌腱的外侧凹陷处。

【功效】舒肝消肿，通经活络。

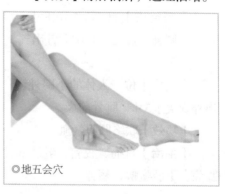

◎地五会穴

【主治】

（1）五官系统疾病：结膜炎。

（2）运动系统疾病：腰肌劳损，足扭伤。

（3）其他：肺结核，吐血，腋淋巴结炎。

【刺灸法】

刺法：直刺或向上刺0.5~0.8寸，局部酸胀。

灸法：艾炷灸或温针灸3~5壮，艾条灸5~10分钟。

侠溪

【定位】位于人体的足背外侧，当第四、五趾间，趾蹼缘后方赤白肉际处。

【功效】平肝熄风，消肿止痛。

【主治】头痛，眩晕，惊悸，耳鸣，耳聋，目外眦赤痛，颊肿，胸胁痛，膝股痛，足跗肿痛，疟疾。

【刺灸法】直刺或斜刺0.3~0.5寸；可灸。艾炷灸3~5壮，艾条温灸10~15分钟。

足窍阴

【定位】正坐垂足或仰卧位，在足第四趾末节外侧，距趾甲角0.1寸。

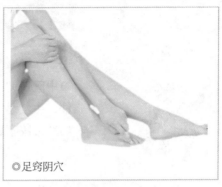

◎足窍阴穴

【功效】疏肝解郁，通经活络。

【主治】

（1）神经系统疾病：神经性头痛，神经衰弱，肋间神经痛。

（2）心脑循环系统疾病：高血压，脑血管病后遗症，足踝肿痛。

（3）五官系统疾病：结膜炎，耳聋，耳鸣。

（4）其他：哮喘，胸膜炎。

【刺灸法】

刺法：

（1）直刺0.1~0.2寸，局部酸胀。

（2）三棱针点刺放血。

灸法：艾炷灸3~5壮，艾条灸5~10分钟。

足厥阴肝经——调养情志

◎中医说"怒伤肝"，可生活中毕竟"烦事千万件，生气总不断"，生气是在所难免的。那么不妨经常按摩足厥阴肝经来进行缓解和调养。

第十八章

足厥阴肝经总述

足厥阴肝经起于足大趾上毫毛部（大敦），经内踝前向上至内踝上八

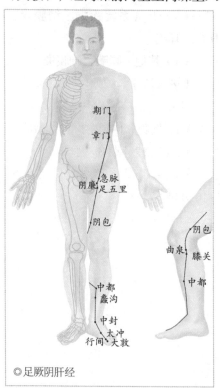

◎足厥阴肝经

寸外处交出于足太阴经之后，上行沿股内侧，进入阴毛中，绕阴器，上达小腹，挟胃旁，属肝络胆，过膈，分布于胁肋，沿喉咙后面，向上入鼻咽部，连接于"目系"（眼球连系于脑的部位），上出于前额，与督脉会合于巅顶。"目系"支脉，下行颊里、环绕唇内。肝部支脉：从肝分出，过膈，向上流注于肺，与手太阴肺经相接。

常用腧穴：大敦、行间、太冲、中封、蠡沟、中都、膝关、曲泉、阴包、足五里、阴廉、急脉、章门、期门。左右各十四穴，合二十八穴。

足厥阴肝经之支脉、别络，和太阳少阳之脉，经气不利则腰痛不可以俯仰；足厥阴肝脉过阴器，抵小腹，布胁肋，肝脉受邪，经气不利，则胸胁胀满，小腹疼痛，疝

气；肝脉上行者循喉咙，连目系，上出额至巅顶，本经经气不利则巅顶痛，咽干，眩晕；肝主疏泄，肝气郁结，郁而化火则口苦，情志抑郁或易怒。

本经腧穴主治肝胆病症、泌尿与生殖系统、神经系统、五官疾病和本经经脉所过部位的疾病。如：胸胁痛、小腹痛、疝气、遗尿、小便不利、遗精、月经不调、头痛目眩、下肢痹痛等症。

足厥阴肝经主要穴位详解

大敦

【定位】位于足大趾末节外侧，距趾甲角0.1寸（指寸）。取穴时，可采用正坐或仰卧的姿势，大敦穴位于大踇趾（靠第二趾一侧）甲根边缘约2毫米处。

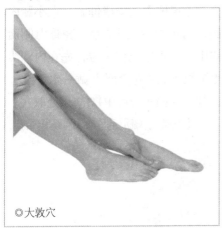
◎大敦穴

【功效】调理肝气，镇静宁神。

【主治】疝气，遗尿，崩漏，阴挺，痫证。现多用于功能性子宫出血，子宫脱垂，精索神经痛，阴茎痛。

【刺灸法】浅刺0.1~0.2寸。可灸。寒则点刺出血或灸之，热则泻针出气。

行间

【定位】取穴时，可采用正坐或仰卧的姿势，行间穴位于足背侧，大踇趾、二趾合缝后方赤白肉分界处凹陷中，稍微靠大踇趾边缘。

【功效】平肝熄风，宁心安神。

【主治】宿醉不适、眼部疾病、腿抽筋、夜尿症、肝脏疾病、腹气上逆、肋间神经痛、月经过多、黏膜炎等。

【刺灸法】直刺0.5~0.8寸。

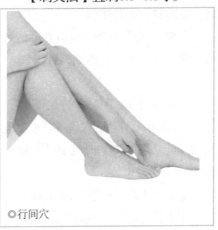
◎行间穴

太冲

【定位】取太冲穴时，可采用正坐或仰卧的姿势，太冲穴位于足背侧，第一、二趾跖骨连接部位中。以手指沿跗趾、次趾夹缝向上移压，压至能感觉到动脉，即是太冲穴。

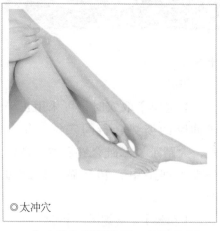

◎太冲穴

【功效】平肝熄风，健脾化湿。

【主治】头痛，眩晕，疝气，月经不调，癃闭，遗尿，小儿惊风，癫狂，痫证，胁痛，腹胀，黄疸，呕逆，咽痛咽干，目赤肿痛，膝股内侧痛，足跗肿，下肢痿痹。

【刺灸法】直刺0.5~0.8寸；可灸。寒则补之灸之，热则泻针出气。

中封

【定位】位于人体的足背侧，当足内踝前，商丘穴与解溪穴连线之间，胫骨前肌腱的内侧凹陷处。

【功效】疏肝健脾，理气消疝。

【主治】疝气，阴茎痛，遗精，小便不利，黄疸，胸腹胀满，腰痛，足冷，内踝肿痛。

【刺灸法】直刺0.5~0.8寸；可灸。

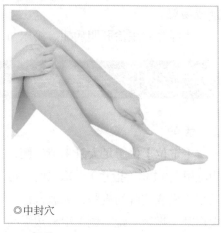

◎中封穴

蠡沟

【定位】正坐或仰卧。在小腿内侧，当足内踝尖上5寸，胫骨内侧面的中央。正坐或仰卧位，先在内踝尖上5寸的胫骨内侧面上做一水平线，当胫骨内侧面的后中1/3交点处取穴。

【功效】疏肝理气，调经止带。

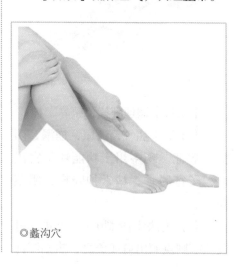

◎蠡沟穴

【主治】胫部酸痛；月经不调，阴痒，阴挺，疝气，睾丸肿痛；子宫内膜炎，子宫脱垂，小便不利，遗尿，月经不调，带下，下肢痿痹，梅核气，精神疾病，脊髓炎，心动过速等。

【刺灸法】

刺法：

（1）平刺0.5~0.8寸，局部酸胀。

（2）沿胫骨后缘向上斜刺1.0~1.5寸，酸胀感可放散至膝。

灸法：艾炷灸3~5壮，艾条灸5~10分钟。

中都

【定位】位于内踝上七寸，胫骨内侧面的中点或胫骨后缘处。

【功效】益肝藏血，行气止痛。

【主治】胁痛，腹胀，泄泻，疝气，小腹痛，崩漏，恶露不尽。

【刺灸法】平刺0.5~0.8寸，可灸。

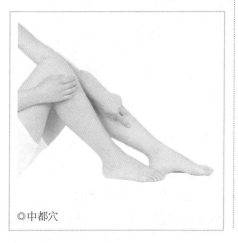

◎中都穴

膝关

【定位】位于人体的小腿内侧，当胫骨内髁的后下方，阴陵泉穴后1寸，腓肠肌内侧头的上部。

【功效】温经化湿，祛风消肿。

【主治】膝膑肿痛，寒湿走注，历节风痛，下肢痿痹。

【刺灸法】直刺0.8~1.0寸；可灸。寒则先泻后补或点刺出血或灸，热则泻针出气。

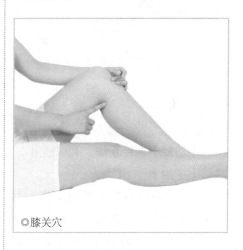

◎膝关穴

曲泉

【定位】位于膝内侧，屈膝，当膝关节内侧端，股骨内侧髁的后缘，半腱肌、半膜肌止端的前缘凹陷处。

【功效】疏肝解郁，调通前阴。

【主治】月经不调，痛经，白带，阴挺，阴痒，产后腹痛，遗精，阳痿，疝气，小便不利，头痛，目眩，癫狂，膝膑肿痛，下肢痿痹。

【刺灸法】直刺1.0~1.5寸；可灸。

阴包

【定位】位于大腿内侧，当股骨内上髁上4寸，股内肌与缝匠肌之间。屈膝正坐或卧位，当股骨内上髁上4寸即曲泉穴上4寸，股内肌与缝匠肌之间处取穴。

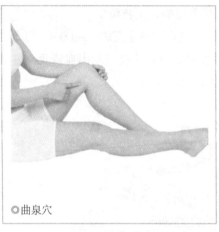

◎曲泉穴

【功效】调经止痛，利尿通淋。

【主治】

（1）泌尿与生殖系统疾病：月经不调，盆腔炎，遗尿，小便不利。

（2）其他疾病：腰腿痛，骶髂关节炎，腰肌劳损，腹股沟淋巴结炎。

【刺灸法】

刺法：直刺1.0~1.5寸，局部酸胀，可向周围放散。

灸法：艾炷灸3~5壮，艾条灸10~20分钟。

足五里

【定位】位于人体的大腿内侧，当气冲穴直下3寸，大腿根部，耻骨结节的下方，长收肌的外缘。仰卧位伸足，先取曲骨穴旁开2寸处的气冲穴，再于其直下3寸处取穴。

【功效】固化脾土，除湿降浊。

【主治】小腹胀痛，小便不通，阴挺，睾丸肿痛，嗜卧，四肢倦怠，颈病。阴囊湿疹，睾丸肿痛。尿潴留，遗尿。股内侧痛，小腹胀满疼痛，倦怠，胸闷气短。

【刺灸法】

刺法：直刺0.5~0.8寸，局部酸胀，可扩散至大腿前侧面。应注意避开股动、静脉。

灸法：艾炷灸或温针灸3~5壮，艾条灸5~10分钟。

寒则先泻后补或点刺出血或灸，热则水针或泻针出气。

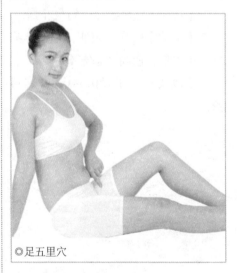

◎足五里穴

阴廉

【定位】位于人体的大腿内侧，当气冲穴直下2寸，大腿根部，耻骨结节的下方，长收肌的外缘。

【功效】调经止带，舒筋活络。

【主治】月经不调，赤白带下，小腹疼痛，股内侧痛，下肢挛急。

【刺灸法】直刺0.8~1.0寸；可灸。寒则先泻后补或补之灸之，热则泻针出气。

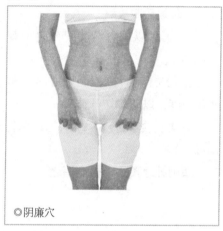

◎阴廉穴

急脉

【定位】位于人体的耻骨结节的外侧，当气冲穴外下腹股沟股动脉搏动处，前正中线旁开2.5寸。

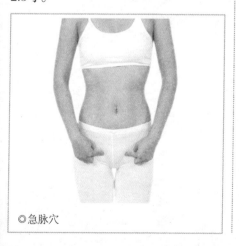

◎急脉穴

【功效】调肝止痛，理气导滞。

【主治】疝气，阴挺，阴茎痛，小腹痛，股内侧痛。

【刺灸法】直刺0.5~1.0寸；可灸。寒则微灸，热则逆经推按。

章门

【定位】位于人体的侧腹部，当第十一肋游离端的下方。

【功效】健脾消胀，和胃利胆。

【主治】腹痛，腹胀，肠鸣，泄泻，呕吐，神疲肢倦，胸胁痛，黄疸，痞块，小儿疳积，腰脊痛。

【刺灸法】斜刺0.5~0.8寸；可灸。寒则先泻后补或点刺出血或灸之，热则水针或泻针出气。

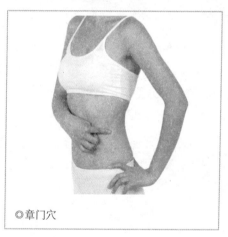

◎章门穴

期门

【定位】属足厥阴肝经。肝之募穴。足太阴、厥阴、阴维之会。在胸部，当乳头直下，第六肋间隙，前正中线旁开4寸，仰卧位，先定第四肋间隙的乳中穴，并于其下二肋（第六肋间）处取穴。对于女性患者则应以锁骨中线的第六肋间隙处定取。

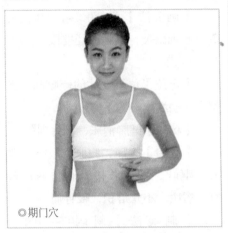

◎期门穴

【功效】健脾疏肝，理气活血。

【主治】胃肠神经官能症，肠炎，胃炎，胆囊炎，肝炎，肝大，心绞痛，胸胁胀满，癃闭遗尿，肋间神经痛，腹膜炎，胸膜炎，心肌炎，肾炎，高血压。

【刺灸法】

刺法：

（1）斜刺0.5~0.8寸，局部酸胀，可向腹后壁放散。

（2）可以试着沿肋间方向平刺0.5~1.0寸。

（3）针刺时应控制好方向、角度和深度，以防刺伤肝肺。

灸法：艾炷灸5~9壮，艾条灸10~20分钟。

寒则补之灸之，热则泻之。

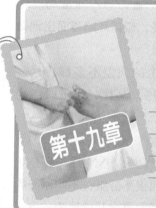

滋养脏器的特效穴位及经络自我保健

◎经络与我们身体的五脏六腑等所有器官相互连通，循行于人体的各个部位。这个大网络中的每一条路径，乃至每一个点都相互作用，相互影响，共同保护着我们的健康之躯。

肝阴虚的经络穴位保健

中医认为，人的经络主要由经脉和络脉组成。所谓"经"实际上有"径"的意思，相当于路，是大且深的主干；而"络"有"网"的意思，相当于分支，是小且浅的横行支脉。如果将我们的身体比作一棵大树，那么，经脉就是树干，络脉就是树枝。"树干"与"树枝"就如同我们身体里深浅不一、纵横交错的沟渠一样，运载着全身的气血。气血通畅，人就能"活"起来，气血不畅，人就得打盹。就好像一座城市的交通，一旦出现堵车时，被堵的人就会心情沮丧，而一旦疏通了，所有的车都正常地跑起来，城市的各个角落也就恢复了以往的平静，大家也就相安无事地专心于自己的工作了。

说到健康，恐怕有不少人又要对经络嗤之以鼻，说经络是不科学的，甚至是不存在的。但千百年来的事实证明，经络按摩及针灸是具有效果的。当然，现代医学技术已经相当发达，但问题是，我们不可能一天24小时把医生带在身边，身体一不舒服就给我们开药、打针。因此，我们自己必须掌握一些简单的保健方法，而经络按摩就是简单有效的方法。

平时我们可能会遇到这样一些症状：眩晕耳鸣，胁痛目涩，五心烦热，潮热盗汗，口燥咽干，或手足蠕动，经闭经少等，这就是典型的肝阴虚症状。肝阴虚指肝脏阴液亏虚的症候。多由气郁化火，肝病及温热病后期耗伤肝阴，或肾阴不足所致。治宜滋阴养肝为主。肝阴虚不能潜阳，多致肝阳上亢或虚风内动。参肝阳上穴，虚风内动条。

肝，阴中之阳脏，魂之处，血之藏，筋之主，其为风木之脏，主疏泄而藏血。疏泄指肝对于全身的气机、血液、水道、津液等具有疏通、畅达、宣泄的功能和特性，是保持肝本身功能和其他脏腑功能活动的重要条件。肝藏血，指肝具贮藏血液、调节血量的生理功能，即"肝主血海"也。二者是相辅相成、相互影响的，肝疏泄正常、气机调畅、血运畅达、藏血才能保障；反之，也只有肝的藏血功能正常，肝血充足，肝木得养，其疏泄始能正常发挥，故前人有"肝体阴而用阳"之说。

肝之藏血，其体为阴，是疏泄功能的物质基础，也是肝本身乃至其他脏腑功能活动正常进行的物质基础。朱丹溪有云："阳常有余，阴常不足，气常有余，血常不足。"何况阳主动，阴主静，人体常居阳动状态之中，精血、阴气最易耗散。故此示人保护阴精，强调养阴在养生、治疗上的重要性。具体对肝脏而言，肝常行疏泄功能，居阳动状态，肝体精血则易耗散而常虚。"血液运行上下全赖乎肝，肝阴虚证则不能滋养血脉"。阴血是构成人体生命活动的重要物质，在生理状态下，又互相影响，互为因果。肝阴虚证，营阴亏损，血脉不充，以致血液运行不畅而瘀滞。又因瘀血阻滞，妨碍阴精的化

生，可加重瘀血，导致血液黏度增高，血流缓慢，微循环障碍而出现微观血瘀证。

40岁以上的人差不多都有这些症状：腰腿痛，落枕，睡觉时腿老抽筋；眼花，看不清东西（视力减退），头昏，双胁下灼热，舌头红，口干，苔少；老打嗝，恶心想吐，吃下东西很不舒服；不明原因的全身酸痛；经常莫名其妙地为一点儿小事发火。

以上这些情况如不及时纠正的话，很有可能发展成脂肪肝、高血脂、慢性肝炎、胆囊炎、视网膜脱落、浅表性胃炎等。

《黄帝内经·素问·宣明五气》说肝是主管筋的，肝的气血可以抚养筋，正如书中所说的"食气入胃，散精于肝，淫气于筋"一样，"淫气"就是指气血。而"筋"就包括我们现在说的人身上的肌腱，它负责管理全身各个关节的运动。

肝血虚、阴虚了，人就没有力气，更没有多少气血能够分给筋，人抽筋就是身体在向我们抱怨了，如果我们还是不管不顾的话，病就要来了。

此时，我们只要选足太阳膀胱经上的承山穴和足少阳胆经上的阳陵泉穴，再配以足太阴脾经上的三阴交穴就行。

承山穴，顾名思义，能承担如山

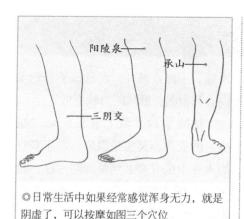

◎日常生活中如果经常感觉浑身无力，就是阴虚了，可以按摩如图三个穴位

重量的意思，它能够舒筋活络，自古就是腿痛转筋的有效大穴。疼的时候，用手指点揉此处5分钟就可以了（平时每天按揉3分钟即可），虽然按下去有很重的胀痛感，但一定要忍住，按完后会有一种说不出来的舒服感觉。

阳陵泉还是特定穴"八会穴"中的"筋会"，也就是全身筋的总汇之处，所以用此穴来治筋的毛病，疗效特别棒。另外，此穴对胆上的任何疾病都有效。

使用阳陵泉时用拇指进行点揉或者点拨，点拨效果最好，每天坚持5分钟，也可以用指间关节进行刺激，以加大刺激量。它在膝关节的下方，小腿外侧、腓骨头下方的凹陷处。

三阴交是肝、脾、肾三条阴经交会的穴位，正因为是三经交会的重要通行之处，所以刺激它可以把三条经

的经气全调动起来，可防治肝、脾、肾三脏上的诸多病症。每天按揉三阴交，坚持两个月左右，就可以很好地保养肝、脾、肾，使其气血充足、流畅，这样，三脏上的很多不适及慢性病都会不治而愈。

三阴交位于小腿内侧，在内踝尖上方四指的骨后缘处。操作方法：每天晚上睡觉前，先用热水泡脚10分钟，水深要到小腿肚以上，然后开始从上到下按揉穴位。先按揉两侧阳陵泉3分钟，一定要产生酸胀的感觉才行。

然后点按承山，小腿一定要放松，注意点按时不要使太大的力，因为这个穴位的感觉很强，刺激太大反而欲速则不达，时间也不需要太长，3分钟即可。最后按揉双腿内侧的三阴交，向着骨缘内侧点揉5分钟。请记住，一定要坚持。还可以到药店去买杞菊地黄丸，再用枸杞甘草泡水，或生地黄15克、白芍10克用水煎服，配合以上3个特效穴位，就能从根上改变这些肝血阴虚症状。

肝阴虚要多吃一点儿酸味的食物，因为酸甘化阴，可以补充阴津，还有肝在五味中合酸。少吃辛辣之品，因为辛辣的东西最耗阴液。

肺阴虚的经络穴位保健

肺阴虚是指阴液不足而不能润肺，主要表现为干咳、痰少、咽干、口燥、手足心热、盗汗、便秘、苔少质红少津、脉细而数或咯血等。证因分析：多由久咳久咯耗伤肺之阴液；或因痨虫袭肺，燥热之邪犯肺灼烁肺阴；或是汗多不固，阴津耗泄等，均可导致肺阴亏虚。

肺阴虚在小孩和中老年人身上特别多见，常见症状是常年多咳，但痰难咳出；经常出虚汗；气短，感觉胸口气不够使；情绪低落，不想与人交流；嘴里有发霉的草味，反应迟钝；特别容易感冒，或者外热内寒，上热下寒。

以上症状都是肺亏损比较厉害的典型表现。因为人体五脏中只有肺是直接和外界大气相通，所以遭遇外邪袭击的机会就多于其他脏腑。"肺为

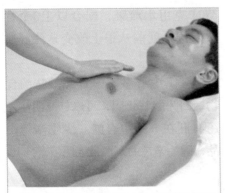

◎肺阴虚患者可以在日常生活中经常按摩膻中穴来缓解症状

娇脏，不耐寒暑"，而且孩子、老人内脏都很弱，抵抗能力就更低了。

这些症状表面上看起来是"热病"的表现，其实是假象。常年多咳的人在中医看来必然是肺阴亏虚，肯定会表现"虚热"症状，比如痰在喉里咳不出，还有睡觉时出汗，我们叫它"盗汗"，是说它老像盗贼一样在人睡着的时候才出现。还有，人之所以会莫名其妙地怕热，是因为阴虚了不能抑制阳，以致虚热全浮于表面，所以，不仅睡眠不好，手心脚心也会出黏汗。

以上这些病状在现代人生活中十分普遍，只用两味中药就可以轻松治愈：生地黄10克、五味子10克，泡水喝，不出一周就会好转。生地黄滋阴，五味子不仅敛肺止咳也滋阴。

但这样做只是把现有的症状给解决了，要彻底使肺健康，还要去根，所以我们要每天坚持按揉双侧合谷穴3分钟，只此一穴就行。同时，还要配以摩腹。15天左右，你会眼看着困扰自己多年的胸闷气短、多咳多痰、爱发高热、多出虚汗等症状慢慢消失。

肺虚时要多吃酸味的东西，少吃辛辣的东西。因为肺性质上喜欢收敛，不喜欢发散。顺着肺的喜好就是补，跟肺反着干的就是泻。酸

性收敛，正投肺所好，所以能补肺虚，辛味发散，正为肺所恶，会将肺泻得更虚。

针对肺阴虚上火的肺经按摩，可以对肺经与大肠经、膻中穴予以重点推揉，再加上以手指沿着肋骨间向左右两方推抚胸腔，一遇痛点就多推揉一番，再多喝热开水，隔天起床就会感觉好多了。

肾阳虚的经络穴位保健

肾阳虚是每个年龄段的人都会有的症状，具体表现有感冒不断，畏寒怕冷，爱喝水，四肢不温，口干舌燥，口腔溃疡；夜尿多；腰痛、关节等骨头经常痛；怕热、腰酸、口舌生疮、小便黄热、焦躁又倦怠、坐立不安。以上症状若不注意的话，发展下去就是高血压、肾炎、肾下垂、膀胱炎、糖尿病、阳痿、妇科病。

中医认为，气血津液是人体生命活动的基本元素。气又囊括很多种，如元气、宗气、卫气。其中元气是人体中最基本的气，根源于肾，属先天之气，所以，人们常说伤什么也别伤了元气，元气囊括元阴和元阳。而卫气（卫阳），有"卫护"的意思，主要起温养、保护内脏和肌表的作用，它来自食物转化而成的水谷精。

阳虚的意思主要就是指卫气卫阳虚。而宗气是由肺接收的自然之气与脾胃运化而来的水谷之气相融而成，它推进肺气的升降和心血在全身的散布运行。

肾阳虚证是指肾阳亏虚，脏腑机体失于温煦所表现的虚寒证候，又名命门火衰证。多因素体阳虚或年老体衰，或久病不愈，或房事太过，或其他脏腑病变伤及肾阳，以至命门火衰，温煦失职所致。临床主要表现为头目眩晕，面色发白或发黑，形寒肢冷，腰膝酸冷，精神萎靡，性欲减退，男子阳痿早泄，精冷不育，女子宫寒不孕，或久泄不止，完谷不化，五更泄泻，或小便频数清长，夜尿频多，舌淡苔白，脉沉细无力，尺脉尤甚。故本证多以腰膝酸冷，性欲减退，夜尿频多与阳虚症状共见为辨证的重要依据。

肾阳虚固然不是什么大病，但发展下去就容易导致胃、肺和肾脏上的严重疾病，千万不能忽视。一旦出现肾阳虚的症状，只要运用以下几个行之有效的穴位就可以了。

下面我们所介绍的这几个穴位在补肾壮阳的功效上很是出色：

1. 肾俞

肾俞是肾的背腧穴，不管是肾阳虚还是肾阴虚，只要是肾脏的问题，都离不开它。它是阴阳同补的一个穴位，用艾条温灸它，能够振奋肾脏的元气，起到培元固本、益肾助阳的功效。

2. 命门

命门对男子所藏生殖之精和女子胞宫的生殖功能有重要影响，对各脏腑的生理活动起着温煦、激发和推动作用，对食物的消化、吸收与运输，以及水液代谢等都具有促进作用。现代研究多倾向于认为命门是藏真火的穴位，就是通常叫它"命门火"。艾灸命门，能够鼓动命门之火，从而温肾助阳。命门这个穴位在我们临床上常用来治疗男性阳痿，自己可以经常在家灸这个穴位，用艾柱灸5~7壮，或者用艾条灸10~20分钟，每天1次，每月20次，疗效很好。

3. 气海、关元

气海是人体元气的海洋，关元是元气出入的"关卡"，是任脉和身体的足三条阴经相交会的穴位，是"男子藏精，女子藏血之处"，两穴合用，能够大补脏腑的虚损。无论是补肾气还是补肾阳，关元和气海都是我们必选的穴位。

4. 合谷

合谷是人体保健的要穴，俗称"虎口"，是手阳明大肠经的穴位，可以称作人体的第二保健大穴，每天按揉合谷穴，可以很好地提高卫阳的功能。冬天和深秋以及夏秋之交的时候适宜艾灸合谷，秋季和夏季的时候适宜按揉。按揉时应当朝着小指方向按，有酸胀的感觉为度，艾灸时应当拿着艾条在距离穴位约两指的中央灸。

5. 足三里

足三里，是足阳明胃经的合穴，主治肚腹上的疾病。今人认为，按揉或艾灸此穴，可使浊气下降，强壮全身。民间谚语称："拍击足三里，胜吃老母鸡。"此穴可养胃、补肾、补肺，注意和合谷穴配合运用。

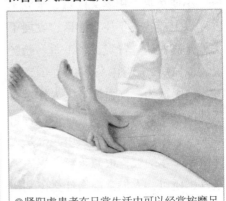

◎肾阳虚患者在日常生活中可以经常按摩足三里穴来缓解症状

6. 鱼际

鱼际，是手太阳肺经的穴位，每天坚持掐揉双手的鱼际穴，可保肺的平安无恙。注意配合合谷、足三里运用。每天早饭前和晚饭前按揉双侧合谷穴各3分钟，而后再按揉或艾灸双侧鱼际和足三里穴各3分钟。同时还可服用玉屏风散或防风通圣散，或泡点儿黄芪当茶喝，就可以大大增强卫气的护卫进攻功能。

对上面这几个穴位的使用，最好用灸法。每个穴位用艾条灸10~20分钟，或者灸到穴位周围皮肤发红，每天1次，每个月灸20次，补肾壮阳的效果很好。

经常用这几个穴位温补肾阳，尿频、小便清长、浮肿、畏寒怕冷、耳鸣、大便溏稀、男子阳痿，女子宫寒、性冷淡、痛经等问题都会有所缓解或者治愈。

另外，为增强卫气的进攻作用，可以吃点儿辛辣之品。辛味宣散，能将卫气驱逐到皮肤外表的腠理之中，做到五步一哨，十步一岗，身体的捍卫自然铜墙铁壁。补肾要多吃彩色的食物，如黑豆、黑芝麻等。另外，肾属水，水最怕土，所以吃多了甜的东西会伤肾，因为甜味与土相对。有肾病的人切记不要吃油炸煎烤的东西，因为太燥，耗伤水分，加重肾虚。

脾胃虚弱的经络穴位保健

中医说脾胃是人的"后天之本"，就是生下来活下去的根本保证。每个人在出生后，主要依赖脾和胃运化水谷和受纳腐熟食品，这样人体才能将摄入的饮食消化吸收，以化生气、血、津液等营养物质，才能使全身脏腑经络组织得到充分的营养，维持生命活动的需要，所以脾胃也为气血生化之源。

脾胃虚弱的人通常会有下列表现：

（1）闷闷不乐，莫名地不高兴，心烦，疲惫。

（2）胆小多疑，思虑太多，不愉快的事会记得很多，而且经常回味，使自己经常处于压力下或经常生闷气。

（3）胃难受，牙痛，肺咳。

（4）能吃能喝但还是瘦。

（5）有一些精神失常状况。

以上这些毛病如果不及时采用行之有效的方法来纠正的话，发展下去就会形成心郁、肺郁、脑郁、肠郁等一连串的疑难杂症，而像那些常见的如浅表性胃炎、胃溃疡、低血压、十二指肠溃疡、各种消化系统疾病就更不用说了。

既然脾胃具备了整个消化吸收功能，如果脾胃不好，人体很多器官运作代谢减慢，工作效率降低，或干脆停工，所以疾病就出来了。俗话说：人是铁，饭是钢，一顿不吃饿得慌。脾胃虚弱，要么没有食欲，要么吃了不消化，不管是哪种情况，都会让身体缺乏动力，时间一长人当然就不舒服，而脾主管人身上的皮肉，脾虚了，四肢肌肉没东西吃，当然会四肢无力，肌肉酸懒，气短，便稀，泄泻。同样，脾无力了没法将食物转化成气血，气血流不到四肢，自然会感到手脚冰凉。这些只是初期的症状。但任由这样发展下去的话，各种胃炎、肠炎都会接踵而来。

中医的脏腑学说里面把脾称作"后天之本"，和"先天之本"肾相对应。既然能称为"本"，可见它的作用有多重要了。《黄帝内经·灵枢》说"人之所受气者，谷也。谷之所注者，胃也。胃者，水谷气血之海也"。它的意思就是：人能活下来是从哪里吸取生气呢？是粮食，而粮食要转化成气血，就要先进入胃里，所以说胃是水谷气血之海，其实胃就是我们的"粮仓"。粮食运到这里，先进行初步的消化（被打碎）形成食糜，然后再被脾加工好运走，脾胃是互为表里的两个脏腑，一个管受纳，一个管消化食物，所以经常把它们放在一起称作"中焦脾胃后天之本"。

脾胃不好的人可以尝试下面推荐的穴位组合：

1.中脘

中脘穴在膈下脐上，是胃之募穴，八会穴中的腑会，又是任脉、手太阳小肠经、手少阳三焦经和足阳明胃经之会穴，有健脾利湿、和胃降逆的功效，任脉在该部位的穴位多用于治疗消化道疾病，尤以胃、十二指肠疾病的效果为好，故本穴能治疗胃脘痛，呕吐，食不消化，腹胀等病。临床可配用足三里、内关等穴。

2.神阙

神阙穴在脐中央，脐为瘢痕组织，有回阳救逆之功，凡属挥霍缭乱，有干神之外感急症，本穴主之，主要用于中风脱证的面色苍白，四肢厥冷，大汗淋漓，脉搏微细的急救，用灸法，以灸至肢暖、汗收、脉复为度。

中寒腹痛，泄泻便溏可灸神阙或拔火罐。脐为后天之气舍，在内接近大小二肠，按摩者可转运此穴，通畅矢气，消化水谷。

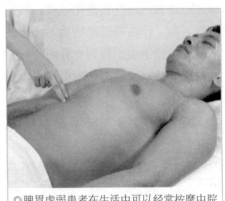

◎脾胃虚弱患者在生活中可以经常按摩中脘穴来缓解症状

3.足三里

"足"指下肢，"三"指膝下三寸，"里"指内，即集合，通达之意，与手三里上下相应，对上下三焦诸病无所不包，治症极为复杂，故名足三里。

足三里是胃经的下合穴，是治疗胃肠疾病的重要穴位，所谓"肚腹三里留"，是指凡腹部疾患均能在本穴进行治疗。足三里是治疗下肢疾病的重要穴位，《黄帝内经》说："治痿独取阳明。"足三里为治疗瘫痪和痹证的主要穴位。

足三里是人身四大强壮穴之一，古有"若要安，三里常不干"之说，指出常灸此穴有强壮作用或常点按有保健作用。举凡消化和运动方面的病症，常点按此穴有加强疗效作用。故足三里有调理脾胃、调补气血、疏通经络、扶正培元之功效。

从中医学理而言，"饮食自备，脾胃乃伤"。人体的水湿、水肿、痰液、流注几乎都与脾胃病变有关，脾胃是后天之本，《黄帝内经》中讲过"胃不和则卧不安"。胃主纳，脾主化，脾统血，五行中，脾胃为土，脾藏意（五神之一），万病归于脾土，治病用药，先护胃气，有胃气则生，无胃气则死。

艾灸在除痰、化湿、渗水、祛风、散寒、消肿方面有独到的作用。而且艾灸中脘、足三里、神阙的补益作用在消化系统方面主要是通过胃肠活动的变化、消化腺分泌的变化等实现的，在艾灸时发现胃肠活动出现兴奋性和抑制的改变，从而起到调整作用。如胃液分泌过多者，灸之可抑制胃液的分泌；而胃液少者，灸之可促使胃液分泌。对于胆汁，唾液也有良好的调节作用，而且可清除肠胃瘀滞，开启强壮脾胃，调胃补气，化湿和中，降逆止呕，健运脾胃，温中散寒，温补元气，调和气血，宣通气机，导气下行，固脱复苏之功效。肠胃清则五脏六腑之瘀滞有倾泻之途，脾胃健则五脏六腑有生化之源。

那么日常生活中怎么来护理我们的脾胃呢？首先要分清楚是脾还是胃的问题。虽然时间长了两者都会有毛病，但一定要弄清是谁先出问题的，这样治疗时才好办。根据"脾主运化"和"脾主升清""胃主受纳"的道理，如果食欲不好或者吃过饭不消化，那是脾的问题。如果觉得有食欲但是吃下去会不舒服，那就是胃的问题。例如有些人经常在外面吃饭，吃的时候没觉得怎样，但吃完后总会拉

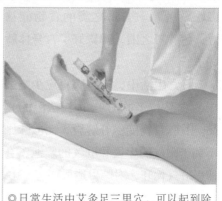

◎日常生活中艾灸足三里穴，可以起到除痰、化湿、渗水、祛风的作用

肚子，西医说是胃肠炎，打针吃药不见效，其实这个情况在中医里面属于"胃强脾弱"，很明显，胃没问题，是脾运化不了，吃进去的食物超出了它的负荷，没有办法只好拉出来了。这就和卡车运货一样，标注的承载量是1吨，虽然也能装上去2吨，但是车胎可能会爆，车厢下面负重的钢板更会变形。

《黄帝内经》记载："病在脾，愈在秋，秋不愈，甚于春，春不死，持于夏，起于长夏，禁温食、饱食、湿地、濡衣。"长夏（小暑立秋之间）湿气重，湿气易伤脾，所以长夏之时要注意调养脾胃，少吃生冷肥腻的东西，也不要吃得过饱加重脾胃负担，或者穿湿乎乎的衣服，睡在潮湿的地方。很多人以为夏季温度高，多吃冰棍和冷饮，湿衣服穿在身上一会儿就干了，这些小事情不碍事，殊不知，正是这些小事情在一点点蚕食你的后天之本。要保养后天之本，就要多吃"苦"。苦瓜之类的食物能祛湿，解脾胃之困，脾胃好了，身体就好了。

日常生活中，养护脾胃应少吃酸味的食品，多吃甘味的、祛湿的食品。甘味食物能滋补脾胃，而酸味则不利于阳气的生发和肝气的疏泄，会使得肝气偏旺，对脾胃造成伤害。

甘味食物首推红枣、山药和薏米。此外还有小米、糯米、高粱、豇豆、扁豆、黄豆、甘蓝、菠菜、胡萝卜、芋头、红薯、土豆、南瓜、黑木耳、香菇、桂圆、栗子等。而黄瓜、冬瓜、绿豆芽等寒性食品（尤其是体寒者）则要少吃。

烹调多用以水为传热介质的方法，例如煲汤、煮羹等，并且要注意保温；少用煎、炸、烤等以油为介质的烹调方法，以利于脾胃的消化吸收。

注意食有节制，防止过饱伤及本来就虚弱的脾胃，始终保持旺盛的食欲。

下面介绍两款健脾养胃的药粥。

山药薏米粥：山药粉60克，薏米30克。先将薏米洗净水煮，将熟时，调入山药粉，用小火继续煮至粥

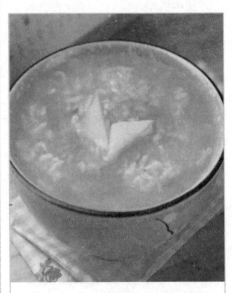

◎生活中经常食用山药薏米粥可以祛除身体内的寒湿气，同时能够健脾益气

熟。早晚温服。功能：健脾益气，渗湿止泻。适用于脾气虚弱、食少便溏，或脾虚不运、湿浊下注之妇女带下等症。

黄芪红枣粥：黄芪30克，红枣30克，糯米100克。先将黄芪煎水取滤液，红枣去核，与糯米一起熬成稀粥。早、晚趁热服食。功能：益气健脾、养血安神、固表止汗。适用于脾胃气虚、食少便溏、倦怠乏力及年老体弱、血虚萎黄。

心脏的经络穴位保健

谁都想拥有健康的心脏，不过如今随着人们生活压力的增加，饮食结构的改变及运动量的减少等多种情况的变化，心脏病的发病率在渐渐增加。

虽然年龄、性别、家族遗传病史等危险因素难以改变，但是如果有效控制其余危险因素，就能有效预防某些心脏病。在日常生活中学会自我管理，建立良好健康的生活方式，对心脏病患者而言至关重要。

有心脏病的人，经常提心吊胆怕发作，如何排除这一忧患？除了在日常生活中保持乐观向上的良好心态，努力做到生活有规律，还可以用按摩穴位的方法来主动地防止心脏病发作，做到预防为主，未雨绸缪。

我们常用的按摩预防心脏病的保健穴位有三：

一是内关穴，其位于手掌腕侧横纹正中直上2寸（可用患者拇指指关节的横度作为1寸标准）两筋间，可用拇指侧按压。

二是神门穴，其位于手掌侧腕横纹尺侧端梢方凹陷处，可用拇指端点按。

三是膻中穴，其位于胸部正中线上，平第四肋间处，可用拇指指端按压或用大鱼际平揉。

保健按摩方法：按摩频率每分钟60~80次；每天早晚各一次，每次按摩每穴1分钟左右，一般以点按或平揉手法为宜。此三穴自我按摩方便，随心随时随意，若平时心脏有不适的时候，可立即点按此三穴治疗，为及时就医赢得时间。

实践证明，坚持按摩不仅能起到预防保健的功效，而且对降血脂、降血压等也有一定的作用，会收到意想不到的效果。

临床实践表明，手部按摩是有效的防治心脏病的辅助方法。如风湿性心脏病患者出现心功能不全时，按摩手部穴位可以改善四肢末端的血液循环状态，加强心脏功能；冠心病患者长期按摩手部穴位，有利于改善心肌的缺氧、缺血状态，减少或防止心绞痛、心肌梗死的发生。

必须指出：对于任何心脏病，手部按摩只是辅助方法。

按摩选穴：内关、大陵、神门、少海、曲泽等。

反应点：心点、心痛点（心悸点）。

按摩方法：按揉或点按内关、大陵、神门、少海、曲泽、心点、心痛点200~300次（每穴）。心慌者而无明显心脏病迹象，只需要重点按摩内关、神门即可。心脏病患者如自己做手部按摩，不应选穴过多，坚持每天按摩1~2次。

心脏病发病期间，应以药物治疗为主，以手部按摩为辅。治疗过程中要及时注意病人的表情反应，以免发生危险，严重时应叫"120"急救。

伸开手臂，掌心向上。然后握拳

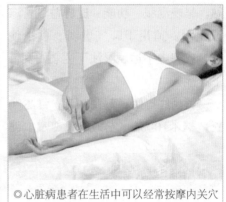

◎心脏病患者在生活中可以经常按摩内关穴来缓解症状

并抬起手腕，可以看到手臂中间有两条筋，心包经上的内关穴就在离手腕第一横纹上2寸的两条筋之间。内关穴有宁心安神、理气止痛等作用，因此经常作为中医医治心脏系统疾病以及胃肠不适等病症的首选大穴。

因为内关穴十分好找，所以可以作为日常按揉的穴位，无论是走路还是闭目养神时都可以操作，对于调节心律失常有良好作用。需要注意的是，按揉此穴不必太用力，稍微有酸胀感即可。

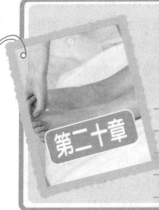

第二十章

四季养生特效穴位及经络自我保健

◎《黄帝内经·灵枢·本神》里说："故智者之养生也，必顺四时而适寒暑……如是，则僻邪不至、长生久视。"就是说懂得养生之道的人，顺应时节变化而养生，就会长寿。我们运用经络穴位保健养生时也应当遵循此法。

春季的保肝腧穴

在春季，养肝是养生的重点内容。我们平时除了通过调理饮食达到养肝护肝的目的外，亦可通过按摩具有养肝护肝效用的穴位，以达到养肝护肝的目的。

下面就介绍些具有养肝护肝效用的穴位，供大家参考选用。

三阴交穴：位于小腿内侧，足踝部内侧尖上3寸，胫骨后缘处，具有健脾益血、调肝补肾的效用，所以养肝护肝可经常按摩三阴交穴。

太冲穴：位于足部，当第一跖骨间隙的后方，是肝经的原穴，肝脏所表现的个性和功能在此穴都可表现，所以养肝护肝可多按摩太冲穴。用拇指指尖对穴位慢慢地进行垂直按压。

肝俞穴：位于第九胸椎棘突下，（督脉）旁开1.5寸处，刺激此穴有利于肝脏疾病的防治，所以养肝护肝可常按摩肝俞穴。

阳陵泉穴：位于小腿外侧，可治疗胆腑病症，是脂肪肝治疗的要穴之一，所以养肝护肝可常按摩阳陵泉穴。

大敦穴：位于大脚趾靠第二趾一侧的甲根边沿约2毫米处，具有调补肝肾效用，所以养肝护肝可经常按摩大敦穴。

行间穴：位于第一、二趾间，趾蹼缘的后方赤白肉际处，为肝经腧穴，亦可调理肝气，所以养肝护肝可常按摩行间穴。

足三里穴：位于小腿前外侧（取穴时屈腿），犊鼻穴（缺刻）下3寸，距胫骨前嵴一横指（中指）处。经常按摩此穴除了具有降血脂、降血液黏稠度、预防血管硬化的效用外，

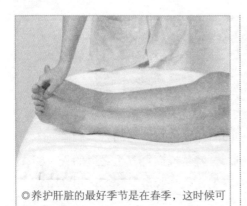

◎养护肝脏的最好季节是在春季，这时候可以按摩行间穴来进行调理

还可有效预防脂肪肝，所以养肝护肝可经常按摩三里穴。本穴是人体最经常使用的保健穴之一，经常按摩可强身健体。

支沟穴：位于小臂，腕横纹上3寸处，除可保肝护肝外，还具有很好的调气通腑的效用，所以养肝护肝可常按摩支沟穴。

除此之外，人体的头部、上肢、下肢都有具有养肝护肝效用的穴位。我们下面分别介绍。

按摩头部穴位：

按摩耳轮动作要领：

用两手拇指、食指捏住左右耳轮，自上而下搓摩，以耳部发热发胀为宜。效用：聪耳明目、活络通窍，且对全身健康都有好处。

掐睛明穴动作要领：

用拇指、中指掐在睛明穴上，同时食指点按两眉间的印堂穴，可谓"一手点三穴"。点掐时闭气不息，点至自发气满时截止。点时一松一

紧，点压1~2分钟。取穴方法：正坐闭目，目内眦角上方1分处。效用：疏风清热、通络明目。可治疗眼疾、神经器官性头痛，也可治打嗝。

揉太阳穴动作要领：

用两手拇指或食指指腹按住两侧太阳穴，先顺时针方向揉动8次，再逆时针方向揉动8次。取穴方法：眉梢与外眼角中间，向后约1寸处。效用：祛风止痛、活络明目，可防治头痛、治疗眼疾。

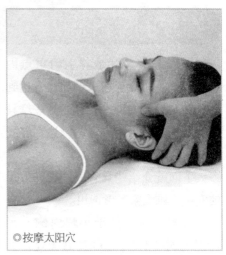

◎按摩太阳穴

按摩上肢穴位：

叩劳宫穴动作要领：

一手握拳以曲骨处叩击另外一手的劳宫穴16次，再换手叩16次。取穴方法：握拳，食指、中指、无名指及小指四指轻压掌心，中指与无名指两指间便是此穴位。效用：清热泻火，开窍醒神，能除心烦，治心火过盛引起的口腔溃疡，以及精神方面的疾病。

掐内关穴动作要领：

屈臂手掌向上，用另外一手拇指按压穴位。稍使劲，以感酸、胀为度，左右各按1~2分钟。取穴方法：仰掌微屈腕中心环节关头，掌后第一横纹上2寸，在两条大筋之间。效用：宁心安神、疏肝降逆、活血通络。

按合谷穴动作要领：

一手拇指张开，虎口拉开，另外一手拇指按压穴位，两手互换按压1~2分钟。取穴方法：拇指、食指张开，使虎口拉紧，拇指中心环节关头横纹压在虎口上，拇指中心环节关头前屈曲，拇指尖所指处便是穴位。效用：通经镇痛、解表清热、开窍醒神、熄风。主治头面五官疾病，治牙痛有特殊疗效。

按曲池穴动作要领：

以拇指尖按摩另外一臂的曲池穴，两手互换按摩1~2分钟。效用：祛风解表，调理肠胃，疏利中心环节关头，能调理脏腑功能，泻火去热，是治疗上肢偏瘫的首要穴位。

搓命门穴动作要领：

两手相互搓热，两手依次在命门穴上下来回搓热，可做2~3分钟。取穴方法：由肚脐中做一线水平绕腰腹一周，该线与后正中线的交点就是命门穴。效用：培补肾阳、通利腰脊、壮肾补虚、温补脾阳。可治疗腰部虚冷疼痛、夜尿症、拉稀等症。

夏季的养心腧穴

从中医"四季养生"的理论来说，夏属火，通心，因此夏季是最适合养心的季节。

在中国文化里，有一个很有意思的现象，就是一切反映人思想意志活动的词语，都和"心"相关——心情、心愿、心花怒放、心烦意乱、心神不宁……这里的"心"已经不仅仅指心脏这个单一的器官，还包括了大脑的思维。从医学上讲，心脑本身就属于一个系统，这里密布着丰富的神经，最容易受到环境影响，这就是为什么在夏天心脏健康受到威胁的时候，情绪也容易烦躁不安的原因了。所谓"心主神明"，养心和养脑其实是同时进行的。

在中医养生文化中，把四季、五行和人体的五脏一一对应起来，这种朴素的科学不无道理，夏季属火，"心火上炎"之后，人们容易出现疲劳、胸闷、睡眠不好、头痛、心悸等症状，心脏负担加重之后，心脑血管疾病也容易频发。同时"脾病起于长夏"，在夏季末期，湿邪最盛，胃肠功能受到抑制，消化能力和抵抗力降低，加之肠道细菌繁殖旺盛，脾胃不适便常常出现。

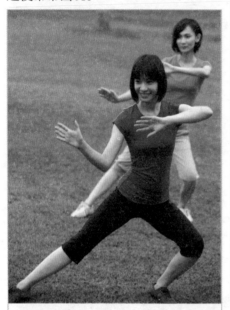

◎人们在夏季消耗大，因此锻炼时间应控制在20~30分钟最佳且宜选择运动强度不大的运动方式

夏日养心，我们在这里提出一些清凉攻略供你参考：

1.作息调理

充足的睡眠在夏天比什么都重要，适当午睡会令上午流失的精力得到快速补充，同时，规律的作息可以安定情绪。夏天夜生活很丰富，晚睡也似乎成了习惯，但要知道这些都令白天的烦闷加剧。

2.运动注意

夏天的运动不宜过于剧烈，日光下的户外运动、球类运动等更是成倍透支体力，并不是个好办法。夏季进行运动要讲究科学，做到适时、适量和适地。

适时。为了避免强烈阳光对皮肤和身体的损伤，运动时间最好安排在清晨或傍晚天气凉爽时，尽量避免上午10点至下午4点的户外运动。

适量。人体在夏季消耗增大，睡眠和食欲下降，体能储备相对较弱，因此提倡轻松的运动，时间控制在20~30分钟，强度适当减小，可选择游泳、散步、慢跑、太极、瑜伽等。

适地。尽量到户外运动，选择公园、湖边、庭院等阴凉通风的地方。即使在室内运动，也要适当打开门窗，保持空气流通。

3.经络按摩

中医经络按摩已经被证明是一种有效的保健方法，这里推荐给大家2个简单易行的养心穴位自我按摩：

（1）按压后颈部下端第七颈椎棘突下凹陷中的大椎穴，能够清热除湿。

（2）每天按压手臂内侧中线的心包经和手臂内侧外缘的手少阴心经，对心血管系统、神经系统和本经经脉所经过部位的病症如心痛、心悸、心胸烦闷都有缓解作用。另外，按压太阳穴、印堂穴，也有提神作用。

天一热，很多朋友会觉得心热烦

躁，静不下来，晚上睡觉也难以入眠，心脏疾病也进入了高发期。这时候除了练习打坐等养心养性的方法之外，按摩心包经上的内关穴也非常有效，这是治疗失眠，养心养性，保护心脏，预防心脏病发作的绝佳穴位。内关穴是心包经的穴位，相当于心脏这个君主的"御前侍卫"，是保护心脏不可缺少的助手。

对经络和针灸稍微了解一点儿的人都知道"四总穴歌"，就是概括足三里、合谷、列缺、委中四个穴位的治病功效，以及突出它们的治疗效果。后人在四总穴的基础上又加了两句，叫"酸痛取阿是，胸胁内关谋"。意思就是酸痛的病取阿是穴，而胸胁的病症则找内关穴。

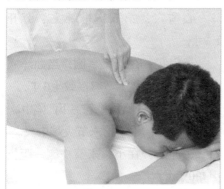

◎在炎热的夏季里，往往人体会感觉湿热难受，这时候可以按摩大椎穴缓解症状

内关穴在前臂掌侧，当曲泽与大陵的连线上，腕横纹上2寸，掌长肌腱与桡侧腕屈肌腱之间。内是内藏，关是关口、关要，也就是出入的要地。我们知道，这个穴在心包

经上，心包是替心脏行使职权的，是心脏的保护伞，治疗的疾病也是和心脏有关系的。所以，可以算得上是心脏的关口，对于冠心病、心绞痛等心脏方面的问题，都可以找内关穴来调治。

不过，我们在生活中还有一个小小的麻烦，也可以用内关穴来应急，或许使用频率更高一些，这便是治疗晕车晕船、呕吐等。过去人们常年居住一个地方可能无所谓，而现代社会，出行没有交通工具简直就无法想象，很多人因为晕车而没有办法远行，每出一次门跟受刑一样。这时候刺激内关穴就对了，用一只手指使劲地掐按另一侧手腕上的内关穴，或者也可以用硬币，因为内关在两条筋的中间，掐按不好使劲。拿硬币在中间进行滚动按摩，刺激效果非常好，可以说是很好的应急措施。

当然，除了保养心脏和预防晕车之外，对于消化道的疾病，如肠胃的问题等，也可以找内关来调理。毕竟，作为心脏的保护伞，内关是替人体的君主——心来行使职权的，所以，很多的问题都可以找它来解决。

下面我们介绍三个夏季养心大穴——阴陵泉、百会、印堂。

夏季我们最易受暑湿之邪的伤害，也就是容易耗气伤阴。这时我们要每天坚持按揉阴陵泉、百会和印堂穴。

阴陵泉穴：沿小腿内侧骨向上，快到膝盖拐弯处的凹陷既是；它可以健脾利湿，坚持每天按揉3分钟，可以保持整个夏天脾胃消化正常，祛除多余的"湿"。

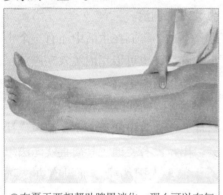

◎在夏天要想帮助脾胃消化，那么可以在每天经常按摩阴陵泉穴

百会穴：位于头顶最上方，也就是两耳往头顶连线的中点处，可以大大提升人体的阳气，让人神清目爽，每天用两手中指叠压起来按在穴位上3分钟就可以了。

印堂穴：位于两眉之间，每天用拇指和食指捏起眉间的皮肤稍微向上拉100次，就能感觉到一种胀胀的感觉向两侧放散，那是阳气在冲击。

夏季暑湿缠人，坚持每天按揉阴陵泉、百会和印堂穴3~5分钟，把阳气提起来，你就可以心怀清凉，安然度夏。

下面是其他一些夏季日常护理的穴位，大家可以参考使用：

劳宫穴：在手掌心，当第二、三掌骨之间偏于第三掌骨，握拳屈指时中指尖处。

少府穴：手掌面，第四、五掌骨之间，握拳时，当小指尖处。

内关穴：前臂正中，腕横纹上2寸，在挠则屈腕肌腱同掌长肌腱之间。

神门穴：腕横纹尺侧端，尺侧腕屈肌腱的桡侧凹陷处。

灵道穴：前臂掌侧，当尺侧腕屈肌腱的桡侧缘，腕横纹上1.5寸。

心俞穴：第五胸椎棘突、旁开1.5寸。

郄门穴：在前臂掌侧，当曲泽穴与大陵穴的连线上，腕横纹上5寸。

至阳穴：第七胸椎棘突下凹陷中。

中冲穴：手中指末节尖端中央。

少冲穴：在小指末节桡侧，距指甲角0.1寸。

秋季的护肺俞穴

肺在中医理论当中，主要有两大功能，一个是宣发，一个是肃降。宣发主要是通过发汗、咳嗽、流涕来表现。肃降功能主要表现在两个方面，一是通调水道，下输膀胱；二是推动肠道，排泄糟粕。但肃降的功能通常要从病理状态中才能感知到，正所谓"善者不可得见，恶乃可见"，也就是说它的功能正常时，你根本看不到它的作用，但不正常了，才会有症状表现出来。许多便秘患者并不是大便干硬，而是大便无力下行；还有人小便艰涩，需良久方出，这些都与肺不肃降有直接关系。肺的宣发和肃降的力量来自哪里呢？来自中气，也就是脾肺之气。

秋季的保健养生要分为前后两个阶段。秋在五行中和金相对应，《黄帝内经》说"金曰肃杀"，所以秋天的时候万物开始萧条，枯萎。我们通常也说"秋收，冬藏"。秋收就是为了冬藏。对我们人体来讲，这时阳气应该往回收了，才便于冬天的内藏。但是这时外界的温度还很高，阳气还在往外泄，毛孔仍是舒张的，人还是容易遭到外邪的袭击。秋天的主要邪气是燥，但燥有温燥和凉燥之分，在由夏季转为秋季的时候，湿气虽然退了，但气温并没有降下来，我们都知道有"秋老虎"之说，民间都说"秋后还有一伏"。这时如果不注意的话，人就容易出现鼻涕含有血块、咳痰带血丝的情况，肺特别容易受伤，给呼吸系统埋下重大隐患。

所以在秋季的前半程我们要像春天那样养生，不同的是不用把重点放

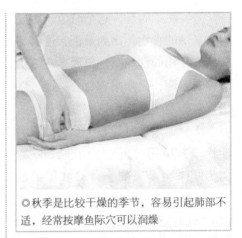

◎秋季是比较干燥的季节，容易引起肺部不适，经常按摩鱼际穴可以润燥

在平肝上面。穴位主要选择肺经上的鱼际和大肠上的曲池、迎香。

曲池是手阳明大肠经的合穴，有很好的清热作用。每天阳气最盛的时候（即中午1~3点时）按揉两侧穴位2分钟即可，最重要的是要坚持每天做。它们在肘关节的外侧，胳膊屈曲时肘尖和肘外侧横纹的中点处。因为肌肉比较丰厚，所以按的时候要先加点拨的手法。

具体操作法：先用另一手的拇指按下去，有胀感之后再向外拨。

迎香也是手阳明大肠经的穴位，从它的名字我们可以看出它的功能是使人"闻香逐臭"的，按摩此穴可以治疗各种难愈的鼻炎、鼻塞。还可以湿润鼻腔，两鼻腔湿润了，就可以阻止病邪的侵袭，尤其是在燥邪盛行的秋季。

操作法：双手按在两侧迎香穴上，往上推或反复旋转按揉2分钟，鼻腔会明显地通畅湿润许多。

需要注意的是，这个时节一定要少吃辛辣的食物，比如辣椒，还有那些煎炸烧烤的食品。一定要多吃滋阴润肺的东西，比如梨、百合。还可以用百合、麦冬熬粥。这些都是润肺的好方法。如果这时你有干咳、口渴的症状，千万不要随便去买止咳药吃，因为咳嗽也是人的一种自我保护反应，不应该去强行地止咳，而要通过润肺宣肺达到祛咳的作用，买一些川贝枇杷露喝，效果会更好。

到了秋季的后半段，热气慢慢下去了，天气转凉，于是燥又同冬季的主气"寒""勾结"在一起，形成了凉燥。它也是主要通过口鼻来侵犯我们的身体，但是人被凉燥之邪侵犯后，身体不再觉得热，虽然也会觉得干渴，但没有初秋时那么严重，有点儿怕冷，很少出汗，有痰的话也是稀痰。

这时候我们要用"温润"来保养我们的身体。常用的穴位除了肺经上两侧的鱼际和大肠经上的迎香外，还要加上大肠经上的合谷。

操作方法：每天早上出门前先按揉两侧迎香至鼻内湿润。全天不定时地按揉两侧合谷和鱼际，每天每穴不得少于3分钟。

生活宜忌：这个时节要吃一些温热的东西，绝不要吃寒凉之物。多喝温性药物的水，像陈皮、苏叶两者合用最好。还可以用麦冬、陈皮、桔梗

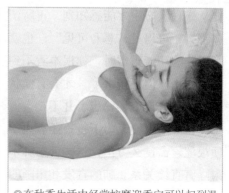

◎在秋季生活中经常按摩迎香穴可以起到温润鼻腔、去燥的作用

熬粥喝。

肺五行属金，与五色中的白色相合，应该多吃白色的、苦味的东西降肺气，让肺气下行与其他四脏之气会师。但是得肺气肿、哮喘、支气管炎等肺病的时候，要看虚实定禁忌。如果乏力气短，老感觉气不够用，属于虚证，要多吃酸味，少吃苦味，因为酸味收敛，可以将不足的肺气化零为整，团结起来，而苦味属火，火克金，过度的压制只能使不足的肺气不堪重负。如果痰多声粗，感冒初期多见，属于实证，这时可以吃点儿辛辣的东西发发汗，把聚在一起的肺气分流一下，这只是缓兵之计，要在头两三天吃，病久了再吃反而会伤身。

以上诸法，可根据个人体质参酌而用。

冬季的补肾俞穴

冬至前后，人们纷纷进补，蓄积营养，强身健体。历代养生家通过实践证明，寒风刺骨、大雪封地的冬季，是保养肾气的最佳时节。穴位按摩疗法是冬季养肾的有效方法。在此我们介绍以下有助于养肾的三个方法：

1.按摩腰眼

腰眼穴在带脉（即围绕腰部的经脉）中间，位于背部第四腰椎棘突下，旁开约3.5寸凹陷中，是肾脏的位置。两手对搓发热后紧按腰眼处，稍停片刻，然后用力向下搓到尾闾部位（长强穴）。每次做50～100遍，每天早晚各做一次。经常按摩腰眼可以温煦肾阳、畅达气血。

2.晃腰健肾

自然端坐于沙发、凳椅或床边，

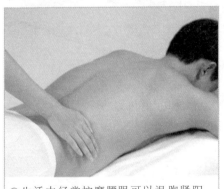

◎生活中经常按摩腰眼可以温煦肾阳、畅达气血

双手叉腰，呼吸自然，缓慢向左晃动腰身36次，再向右晃动36次，晃动时划大圈，头部亦随之而缓慢晃动，一般早晚各练一次。此法对老年朋友尿频、尿滴沥不畅等症状有明显的改善。

3.摩耳健肾

中医认为，耳为肾之窍，因为耳的听觉功能依赖于肾精的充养。因此按摩双耳有利于强身养肾。双手握空拳，以拇指、食指沿耳轮上下来回推摩，直至耳轮充血发热。此法有健脑、强肾、聪耳、明目之功，可防治阳痿、尿频、便秘、腰腿痛、颈椎病、心慌、胸闷、头痛、头昏等疾病。

此外，两手搓热，在腹部丹田按摩30～50次，可增强人体的免疫功能，起到强肾固本、延年益寿的作用。

冬季对人体的主要危害就是寒气，但是中国的南北方也有差别，南方寒湿较重而北方则寒气为主，所以保健时也要区别对待。身处贵州、重庆的朋友可能有这个体会，冬天吃火锅后一般都不会上火，但是在北方就不行，为什么？因为火锅是辛辣的，在南方吃刚好可以化解那里的寒湿之

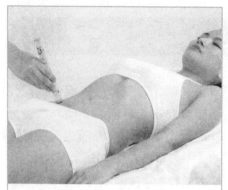

◎冬季生活中经常艾灸关元穴，可以起到去寒升阳的作用

气，北方比较干燥，辛辣的吃多了就消耗人体内的阴津，会上火。所以南方人在冬季要以温阳化湿为养生的原则，每天要坚持使用如下几个穴位：阴陵泉、关元、肾俞。

这几个穴位的位置和用法在前面都谈过了，但是这里需要变通一下。具体操作方法：关元要用艾灸的方法，每天晚上艾灸5分钟，然后喝一小杯温开水，然后在两侧肾俞上面拔罐5分钟，起罐之后按揉2分钟。肾俞穴不必天天使用，每周拔罐2~3次就行了。其余的时间就按揉，两侧阴陵泉还是用按揉的方法，每次每穴3分钟即可。

除了穴位保健以外，冬天还有一些生活中的禁忌。冬天要多吃温热的东西，如羊肉、辣椒，停掉所有的寒凉之物。北方的冬季，寒气里面经常夹杂着一点儿燥气，所以既要温阳，还要注意防燥，所以要适当地滋阴。

另外，有句话叫"春夏养阳，秋冬养阴"，并不是说春夏补养阳气，秋冬补养阴气，而是因为春夏时人们喜欢吃寒凉之食，阳气易受伤，所以要特别注意保护好阳气；而秋冬季节，人们很注意温养阳气，尤其在北方，天气较干燥，人们只顾养阳气，却忘了那些辛辣之品容易化燥伤阴，结果常常为了补而不慎伤着了阴津。所以秋冬北方人在补阳的同时要稍微在食物中加一点儿滋阴的东西。在吃完温热食物之后喝些枸杞粥，吃点儿六味地黄丸，就像中医开药方的时候，经常在一些性味相似的药物中加上一两味性味相反的药一样，这叫"反佐"，虽然药性相反，但是作用却是相左的。

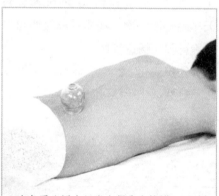

◎在冬季生活中经常在肾俞穴拔罐，可以起到去寒温阳的作用

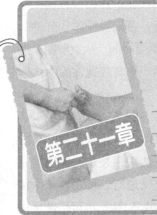

治疗常见慢性病的特效穴位和经络

第二十一章

◎人体上有些特殊的穴位对于某些疾病有着很好的治疗效果，比如说糖尿病按摩三阴交、涌泉，高血脂按摩阳明经的曲池、足三里、丰隆穴等，本章主要讲的就是特效穴位和经络治疗常见慢性病的一些方法。

糖尿病的快速穴位疗法

糖尿病是由遗传因素、免疫功能紊乱、微生物感染等各种致病因子作用于机体导致胰岛功能减退、胰岛素抵抗等而引发的糖、蛋白质、脂肪、水和电解质等一系列代谢紊乱综合征，临床上以高血糖为主要特点，典型病例可出现多尿、多饮、多食等表现，即"三多一少"症状。

糖尿病除了用药物控制病症外，还可利用穴位经络疗法来增加胰岛素的分泌，加强机体的代谢功能，改善微循环，预防糖尿病并发症的发生。糖尿病初期患者通过按摩可以控制病情；对已经服药3~6个月的患者，配合按摩也可以起到辅助治疗的作用；另外，针对糖尿病的并发症，通过按摩也会有所改善。

预防糖尿病的自我按摩法：

（1）抱腹颤动法：双手抱成球状，两个小拇指向下，两个大拇指向上，两掌根向里放在大横穴上（位于肚脐两侧一横掌处）；小拇指放在关元穴上（位于肚脐下4个手指宽处）；大拇指放在中脘穴上（位于肚脐上方一横掌处）。手掌微微往下压，然后上下快速地颤动，每分钟至少做150次。此手法应在饭后30分钟，或者睡前30分钟做，一般做3~5分钟。这种方法不仅能降糖、降血压，还可以治疗便秘。

（2）叩击左侧肋部法：轻轻地叩击肋骨和上腹部左侧这一部位，约为2分钟，右侧不做。

（3）按摩三阴交：三阴交穴位于脚腕内踝上3寸处，用拇指按揉，左右两侧分别做2~3分钟。

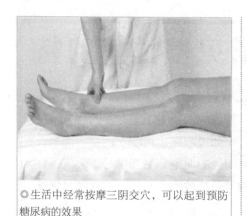

◎生活中经常按摩三阴交穴，可以起到预防糖尿病的效果

（4）按摩劳宫穴：该穴定位于第二、三掌骨之间，握拳，中指尖下。

按摩手法采用按压、揉擦等方法，左右手交叉进行，每穴各操作10分钟，每天2~3次，不受时间、地点限制。也可借助小木棒、笔套等钝性的物体进行按摩。

（5）按摩涌泉穴：该穴定位于足底（去趾）前1/3处，足趾跖屈时呈凹陷处。按摩手法采用按压、揉擦等方法，左右手交叉进行，每穴各操作10分钟，每天早晚各1次。也可借助足按摩器或钝性的物体进行自我按摩。

高脂血症的穴位治疗法

高脂血症是中老年人常见的疾病之一。一般来说，血脂代谢发生紊乱；脂肪代谢或转运异常；血浆中一种或几种脂质浓度，包括血浆TC及TG水平过高或血浆HDL水平过低；人体血浆中TC、TG和各种脂蛋白含量高于同龄正常值者均称高脂血症。简单地说，高脂血症就是由于体内脂质代谢紊乱而形成的血浆脂质中一种或多种成分的浓度超过正常高限的一种病症。

高脂血症的临床症状主要包括以下两大方面：

（1）脂质在真皮内沉积所引起的黄色瘤。

（2）脂质在血管内皮沉积所引起的动脉粥样硬化，产生冠心病和周围血管病等。

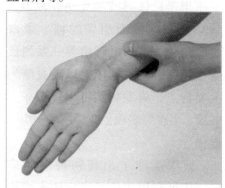

◎生活中经常按摩内关穴，可以有效治疗和缓解高脂血症

高脂血症的危害是隐匿、逐渐、进行性和全身性的。高脂血症最重要的也是直接的损害是加速全身动脉粥样硬化，因为全身的重要器官都要依靠动脉供血、供氧，一旦动脉被粥样斑块堵塞，就会导致严重后果。此

外，高脂血症还可导致脂肪肝、肝硬化、胆石症、胰腺炎、眼底出血、失明、周围血管疾病、跛行、高尿酸血症。有些原发性和家族性高脂血症患者还可出现腱状、结节状、掌平面及眼眶周围黄色瘤、青年角膜弓等。

因此，治疗和预防高脂血症对人的健康具有重要的意义。在药物治疗之外，穴位按摩也可以作为一种不错的辅助疗法。具体操作如下：

（1）按摩阳明经穴的曲池、足三里、丰隆穴。每穴20分钟，每天1次，连续30天。

（2）按摩内关穴、三阴交穴及中脘穴。每穴20分钟，每天1次，连续30天。

脂肪肝的穴位经络疗法

脂肪肝又称肝内脂肪变性，是指由各种原因引起的肝细胞内脂肪蓄积过多，脂肪含量超过肝重量（湿重）的5%（最高可达40%~50%），或在组织学上超过肝实质30%时，称为脂肪肝。脂肪肝的临床表现多样，轻度脂肪肝的症状：有的仅有疲乏感，而多数脂肪肝患者较胖，故更难发现轻微的自觉症状。中重度脂肪肝有类似慢性肝炎的表现，可有食欲不振、疲倦乏力、恶心、呕吐、体重减轻、肝区或右上腹隐痛等。

脂肪肝的危害通常引发以下五种常见病：

（1）肝硬化和肝癌。

脂肪肝长期得不到治疗会引起肝细胞缺血坏死，从而诱发肝纤维化和肝硬化等多种恶性肝病。

（2）消化系统疾病。

（3）动脉粥样硬化和心脑血管疾病。

（4）影响性功能。

（5）影响视力。

在药物治疗之外，患者也可以通过按摩来进行辅助治疗。

按摩治疗脂肪肝，主要采用腹部按摩和循经取穴法，并根据病患情况加减手法与穴位。每次治疗20分钟左右，10次为一个疗程，隔日一次。一般治疗1~3个疗程即可。治疗前后可做B超和血脂检查以检验疗效。

绝大多数病人经过按摩治疗，消化功能都能提高，相关的不适症状减轻或消失，B超显示脂肪肝减轻或消失，三酰甘油、胆固醇、转氨酶等生化指标恢复正常或降低等效果。同时，对便秘、失眠、糖尿病、肥胖也有良好的辅助治疗作用。

我们知道，穴位也就是经络线上出现异常反应的地方。身体有异常，穴位上便会出现各种反应。这些反应包括：用手指一压，会有痛感（压痛）；以指触摸，有硬块（硬结）；稍一刺激，皮肤便会刺痒（感觉敏感）；出现黑痣、斑（色素沉着）、和周围的皮肤产生温度差（温度变化）等。这些反应有无出现，是有无穴位的重要标志。如果在与肝脏最为紧密的三条经络线上用按压、提捏皮肤的方法，出现前述的反应，即可判断此点就有可能是最为有效的穴位。但脂肪肝的按压异常大概在期门穴、肝俞穴所在之处。脂肪肝患者记住以下穴位的定位与按压方法可达到有效防治目的。

1.足三里

定位：人体足三里穴位于小腿前外侧，当犊鼻穴下3寸，距胫骨前缘一横指（中指）。

现代实验研究发现，按压胃炎、胃溃疡病人的足三里，可见胃电波增加，且病人不规则的波形变得规则。长期按摩足三里，还可以降低血脂、血液黏度，预防血管硬化，预防中风发生。足三里穴的作用非常广泛。每天每侧按揉30~50次，酸胀为度。持之以恒，对于防治脂肪肝有极大的益处。

2.阳陵泉

定位：在小腿外侧，当腓骨头前下方凹陷处。正坐屈膝垂足位，在腓骨小头前下方凹陷处取。

现在的中医学家将阳陵泉列为

脂肪肝治疗的要穴，亦与其主治有关。如《黄帝内经·灵枢·邪气藏府病形》："胆病者，在足少阳之本末，亦视其脉三陷下者灸之，其寒热者，取阳陵泉。"此是治疗胆腑病症，而这些症状与现在的脂肪肝临床症状多有相同。另外由于中医理论有肝胆相表里的说法。所以，阳陵泉在临床上就被用来作为脂肪肝治疗的要穴，效果明显。

3.太冲

定位：在足背部，当第一跖骨间隙的后方凹陷处。太冲穴是肝经的原穴，原穴的含义有发源，也有原动力的意思，也就是说肝脏所表现的个性和功能，都可以从太冲穴找到表现。

用拇指指尖对穴位慢慢地进行垂直按压。一次持续5秒钟左右，进行到疼痛缓解为止。什么样的脂肪肝患者用太冲穴最好呢？最适合那些爱生闷气、郁闷、焦虑、忧愁难解的脂肪肝患者。但如果你是那种随时可以发火、不加压抑、发过火后又可以谈笑风生的人，太冲穴对你就意义不大了。揉太冲穴，从太冲穴揉到行间，将痛点从太冲转到行间，效果会更好一些。

4.行间

定位：足背，第一、二趾间的趾蹼缘上方纹头处。

行间穴为人体足厥阴肝经上的主要穴道之一。为足厥阴肝经之荥穴，在五行中属火，所以具有泄肝火，疏气滞的作用。严重的脂肪肝患者在生活中常有胁痛，胁痛是一侧或两侧胁肋疼痛的一种自觉症状，如情志郁结，肝气失于调达或湿热内郁，疏泄失常或胁肋挫闪，经脉受损等，都可引起胁痛，症见胁部胀痛，胸闷不舒，喜怒不寐，烦躁，口苦，舌质红，苔黄腻，脉弦。

5.期门

定位：仰卧位，先定第四肋间隙的乳中穴，并于其下二肋（第六肋间）处取穴。对于女性患者则应以锁骨中线的第六肋间隙处定取。

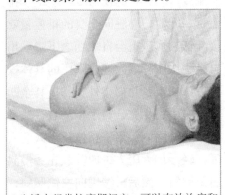

◎生活中经常按摩期门穴，可以有效治疗和缓解脂肪肝症状

期门穴为肝经募穴，是人体一个十分重要的穴位，《标幽赋》："穴出云门，抵期门而最后"。该穴是足太阳、厥阴、阴维之会，位于两乳头直下，第六肋间隙，具有良好的临床治疗作用，可用于治疗多种疑难病症。医圣张仲景早在《伤寒论》中就多次应用到期门穴。

6.中脘

定位：脐上4寸（胸骨下端至脐连线之中点）。

本穴为治疗消化系统病症常用穴，具有健脾益气、消食和胃的功效。现多用于脂肪肝，胃炎，胃溃疡，胃下垂，胃痉挛，胃扩张，子宫脱垂等病症的治疗。

中脘穴按揉的方法是手掌按压在中脘穴上，手指按压在建里与下脘穴上，吸气时，两手由右往上向左揉按。呼气时，两手由左往下向右揉按。一吸一呼为一圈，即为一次，可连续做8~64次，然后，再按相反方向揉按，方法与次数同上。最后，做3次压放呼吸动作，方法同上。

7.肝俞

定位：俯卧位，在第九胸椎棘突下，筋缩（督脉）旁开1.5寸处取穴。

中医认为，脏腑有病时其相应背俞穴往往出现异常反应，如敏感、压

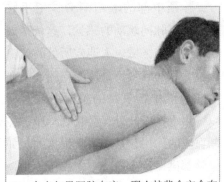

◎一个人如果肝脏有病，那么其背俞穴会有敏感、压痛等相应的反应

痛等；而刺灸这些穴位，又能治疗其相应脏腑的病变。肝俞穴是肝脏在背部的反应点，刺激此穴有利于脂肪肝的防治。

8.涌泉

定位：足掌心前1/3与2/3交界处。

涌泉穴是肾经的一个重要穴位，经常按摩此穴，有增精益髓、补肾壮阳、强筋壮骨之功。每晚睡前，盘腿而坐，用双手按摩或屈指点压双侧涌泉穴，力量以感觉酸胀为宜，每次50~100下。若能长年坚持，自然会增强肾脏功能。

高血压的穴位治疗法

高血压病是指在静息状态下动脉收缩压和/或舒张压增高（≥140/90mmHg），常伴有脂肪和糖代谢紊乱以及心、脑、肾和视网膜等器官功能性或器质性改变，以器官重塑为特征的全身性疾病。休息5分钟以上，2次以上非同日测得的血压≥140/90mmHg可以诊断为高血压。

以下穴位疗法可有效缓解高血压症状：

1.用手指按压脖颈人迎穴可降压

脖颈中部的喉结两旁，用手触摸，会有脉搏跳动的感觉，这就是人迎穴所在的区域。人迎穴所处的位置被称为颈动脉窦，是监测向脑部供血量和血液中含氧量的关键所在。所以，用手按压此处，会起到降压、控制血压的作用，是有科学根据的。如果脑部供血量或血液中含氧量不足，就会向心脏发出警报，指示心脏加大排出血液量，以增大血液中的氧含量；如果血液充足，反而会命令心脏降低其排血量。而通过用手指按压此处，会加大压力，使监测中心误认为血流量过多，于是便命令心脏减少排血量。此时，心脏向全身的排血量就会降低，血压也会自然随之下降。用自己手按压脖颈人迎穴降压的具体操作方法如下：除拇指外，并拢其余四指，左手指从左，右手指从右，分别挟住喉结两侧，用手指按压于人迎穴区，轻缓加大压力，使脖颈先缓慢向右侧倾斜，然后再缓慢向左侧倾斜，如此反复地做7~15次为一回。一般可每日操作2~3回，坚持每日进行，血压会逐渐地降低并保持稳定。

2.用手指压膻中及巨阙穴可降压

连结左右乳头连线的中央（即胸骨体凹陷处）有个叫膻中的穴位，心口窝下方（即肋骨剑突下）有个叫巨阙的穴位，均与心脏的活动密切相关，如用手掌按压此两处，可起到安定精神、稳定血压的作用。人们在吃惊、激动时，会用手按在胸部之上，使自己情绪稳定；如在急躁不安时，用手按压腹部之上，也会起稳定情绪的作用。实际上，人们所按压的这两区域，也正是膻中与巨阙两穴。众所周知，血压很容易受情绪的影响，如果能保持情绪稳定，血压自然也就不会升高。所以，高血压患者在紧张、心烦、发怒等情绪激动时，为了维持血压的稳定，可用双手重叠按压于膻中穴或巨阙穴；每天坚持按压膻中、巨阙穴2~3次，每次按上法按压1~2分钟，也能起到一定的防治高血压病的作用。

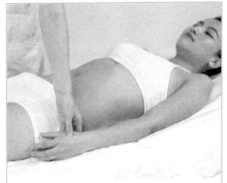

◎刺激合谷穴，能抑制神经的兴奋，从而达到降压的效果

3.用拇指按压劳宫穴可降压

位于手掌中央的劳宫穴，具有缓解精神疲劳、抑制精神兴奋的作用。当高血压患者心里紧张、血压增高时，用拇指轻轻按压手掌心的劳宫穴，就能产生良好的降压效果。一般每天按压3次，宜早、中、晚各行1次，每次可两手交替进行5~10分钟。注意：呼气时，轻轻按压劳宫穴，则降压效果更好。要求呼出的气息又细又长，大约持续半分钟，略感有些不适时停止呼气；在转为吸气的同时，应减弱拇指的按压力量。如果能调整好呼气与吸气的节奏，血压会下降得更快。

4.按揉合谷穴可降压

顺着手背上拇指与食指指骨的交汇处摸下来，在交汇区稍微向前，靠近食指的地方，在此处按压，会有麻胀的感觉，此即为合谷穴。刺激合谷穴，可使兴奋的神经得到抑制，以达到降低血压的目的。高血压患者如用食指、拇指挟住按揉合谷穴，按揉时缓缓呼气，吸气时手不要动。手上的合谷穴按揉2~3分钟，然后左右手交换4~5次，即为一回。一般每天可行2~3回，坚持进行，就会起到明显的降压效果。

5.按压足三里可降压

人屈膝坐在椅子上，用手指抓住小腿胫骨，自脚踝由下而上滑动，在快要接近膝部时，会触摸到一块稍微突出的骨头，这块骨头靠下一点儿与膝部外侧的圆溜的骨头的连线中点，便是足三里穴。它具有调节胃肠功能、抑制神经兴奋、降低血压等功能，高血压患者可按压此穴降压。其操作要求：在每次吸气后缓缓呼气时，用手拇指按压此穴3秒钟，反复

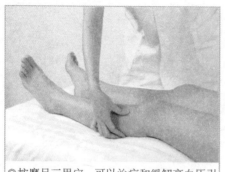

◎按摩足三里穴，可以治疗和缓解高血压引起的诸多症状

操作5~10次，两腿交替轮流进行。一般，每天可行2~3回；如高血压病伴有失眠患者，其中一回可以在睡觉前进行，因为足三里穴还有改善睡眠的作用。

6.合谷配合后溪穴降压效果好

以手上的合谷穴为中心，从食指指根到手腕这一区域，受到刺激后，可以通过神经反射，达到与直接刺激人迎穴同样的降压效果。血管紧张可致血压升高，而刺激合谷区，可缓解脖颈血管的紧张度，从而使血压下降。握拳时，手侧面小指指尖所指的手掌横纹处为后溪穴，它应在小指指掌骨上。后溪穴，位于小指延伸出来的小肠经的通道之间。由于小肠经与脖颈外侧到脑后部这一区域相联通，一旦刺激以后溪穴为中心的小肠经的通道，就可以达到缓解颈部肌肉紧张的目的。按揉合谷与后溪穴降压的正常操作方法：一手手背向上，用另一只手的拇指按住合谷穴，中指按住后溪穴，这样挟住整只手，两处一起按揉；后溪穴还可以用无名指、小指一起刺激，则效果会更好。按揉刺激强度，以有痛感，又感到舒适为度。一般，每天按揉刺激1~2次，每次左右手轮流按揉刺激各4~5分钟，坚持进行，便可使血压下降。

低血压的穴位治疗法

低血压是指体循环动脉压力低于正常的状态。高血压由于在临床上常常引起心、脑、肾等重要脏器的损害而备受重视，对高血压的标准，世界卫生组织有明确规定，但低血压的诊断尚无统一标准，一般认为成年人肢动脉血压低于12/8kPa（90/60mmHg）即为低血压。而最常见的是慢性低血压，它又分为体质低血压和体位低血压，体弱的女性多得体质低血压。通过对涌泉穴、心俞穴、神门穴、风池穴、百会穴等穴位的按摩则可以促进血液循环，改善心脏的功能。

床上仰卧，双臂自然放于体侧，闭目，全身放松，排除杂念，吸气时默念"安静"，呼气时默念"放松"，反复2~5分钟。然后按照以下步骤进行自我按摩：

（1）双手十指微屈稍分开，放

在头顶，按摩整个头部2~3分钟。

（2）先用两手掌从前额中间向两鬓角按摩30秒钟，再以双手的中指各自在左右鬓角按摩6~8次。

（3）轻闭双眼，用手指从鼻梁根部经过上眼睑按摩到眼外角。重复4~5次。

（4）微抬起下巴，左手掌放在右侧颈部，由下颌角经颈部至锁骨推摩8~10次。右手按上法按摩左侧。

（5）拇指放在同侧颈动脉搏动处，轻轻按压5~6秒钟，休息10~15秒，重复做3~4次，然后做另一侧。

（6）两手指放在前额部，向两侧颈部推摩，然后用掌根揉按两侧颈部，重复8~10次。

（7）双手中指点压太阳穴，由轻到重，持续5~6秒，重复5~6次。

（8）吸气，两手掌同时用力按压胸廓下部（两胁），然后缓缓从半闭的嘴呼气。重复4~5次。

头痛的穴位按摩法

中医认为，头为"诸阳之会、百脉所通"，头部既有经络相连，又有眼、耳、鼻、口诸窍。内外相通的许多疾病的症候都反应到头部。

头痛的病因不同，症状各异，轻者头部不适或胀痛，有时疼痛局限于某部位；重者头痛头晕，甚至头部胀痛如裂。如感冒引起的头痛，痛连项背，伴有全身症状；过劳的头痛只限于前头部或颞部。头痛如呈反复发作性的，多为高血压和颈椎病等引起。按摩天柱穴和太冲穴可疏经活络，使头痛症状减轻或消失。

1.按摩天柱穴

天柱穴位置：后发际5分，第一颈椎棘突下旁开1.3寸，斜方肌外缘凹陷中。指按法：坐姿，两手交叉，

拇指分别按住穴位处。先按右穴，然后按左穴，头部向左稍倾，呼气并数1、2，渐渐用力，数3时强按穴位，吸气并数4、5、6，身体放松，头部

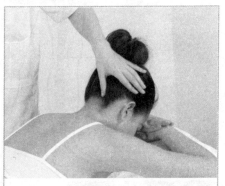

◎按摩天柱穴可疏经活络，能减轻头痛症状

恢复原位。

注意：头部向一方倾斜时，指按另一方的穴位。

指擦法：坐姿，用双手拇指按在

足太阴经筋循行路线

足太阴经筋是分布于下肢内侧的一条经筋，从大趾沿下肢内侧经髀骨、阴器至肚脐，从肚脐散入胸腔内部。

胸腔中的肋间肌属于足太阴经筋管辖，大趾内侧沿内踝向上，经小腿、大腿内侧到脐部也属足太阴经筋

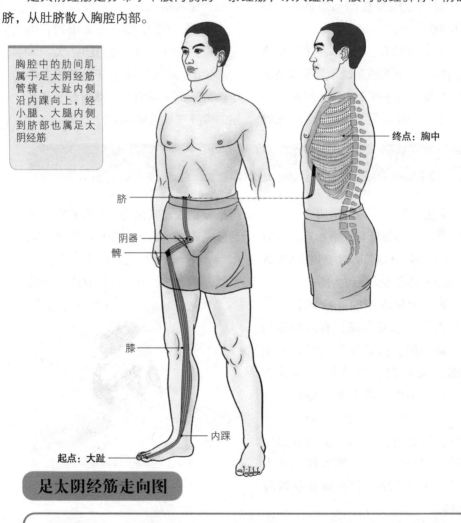

脐

阴器

髀

膝

终点：胸中

内踝

起点：大趾

足太阴经筋走向图

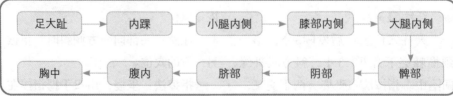

足大趾	→	内踝	→	小腿内侧	→	膝部内侧	→	大腿内侧

胸中	←	腹内	←	脐部	←	阴部	←	髀部

天柱穴上下5厘米左右，呼气并慢慢擦揉天柱穴。

左右天柱穴先做指按法一次，再做指擦法一次，即一回。重复动作3~6回。

2.按摩太冲穴

太冲穴位置：足背第一、二趾缝上2寸凹陷中。

指按法：坐姿，右脚搭在椅子上，右手中指垂直按住穴位处，呼气并数1、2，渐渐用力，数3时强

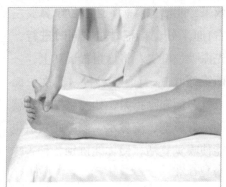

◎太冲穴是治疗头痛的特效穴，日常经常按摩此穴，能有效治疗和缓解头痛

按穴位，吸气并数4、5、6，身体放松。

指擦法：坐姿，用右手拇指按在右脚太冲穴上、下3厘米左右，从脚前部向脚根部，呼气并慢慢擦揉。

指按法一次，指擦法一次，即一回。左右脚穴位各做3~6回。

针对顽固性头痛，我们提供十个自我穴位治疗步骤，可以有效缓解头痛症状：

第一步：分推印堂穴。并从印堂穴推至太阳穴，按揉太阳穴。

第二步：多指揉两颞部（头部两侧耳朵上方），并按压头部正中。

第三步：多指揉头部两侧。

第四步：用掌根揉、挤压前额至颞部。

第五步：用双十指按压眼部周围。

第六步：掌心相对，揉搓至发热敷在眼睛上（眼睛闭上），然后轻缓揉动眼部。

第七步：两手相对，用掌侧叩击头部，指端抓打头部。

第八步：多指缓揉、点按风池穴。

第九步：双拇指揉压肩部。

第十步：用双手掌、指端用力顶托颈部。

以上步骤可重复进行，次数可依个人舒服度或增或减。另外，顽固性头痛发作时应忌喝冷饮，否则会降低抵抗力，使病情更加恶化。

足底按摩对于止头痛有独到之处。当足底穴位受到刺激时大脑会产生一种化学物质，这种物质会抑制神经细胞传达疼痛信息，从而达到止痛目的。

具体方法是：当头痛发生时，用双手同时用力掐、按摩双大趾的下部，5分钟左右即可缓解头痛症状，然后再缓慢按揉脚底10分钟。

喉咙痛、鼻塞的中医穴位按摩法

冬季感冒会引起喉咙痛、流鼻涕、鼻塞等症状。如果没有治疗会嗓子刺痛、流鼻涕等感到非常不适，会给人不愉快感，以及肮脏感。

咽喉痛是一件令人非常讨厌之事，不但食物无法经喉咙咽下，严重时连咽唾液都感到痛苦，甚至说话也会感到疼痛。如果随意治疗的话，有可能更加恶化。

中医师认为，指压尺泽和上尺泽两处穴道可以有效治疗喉咙痛、鼻塞。首先将手臂上举，在手臂内侧中央处有粗腱，腱的外侧处就是尺泽。尺泽上方3~4厘米处用手强压会感到疼痛处，就是上尺泽。

指压时放松并将手腕伸直，然后一面深吸一口气一面用食指和中指置于尺泽之上，再缓缓地一面吐气一面强压6秒钟。其次再以同样要领指压上尺泽。如此交替重复10次，才换手指压，每天各做2回。由于这种穴道指压按摩法，可使气通于经脉，喉咙痛能立即消除。

指压迎香时，对去除流鼻水、鼻塞和关于鼻子的一切不适之感都很有效果，能治愈鼻病。迎香位于鼻翼左右1厘米处，指压时左右同时进行，先深吸一口气，将食指置于其上，一面缓缓吐气一面压6秒钟。其次一面吸气一面卸除指力，如此重复10次就能治好鼻塞、流鼻水。刺激此穴道也能使嗅觉复活，使你能辨别各种香味激起食欲。

胃胀恶心的穴位按摩法

炎炎烈日，肠胃不是没有食欲，就是吃了感到胃胀、恶心，有时候吃多了瓜果冷饮，还会因为脾胃受凉、消化不好产生腹痛等现象。其实，这些肠胃小毛病，通过简单的中医穴位按摩就可以达到一定程度的缓解。这里就教大家几个常见穴位的自我按压法，一般选用拇指或中指，以指腹按压穴位，以自觉稍痛为度。

1.指压按摩中脘穴

中脘穴是治疗胃肠疾病中十分重要的穴位，它位于胸骨下端和肚脐连线的中央，大约在肚脐往上一掌处。指压时仰卧，放松肌肉，一面缓缓吐气一面用指头用力下压，6秒钟时将手离开，重复10次，就能使胃感到舒适。在胃痛时采用中脘指压法

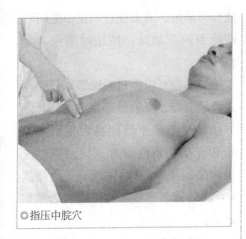

◎指压中脘穴

效果更佳。

2.按摩天枢穴

此穴位于肚脐左右两拇指宽处。患者可平躺在床上，用中间三个手指下压、按摩此处约2分钟。天枢穴主治的病症包括消化不良、恶心想吐、胃胀、腹泻、腹痛等。

3.按摩足三里

足三里穴位于外膝眼下四横指、胫骨边缘。在膝盖的膝盖骨下面，可摸到凸块（胫骨外侧髁），由此再往外，斜下方一点儿，还有另一凸块（腓骨小头）。这两块凸骨连线为底边向下做一正三角形。正三角形的顶点，正是足三里穴。按压6秒钟将手离开一次，重复10次，就可促进胃酸分泌，使胃感到舒服，而且还能起到止疼的作用。

4.采用摩腹疗法

采用坐或卧式，双手叠掌置脐下腹部，以脐为中心顺时针方向按摩，3~5分钟，起身散步片刻，一般宜在饭后半小时进行。

通过以上这些手法，在调节饮食，避免暴饮暴食和吃刺激性食物的同时，每日进行2~3次，坚持一周即可缓解胃胀、胃痛、消化不良的症状。

心律失常的快速穴位疗法

心律失常指心律起源部位、心搏频率与节律以及冲动传导等任一项异常。"心律不齐"等词的含义偏重于表示节律的失常，心律失常既包括节律又包括频率的异常，更为确切和恰当。正常心律起源于窦房结，频率60~100次/分钟（成人），比较规则。窦房结冲动经正常房室传导系统顺序激动心房和心室，传导时间恒定（成人0.12~1.21秒）。

1.期前收缩

用一手拇指和食指按掐住另一手的神门穴，用重掐法进行掐揉，约5分钟后再按掐住另一手的神门穴5分钟；或用一手的拇指指腹按住另一手的内关穴，进行点按揉，约5分钟后再按另一手的内关穴约5分钟。

对神门、内关穴反复点掐按揉，直至心慌、胸闷等症状消失或明显减

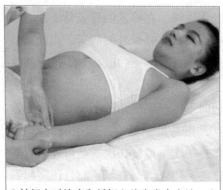

◎神门穴对治疗和缓解心律失常有奇效，在生活中可以经常按摩此穴

轻为止。

2.阵发性心动过速

可在颈部喉头软骨旁，用右手触到颈动脉搏动时稳稳地将颈动脉压至后方的颈椎横突，使颈动脉搏动消失。10秒钟后再换左手拇指从外向内同样压左侧颈动脉搏动消失10秒钟。若此方法应用得当，常能使心率减慢。需要注意的是不能同时按压双侧颈动脉，按压时间应小于15秒钟。

另外也可以通过按摩眼球，使迷走神经兴奋，反射性心率减慢。具体方法是，患者平卧闭目后用双手中指和无名指由内向外，以适当的压力缓慢地压摩眼球3~5次，一次持续10~20秒。青光眼和高度近视者禁用此法。

3.房室传导阻滞

取心俞、膈俞、至阳、灵台或神道等背部穴位，另加臂部内关穴。如果这些穴位不敏感，可以在其周围去找敏感反应点，然后采用点、揉、按等手法在上述穴位进行刺激，手法由轻到重，每日一次，每次15分钟，10次为一疗程。

手脚麻木的穴位治疗法

如果你的眼睛总觉得干涩，看一会儿书或电视、计算机，眼睛就很疲劳、酸胀得厉害，而且手脚容易麻木。这就是肝血虚的初期症状了，大家不要对此粗心大意，因为亏血严重时，人肝胆上的各种大病就不请而至了。

中医讲，肝主"藏血"，意思是说肝是我们人体的"血库"。当吃的东西经过脾胃转化成能被人体利用的气血后，血液便"藏"在肝脏，唐代的王冰说"肝藏血，心行之，人动则血运于诸经，人静则血归于肝脏"，也是说肝脏藏血、对血液有调节作用，人情绪激动了或身体哪个部分活动多了，肝脏就把储藏的血液运送到身体的哪个部分，就像国家的财政支出一样，哪里急需钱了，就往哪里多拨些。所以人的一切生理活动都与肝脏直接相关。其中，"肝开窍于目，在液为泪，在体合筋"，所以双眼、双手、双脚与肝脏关系最密切，肝血虚了，不能营养双眼，眼睛就会干涩、变花，容易疲劳；不能营养筋脉了，手脚就容易麻木。《黄帝内经》说"肝受血而能视，足受血而能步，掌受血而能握，指受血而能摄"，讲的就是这个道理。

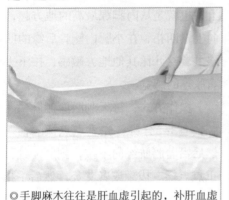

◎手脚麻木往往是肝血虚引起的，补肝血虚可以在生活经常按摩血海穴

当发现自己有肝血虚这种情况时，可以选用两个很好的补血穴位：血海、足三里。

血海穴，这里的"血"指脾血，"海"指脾经所生之血在此聚集，气血物质充斥的范围巨大如海，故名。该穴有化血为气，运化脾血之功能，为人体足太阴脾经上的重要穴道之一。取该穴时应屈膝，在大腿内侧，髌底内侧端上2寸，当股四头肌内侧头的隆起处。或患者屈膝，医者以左手掌心按于患者右膝髌骨上缘，二至五指向上伸直，拇指约呈45°斜置，拇指尖下是穴。最好每天9~11点在脾经经气最旺盛时按揉该穴，每侧按揉3分钟，以酸胀为度。

足三里。"足"指穴所在部位为足部，别于手三里穴之名也。本穴有强壮作用，为保健要穴。是人体两个长寿穴之一，足三里穴位于外膝眼下10厘米，用自己的掌心盖住自己的膝盖骨，五指朝下，中指尽处便是此穴。足三里穴是胃经的要穴。胃是人体的一个"给养仓库"，胃部的食物只有及时地消化、分解、吸收，人体的其他器脏才可以得到充足的养分，人才能身体健康，精力充沛。所以，胃消化情况的好坏，对人们来说极为重要。而足三里穴则能担此重任。该穴艾灸效果最好，有"常灸足三里，胜吃老母鸡"之说，艾灸或用手指按压此穴，不但能补脾健胃，促使饮食尽快消化吸收，增强人体免疫功能，扶正祛邪，而且还能消除疲劳，恢复体力，使人精神焕发，青春常驻。如果能每月艾灸此穴10次，每天1次，每次15分钟，便可使人长寿。若家中无法或不便艾灸，可以指关节按压足三里穴，亦可达到同等效果。

眼睛明亮全赖肝血滋养。用眼多了，肝血损耗自然多了，尤其是晚上，正是补阴血的时候，该补不补，反而变本加厉地过度使用，久而久之，肝血虚了。肝肾同源，从五行上是"母子"关系，肝血虚会连累肾，结果变成肝肾阴虚。

虽然大家都说是"黑眼圈"，仔细看看，其实是有些发青的黑。五色里青对应肝，黑对应肾，所以偏重青色的要着重补肝，偏重黑色的要着重补肾。

补肝血要用肝俞、膈俞。肝俞和膈俞都是膀胱经上的穴位。膈俞又叫"血会"，是调阴血的要穴。这个穴位的找法很简单，先找肩胛骨，它的内下角跟第七胸椎在一条水平线上，这条线的中点就是膈俞穴。肝俞是肝的背俞穴，也就是肝在后背的反应点，跟耳穴足疗的反射区类似。背俞的作用偏补，相当于咱们身体里自带的"燕窝""海参"。肝俞在膈俞下面。

这两个穴位都在后背，自己按揉有些费劲，可以在工作间隙请朋友、同事相互按揉，按揉5分钟；也可以用类似擀面杖、棒球棒之类的东西，在后背上下滚动，这种方式可以刺激到所有背部腧穴。走罐或者艾灸，效果更好。

除了上面说的，还有一个必不可少的穴——三阴交。它是足三阴经的交会穴，能同时调理肝、脾、肾。俗话说女子是水做的。这话不假，女子要补的"水"就是中医里的阴。所以三阴交又叫"女三里"。它在内踝尖上，也就是从内脚踝最高的地方起，向上量四指，在小腿内侧骨后缘的凹陷处。这儿比其他地方敏感，按下去有胀疼的感觉。

操作方式：每天刺激两侧肝俞、膈俞各3~5分钟，先重点点揉膈俞。然后沿着膀胱经向下按，到肝俞处再重点点揉。拔罐或者艾灸，然后手指点揉太溪穴3~5分钟。具体按揉时间哪个长哪个短，要根据肾虚、肝虚的轻重。睡前按两侧三阴交穴3分钟即可。最好以上操作都在睡觉前做，一气呵成，效果更佳。

慢性支气管炎的穴位治疗法

慢性支气管炎是一种常见病、多发病，该病常为病毒感染，继之合并细菌感染。其主要临床表现为慢性或反复性咳嗽、咳痰，冬季加重，夏季缓解，持续两年以上。部分病人有哮喘症状，称为喘息性支气管炎。由于慢性支气管炎的影响，病人的体质减弱，免疫力逐渐下降，遇寒冷天气或天气变化，容易患感冒，而感冒又会诱发慢性支气管炎的急性发作，形成恶性循环。目前虽然不乏控制感染的药物，但由于患者免疫力低下和合并病毒感染，疗效虽有，却不够彻底。

长期坚持穴位按摩对慢性支气管炎有显著的疗效。下面逐一介绍之：

1.头部按摩

有效穴位：迎香、百会、上星、桥弓、百劳等穴。

按摩手法：

用双手中指指腹点按左右迎香穴各50~100次。

用右手拇指指腹点按上星、百会、百劳各50~100次。

可以用双手拇指指腹部抹桥弓20~30次。

揉捏对屏尖6分钟，频率每分钟90次，力度以轻柔为宜。

棒点耳部肺穴、气管穴各5分钟，频率每分钟120次，力度适中。

2.手部按摩

有效穴位：太渊、鱼际、合谷、孔最等穴。

按摩手法：以上穴位每天点按50~100次，每天两次，1个月为1个疗程。症状平复后患者应坚持每天按摩1次，并做适当的身体锻炼。

3.足部按摩

有效穴位：丰隆、足三里、三阴交、太冲等。

按摩手法：这些穴位是肺、支气管、心、脾、气管、咽喉、胸部等反射区。以上穴位每天点按50~100次，每天两次，1个月为1个疗程。症状平复后患者应坚持每天按摩1次，并做适当的身体锻炼。

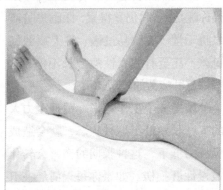

◎丰隆穴对治疗和缓解慢性支气管炎有奇效，可在生活中经常按摩此穴

4.躯干部按摩

有效穴位：中府、膻中、巨阙、肓俞、肺俞、厥阴俞、心俞、肾俞、志室等穴位。

按摩手法：

按压肺俞、厥阴俞、心俞、肾俞、志室各30~50次，力度以酸痛为佳。

按揉中府、膻中、巨阙、肓俞各50次，力度轻柔。

肺俞穴是呼吸系统疾病的特效穴，尤其是支气管哮喘、慢性支气管炎所引起的咳嗽、吐血、胸部痛很有效；中府是治疗气喘、呼吸困难的特效穴，对咳嗽也有效；手部的侠白穴位于肺经，对胸闷、咳嗽、咳痰、心悸、气虚等很有效。以上穴位可反复按揉，多按摩几次。

肝气不舒的穴位治疗法

怎么判断自己的肝有问题呢？如果你睡足8小时仍觉得累、眼眶黑暗或眼睛干涩、皮肤易过敏、整天疲劳气色差，甚至有的女性痘痘长不停，这些都是肝疲劳的表现。

如果一个工作紧张、精神压力大的人，长期处于这种状态，就会造成免疫力低下，这种长期的伤害会转化成慢性肝损伤。如果你每天清晨在丑时醒来，这就表示肝在通过气血流注的时间规律向你发出信号了。取太冲穴针刺或按揉穴位常可取得满意效果。如果担心自己的脏器有问题，还是认真做一个健康体检为好。

穴位疏导肝经的方法主要有以下几种：

1.每周两次按压肝经

从大腿根部开始（也就是腹股沟的地方），沿着肝经一点儿一点儿地压过去（在大腿内侧面的中间，也可以敲），开始可以轻一点儿，反复压，遇到痛点就停留稍久，其实有痛的地方一定是有脂肪块的地方（对应有病灶处），所以压那些地方就是把对应点病灶的积水清除出去。

2.揉腹破肝郁法

双手摩热之后，左手放在肚脐，右手放在后腰，沿着腰带一圈来回按摩腰36下（肝肾同源，护肾就是护肝）。先逆时针地去揉，把手掌心的

劳宫穴对着自己的肚脐（神阙穴），揉到肝区的期门穴（肝在右肋骨下面），逆时针揉完了再顺时针揉（中医认为，逆时针揉为泻法，顺时针揉为补法）。每天坚持，揉的次数可以36为基数，每次是36的倍数即可。晚上睡觉前要揉，早晨起床可再加一次，长期坚持对身体大有好处。在揉腹时，感到哪个地方有筋结，一定要用手指把它逐渐地揉开，对恢复肝的功能也是非常重要。

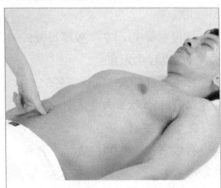

◎当生活中感觉到因肝气不适引起的不舒服，可以按摩神阙等穴

3.推搓两肋

双手按腋下，顺肋骨间隙推搓至胸前两手接触时返回，来回推搓30次。

4.揉三阴交穴

盘腿端坐，用左手拇指按压右三阴交穴（内踝尖上3寸，胫骨后缘处），左旋按压15次，右旋按压15次。然后用右手按压左三阴交穴，手法

同前。

5.按太冲穴

盘腿端坐，用左手拇指按右脚太冲穴（脚背第一、二趾骨之间），沿骨缝的间隙按压并前后滑动，做20次。然后用右手按压左脚大敦穴，手法同前。

6.揉大敦穴

盘腿端坐，赤脚，用左手拇指按压右脚大敦穴（脚大趾甲根部外侧），左旋按压15次，右旋按压15次。然后用右手按压左脚大敦穴，手法同前。

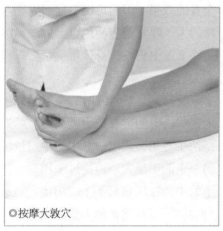

◎按摩大敦穴

7.腹部按摩

肝纤维化肝硬化保健按摩法：按摩部位：主要按摩右侧胸肋部。

8.背部按摩

施术者左手按摩肝区，右手指同时按摩肝俞、胆俞。左手按摩肾区，右手同时按摩肾俞、膀胱俞，按摩至肝肾区和俞六处有热感，全身舒服为限。每2天按摩1次，共6~18次。按摩的同时，按中医辨证分型配服中药。惊恐伤肾型服朱砂安神丸。肝郁气滞型服舒肝合胃丸加逍遥丸。肝肾阴虚型服杞菊地黄丸。

9.按压足三里穴

以拇指或食指端部按压双侧足三里穴。指端附着皮肤不动，由轻渐

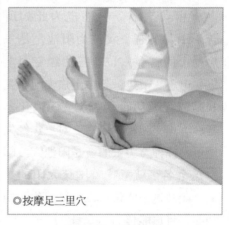

◎按摩足三里穴

重，连续均匀地用力按压。此法能疏肝理气，通经止痛，强身定神。

四肢发凉的穴位治疗法

据有关部门统计，有相当一部分女性都有怕冷的症状，几乎可以说每两个女性中就有一个患有惧冷症，可见这种病症的比例很高。事实上，每到入秋至冬季这段时间，总有很多女性患者到医院看手脚冰凉，以及腰寒

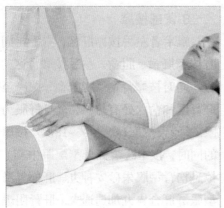

◎生活中经常按摩阳池穴，可以起到治疗和缓解四肢发凉的症状

等疾病。

惧冷症，可不只是女性的专利，也有相当一部分男性也为此病所苦。手背上有个穴位为阳池，是三焦经上的首要穴位，三焦经专司上焦、中焦、下焦，其中上焦支配心脏和肺的呼吸功能，中焦支配消化器官，下焦支配泌尿器官。对三焦经失调可发挥神奇力量的就是阳池穴。阳池这个名字就意味着囤聚太阳的热量。刺激这个穴位可以恢复三焦经的功能，将热能传达到全身。

此外，它也联系着经络中与主要的内脏器官相对应的穴位。中医穴位治疗的奇妙之处就在于，只要刺激一个穴位，就能将刺激经由经络传到相关的内脏器官。阳池穴不仅可以治惧冷症，还可以调节内脏器官的功能，是以对伤风、气喘、胃肠病、肾功能失调等疾病都有助益，与合谷穴一起称得上是"万能穴位"，值得大家谨记在心上。

阳池穴的位置正好在手背间骨的集结部位。寻找的方法是，先将手背往上翘，在手腕上会呈现几道皱褶，在接近手背那一侧的皱褶上按压，在中心处会找到一个压痛点，这个点就是阳池穴。刺激的方法很简单，只要以此穴为中心，互相搓揉手背就可以。在手背摩擦生热的同时，阳池穴就会获得充实的刺激，从而达到温暖全身的效果。因为患惧冷症而无法入睡的人，睡觉前应使用以上方法，然后马上盖上棉被，身体很快就会暖和起来。

我们刺激阳池穴时，最好是慢慢地进行，时间要长，力度要缓。最好是两手齐用，先以一只手的中指按压另一手的阳池穴，再换过来用另一只手的中指按压这只手上的阳池穴。这种姿势可以自然地使力量由中指传到阳池穴。

消除惧冷症除了按摩上面所说的阳池穴外，还可以将关冲、命门两穴以及"手心"配合起来加以刺激，能收到更好的效果。

四肢发冷的女性，一般只要坚持刺激阳池穴，便可不为冬天而发愁。

心慌气短的穴位治疗法

心脏有问题的人，经常容易出现心慌、胸闷、气短、心跳时快时慢等症状，如果一直采取吃药的方法来解决，给身体健康会带来更大的负担。中医点穴按摩，对缓解心慌、胸闷、气短、心跳时快时慢等心脏有问题的各种症状有独特的疗效，长期坚持能使心脏问题有所好转，值得推荐应用。

中医点穴按摩解决心慌胸闷气短等心脏问题，点按什么穴位效果好呢？有经验的中医都认为：按至阳穴效果最明显，疗效最为独特。至阳穴为督脉经阳气隆盛之处，按摩刺激该穴有振奋宣发全身阳气、疏通经血、利湿热、宽胸膈、安和五脏等特殊功效。实践证明：经常按摩和刺激至阳穴能治疗很多疾病，特别是改善肝功能和心脏功能有独特的疗效。如果是心中有事，心脏不好，出现心慌、胸闷、气短、心律不齐等症状时，一按至阳穴很快就能缓解，中医称至阳穴是宽心第一穴。

至阳穴对于现在经常泡在酒桌上的人来说，更是随身携带的法宝。因为按揉它能够很好地改善肝功能。

至阳穴是督脉上穴位，位于后背正中心线第七胸椎之下。第"七"这个数字有一个特殊的含义。在十二地支当中，阴阳的兴盛正好是六支，比

如阳气从子时开始升发，到午时达到极点。第七支"午"在这里起着兴衰转承的作用。至也就是极、最的意思，至阳的意思就是说，到了这里，阳气就达到了一个顶点。

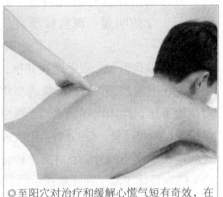

◎至阳穴对治疗和缓解心慌气短有奇效，在生活中可以经常按摩此穴

如何取准至阳穴？要取准至阳穴很容易的，在我们的背两侧有两块鼓起来的骨头，叫肩胛骨。在肩胛骨的下角，就是最下面的那个点，将两个点结合起来画一条直线，与后背正中线交叉的地方就是至阳穴。

另外，如果能配合按摩内关穴。解决心慌胸闷气短效果更好。内关穴是心脏的保健要穴，有很好的宁心安神，理气止痛效果。心脏有问题的人，经常按一按内关穴能起到很好的保健作用。

内关穴在什么地方？内关穴的位置很好找：手掌朝上，当握拳或手掌上抬

时就能看到手掌中间有两条筋，内关穴就在这两条筋中间，腕横纹上两寸。

按揉内关穴力道要适当，不可太强，以酸胀为佳；以左手拇指螺纹面按右手内关，以右手拇指螺纹面按左手内关，交替进行。

慢性胃炎的穴位治疗法

慢性胃炎是胃黏膜的慢性炎症。用自我按摩治疗慢性胃炎，简便易行，疗效明显。现将按摩方法介绍如下。

（1）取仰卧位，双手四指并拢，指尖放在中脘穴部，顺着呼吸适当用力徐徐下压，约10次呼吸之后，再慢慢抬起，如此反复，至2分钟。中脘穴在肚脐正中直上四寸，心口窝上边正中（即胸骨体下端）到肚脐正中的1/2处。"腑会中脘"，即中脘穴为六腑经气（气血运行的推动力）会集之所，故首先按摩中脘穴，气血容易流通，疗效速而力量雄。按摩此穴能调理中气、健脾利湿、和胃降逆、疏肝宁神；治疗胃痛、腹胀、呃逆、呕吐、反胃吞酸、消化不良及急慢性胃炎等症。

（2）用双手食指螺纹面同时按揉两侧足三里穴1~2分钟。此穴在外膝眼直下三寸（约四横指），距胫骨约一横指处。足三里穴是全身性强壮要穴，又是足阳明胃经之合穴。所以，按摩足三里穴可以调动并促使胃经的气血运行，不仅能理脾胃、调中气、和肠消滞、疏风化湿，治疗胃痛、腹痛、急慢性胃肠炎等疾病，且有扶正培元、祛邪防病、强身健体之功效。

（3）用拇指螺纹面先后按揉两侧内关穴各1~2分钟。此穴在腕横纹上2寸，掌长肌腱与桡侧腕屈肌腱之间。按摩内关穴能清包络、疏三焦、宁神和胃、宽胸理气；不但治疗心胸疾患，而且能治疗胃胀、胃痛等胃部疾患。

慢性肾炎的穴位治疗法

中医认为，肾喜温，肾虚之人容易出现内分泌功能紊乱，免疫功能低下，怕冷，容易感冒，并可影响其他脏腑器官的生理功能。要想肾精充盛、肾气健旺，保健按摩是一种有效的方法。下面介绍几种疗法：

揉丹田：丹田位于脐下3寸，也就是大概脐下五横指左右的区域。将手搓热后，用右手中间三指在该处旋转按摩50~60次。能健肾固精，并可改善胃肠功能。

按肾俞：肾俞穴位于第二腰椎棘

突下，左右两指宽处。两手搓热后用手掌上下来回按摩50~60次，两侧同时或交替进行。对肾虚腰痛等有防治作用。

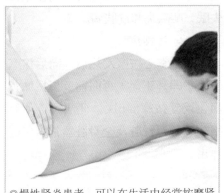

◎慢性肾炎患者，可以在生活中经常按摩肾俞穴来进行治疗和缓解

摩涌泉：涌泉穴位于足底部，在足前部凹陷处，第二、第三趾趾缝纹头端与足跟连线的前1/3处。用右手中间三指按摩左足心，用左手三指按摩右足心，左右交替进行，各按摩60~80次至足心发热为止，能强筋健骨，引虚火下行，对心悸失眠、双足无力等有防治作用。

肾精充足，则骨髓充盈，骨骼得到骨髓的充分滋养，则坚固有力；如果肾精虚少，骨髓不足，不能营养骨骼，便会出现骨骼软弱无力，甚至发育不良。

肾脏的按摩比较特殊，中医认为，肾主藏精，开窍于耳，医治肾脏疾病的穴位很多在耳部，所以按摩双耳可以达到助肾之目的。具体方法有：

1.双手拉耳

左手经过头顶牵拉右耳向上数十次，然后用右手从头顶过，牵拉左耳数十次。

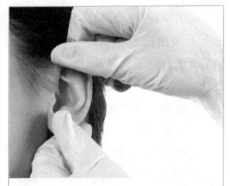

◎耳部反射区疗法能有效治疗和缓解慢性肾炎病症

这一锻炼，不仅可以促进肾脏排毒，还可以促进颌下腺、舌下腺的分泌，使耳朵部分充血，减轻喉咙疼痛，治疗慢性咽炎。

2.双手扫耳

以双手把耳朵由后面前扫，会听到"嚓、嚓"的声音，这种刺激，能达到活跃肾脏的目的。每次做20次，只要长期坚持，必能补肾健耳。

3.双手掩耳

两手掌掩两耳郭，手指托后脑壳，双手指同时敲击脑后，左右各弹击24次，可听到"隆、隆"之声，叫作击天鼓。

4.挫弹双耳

用双手分别握住双耳之耳垂，轻轻搓摩耳垂，至发红发热为止，然后揪住耳垂下拉，再放手让耳垂弹回原形。这一锻炼，每次2~3次，每次20下，此法可以加速耳朵的血液循环，活跃肾脏。

5.空拳推拿双耳

双手空握拳，以拇、食二指沿耳轮上下来回推拿，直至耳轮充血发热。此法有健脑、强肾、聪耳、明目之功效，可以治疗阳痿，尿频，便秘，腰腿痛，颈椎病，心慌，胸闷，头痛，头晕等症。

6.提拉耳尖法

用双手拇指、食指夹住耳郭尖端，向上提、揪、揉捏、摩擦15~20次，使局部发热，发红。此法有镇静，止痛，清脑明目，退热，抗过敏，养肾等功效，可以防治高血压，失眠，咽喉炎和皮肤病。

7.全耳按摩

双手掌心按摩发热后，向后按摩腹面（即耳正面）再向前反折按摩背面，反复按摩5~6次。此法可以使经络疏通，对肾脏及全身脏器都有保健作用。

风湿病的穴位治疗法

风湿是指以肌肉、关节疼痛为主的一类疾病。主要影响身体的结缔组织，可能是免疫系统损伤造成的。中医认为是由于风、寒、湿、热等外邪侵袭人体，闭阻经脉引起的。在现代医学并不是指某一种特定的疾病，而是一类疾病的总称，包括：滑囊炎、强直性脊柱炎、黏附性肩囊炎、骨性关节炎、银屑病关节炎、风湿热、类风湿性关节炎/复发性风湿病、红斑狼疮、巨细胞性动脉炎、多发性肌炎、腱鞘炎、纤维肌痛、炎性肠病关节炎、风湿性心脏病等。中医称风湿病为痹证，多是由于外感风寒、湿邪，或者过食肥腻、甜、生冷的食物引起。风湿病属于一种慢性疾病，通过坚持对以下的穴位进行按摩，将会起到除湿降浊、缓解疼痛的功效。

自我按摩方法1：按摩外关穴、内关穴

功效特点：缓解关节疼痛。

按摩方法：端坐，先用双手的食指指肚同时按揉外关穴，力度逐渐加重，以有疼痛感为宜，一边缓缓吐气，一边按揉，1分钟后再用同样的方法按揉内关穴，如此进行2次。每天早晚各2次。

特别提示：如果患处肿胀、发炎的话，不可压患处，而只在患处附近缓缓地压即可。

自我按摩方法2：按摩阳陵泉穴

功效特点：除湿降浊。

按摩方法：沐浴后坐在床上，先用双手的拇指指端用力按压右腿的阳陵泉穴，以有酸痛感为宜，顺时针和逆时针各30~50下，然后用同样的方法按摩左腿的阳陵泉穴。每天2~3次。

特别提示：半身不遂、下肢痿痹、膝肿、麻木、胁肋痛、口苦、呕吐、小儿惊风、破伤风等病症都可以通过按摩阳陵穴得到改善。

自我按摩方法3：按摩太渊穴

功效特点：缓和手部的疲劳和关节疼痛。手腕处的太渊穴，尽量用力，以有酸痛感为宜，按摩30下之后活动一下两只手的手腕，接着按压另一只手的太渊穴30下。每日早、中、晚各1次。

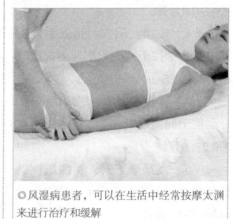

◎风湿病患者，可以在生活中经常按摩太渊来进行治疗和缓解

特别提示：如果手指不灵活，可以按压大陵穴。

面瘫的穴位治疗法

面瘫又名面神经炎，主要表现为周围性面神经麻痹。它的发病原因与病毒感染、微循环障碍、免疫学等因素有关。从中医角度来说，当正气不足、络脉空虚、卫外不固时，容易导致风邪乘虚而入、痹阻络脉而引起面瘫。如果采用自我按摩，就能起到疏经通络、调和气血、增强面部肌肉力量的作用，对治疗该病有较好疗效。

（1）预备式：坐位或仰卧位，一手心与另一手背相重叠。轻放在小腹上，双眼微闭，呼吸调匀，全身放松，静养1~2分钟。

（2）揉按四白穴：用双手食指指腹放在同侧四白穴上，适当用力揉按0.5~1.0分钟。

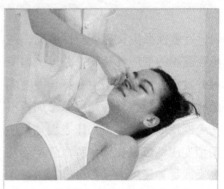

◎四白穴对治疗和缓解面瘫症状有奇效，生活中可以经常按摩此穴

（3）揉按阳白穴：用双手食指指腹放在同侧阳白穴上，适当用力揉按0.5~1.0分钟。

（4）按揉太阳穴：用双手食指或中指分别按于同侧太阳穴上，适当用力按揉0.5~1.0分钟。

（5）揉按翳风穴：用双手食指分别按于同侧翳风穴上，适当用力揉按0.5~1.0分钟。

（6）点揉牵正穴：用瘫肌侧的食指按在同侧的牵正穴上，适当用力点揉0.5~1.0分钟。

（7）揉按颧髎穴：用双手分别按在同侧颧髎穴上，适当用力揉按0.5~1.0分钟。

（8）掐揉人中穴：用一手的拇指指尖放在人中穴上，适当用力掐揉0.5~1.0分钟。

（9）按揉地仓穴：用双手食指指腹分别按在同侧地仓穴上，适当用力按揉0.5~1.0分钟。

（10）按揉风池穴：用双手大拇指指端分别放在同侧风池穴上，其余四指分别附于头两侧，适当用力按揉0.5~1.0分钟。

（11）掐压合谷穴：用一手拇指按在另一手的合谷穴上，其余四指置于掌心，用拇指指端或指甲由轻渐重掐压0.5~1.0分钟。

（12）拿捏瘫肌：用一手的拇指、食指、中指对合用力，拿捏面部瘫肌0.5~1.0分钟。

（13）按摩瘫肌：用一手手掌紧贴瘫肌做环形按摩动作0.5~1.0分钟，以局部发热为佳。

面瘫病人可每日早晚各做1次按摩，同时用湿热毛巾敷患侧面部。另外，还应注意保持心情舒畅，在急性期尤其要注意休息，避免疲劳和寒冷刺激。

过敏性鼻炎的自我按摩疗法

过敏性鼻炎又称变应性鼻炎，是鼻腔黏膜的变应性疾病，并可引起多种并发症。另有一型由非特异性的刺激所诱发，无特异性变应原参加，不是免疫反应过程，但临床表现与上述两型变应性鼻炎相似，称血管运动性鼻炎或称神经反射性鼻炎，刺激可来自体外（物理、化学方面），或来自体内（内分泌、精神方面），故有人看作是变应性鼻炎。

过敏性鼻炎主要表现为：当人体接触致敏物质后，即可突然出现发作性的鼻内刺痒，打喷嚏，流鼻涕，鼻塞等症状。过敏性鼻炎一般与患者自己的过敏体质有关，主要是找到过敏源，尽量脱离过敏源。临床上治疗主要是避免与过敏源的接触，辅助以药物治疗。生活中，我们也可以自己按摩，对病情会有所帮助。具体步骤如下：

1.开天门

按摩方法：用两手指尖自鼻翼两侧开始沿两鼻骨两侧向上推至攒竹穴处，再沿眉毛向外侧推至眉外端后，再向外下推至太阳穴。做20~30次。

2.按摩攒竹穴

取穴：在眉毛的内侧端。

按摩方法：用两手指尖按摩角孙穴前后50次左右。

3.按摩角孙穴前后

取穴：双耳的耳尖端的发际处前后。

按摩方法：用两手指尖按摩角孙穴前后50次左右。

4.按摩风池穴

取穴：项后两侧，发际下端，凹陷处。

按摩方法：用两手指尖按摩风池穴50次左右。

5.叩击大椎穴

取穴：在第七颈椎棘突处（颈椎下最突出处）。

叩击方法：将五指并拢捶击大椎穴50次左右。

6.按摩神阙穴

取穴：脐周围。

按摩方法：用两手按摩脐部神阙穴，50次左右。

7.按摩血海穴及阴市穴

取穴：坐位，屈膝，髌骨内侧上缘2寸及外侧上缘3寸处。

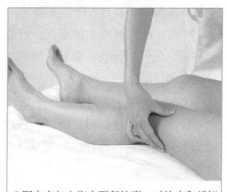

◎阴市穴与血海穴配伍按摩，对治疗和缓解过敏性鼻炎有奇效

按摩方法：用两手拇指按压血海穴，另四指按压阴市穴，50次左右。

神经衰弱的自我按摩疗法

神经衰弱是指长期精神紧张，导致大脑兴奋和抑制功能失调的一种综合征。神经衰弱属于心理疾病的一种，是一类精神容易兴奋和脑力容易疲乏、常有情绪烦恼和心理生理症状的神经性障碍。

神经衰弱的症状可分为两大类：一类是兴奋占优势的症状，包括头痛、头晕、耳鸣、情绪不稳定、易激动、心慌、气短、多汗、失眠、多梦、易惊醒等；另一类是抑制占优势的症状，包括记忆力减退、注意力不集中、思维迟钝、精神萎靡、乏力、性功能减退等。以上两大类症状常并存,发病初期常以兴奋症状占优势,以后以抑制症状占优势。神经衰弱的症状的具体体症表现为:

(1)易兴奋、易被激怒。

(2)脑力易疲乏,如看书学习稍久,则感头胀、头昏;注意力不集中。

(3)头痛且部位不固定。

(4)睡眠障碍,多为入睡困难,早醒,或醒后不易再入睡,多噩梦。

(5)自主神经功能紊乱,可心动过速、出汗、厌食、便秘、腹泻、月经失调、早泄。

(6)继发性疑病观念。

在治疗神经衰弱时,应以心理疗法为主,辅以药物治疗、物理或其他疗法。

对于神经衰弱病人,通过按摩,反射性地影响患者中枢神经的功能,可以使中枢神经的兴奋和抑制功能恢复平衡,使患者头晕、失眠、多梦、健忘等症状得以改善。

中医学理论也认为,神经衰弱属中医"失眠""心悸"等范畴,多由心脾两虚、阴阳失调所致。按摩能舒筋活络,通利经脉,调整阴阳,使症状减轻或消失。同时,头部、四肢、胸腹等部位有不少镇静、安眠的穴位,按摩刺激这些穴位能起到镇静、催眠的作用。

1.点攒竹、揉前额、按揉百会

体位:取坐位或卧位。

方法:先用双拇指抵住攒竹穴(眉头凹陷处),慢慢用力,约1分钟,以局部有酸胀感为宜;继而用大鱼际揉前额部,约2分钟;最后,中指在百会穴(头顶正中心)处用力按揉约1分钟。

功效:攒竹穴能明显缓解头痛、失眠症状。百会穴为保健穴,按揉此穴,可激发人体潜能,增加体内真气,有效防抬神经衰弱。

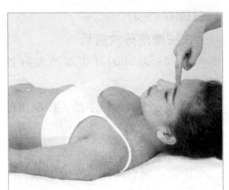

◎神经衰弱患者,可以在生活中经常点攒竹穴来进行治疗和缓解症状

2.摩腹部穴位

体位:取仰卧位。

方法:两手掌相叠,以神阙穴(肚脐)为圆心,在中腹、下腹部,沿顺时针方向摩动,以腹内有热感为宜,约2分钟。

功效:神阙穴是强壮穴,能调节人体气血,调整阴阳平衡。经常对神阙穴进行刺激,可使人体真气充盈、精神饱满、体力充沛,使神经衰弱的各种症状减轻或消失。

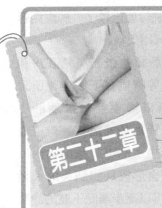

治疗其他常见病的穴位自我疗法

◎除了常见的慢性病，其他常见病也可以用穴位疗法来治疗和缓解。以按摩、针灸为代表的穴位疗法可以有效缓解痛苦，加速康复进程。

第二十二章

小腿静脉曲张的穴位治疗法

静脉曲张是因先天禀赋不足，筋脉薄弱，加之久行久立，过度劳累，进一步损伤筋脉，以致经脉不合，气血运行不畅，血壅于下，瘀血阻滞脉络扩张充盈，日久交错盘曲而成。日久类似瘤体之状。亦有因远行、劳累之后，涉水淋雨、遭受寒湿，寒凝血脉，瘀滞筋脉络道而为病。瘀久不散，化生湿热，流注于下肢经络，经常搔抓、虫咬等诱发，则腐溃成疮，日久难收敛。

静脉曲张多发生在下肢，腿部皮肤冒出红色或蓝色、像是蜘蛛网、蚯蚓的扭曲血管，或者像树瘤般的硬块结节，静脉发生异常的扩大肿胀和曲张。因人体没有自我修复瓣膜的机制，所以静脉曲张为一种不可逆的现象，但是我们仍可借由保守治疗（如使用弹性袜、运动、饮食及生活

作息的改变）来预防静脉曲张的范围扩大及减轻其症状。走路、游泳、脚踏车等较缓和的运动，除能改善循环外，还能降低新的静脉曲张发生的速率。

易患静脉曲张的人群主要有以下几种：

（1）长时间站立者：教师、交警、导购、美容师、医生、护士等。

（2）长时间静坐者：IT人士、白领、公务员等办公室工作人员等。因肌肉疲劳和地心引力的原因，致使腿部血液回流不畅，血液黏度增加导致下肢静脉疾病。

（3）孕妇、长期服用避孕药的人群——怀孕时体内激素改变，血液量增长20%以上；胎儿和增大的子宫压迫盆腔静脉和髂静脉、妊娠期体重增加，腿部静脉压增大，造成血液回流

不畅，导致下肢静脉疾病。

（4）经常出差，乘坐飞机、长途车的人群——通常所说的经济舱综合征，由于高空失重，造成腿部血液回流不畅，导致下肢静脉疾病，严重时易发生肺栓塞。

（5）肥胖人群——由于血液内胆固醇和血脂高，血液黏度增加，加之体重过高使静脉血难以回流心脏，导致下肢静脉疾病。

（6）已患下肢静脉疾病的人群——由于静脉已经处于疾病状态，必须通过治疗才能改善，否则病情会继续发展。

（7）下肢深静脉血栓高发人群——大手术后病人、恶性肿瘤病人、偏瘫病人、妊娠晚期的妇女和产妇、下肢骨折的病人、严重感染的病人、老年人等。

究其病理主要有两个致病原因：一是寒凝血滞，二是气滞血瘀。

所以对静脉曲张的调理方法也是针对这个而来。一个是驱寒，另外一个是排浊气，这样能引发新鲜血液过来，带走瘀滞血液。

体内寒气过盛，就需要整体做驱寒的调理。首先需要做健脾补肾的调理，山药薏米粥以及早睡等来培补气血，只有气血充足才能更好地驱寒。同时，由于肝肾的解毒和排毒功能较

弱，血中的脏污就比较多。脾虚则容易导致水湿代谢失常。

所以，静脉曲张其实是脏污和湿浊，浊气等物质在下肢堆积所致的表象。所以需要经常按摩肝、脾、肾经，特别是复溜穴，做引血下行，配合热水泡脚，散出体内的湿寒，使气血形成从脚到头的大循环，这样就可以逐步消除下肢的静脉曲张。

在饮食方面，应多吃高纤维、低脂食物及加强维生素C、维生素E的补充。在日常生活方面，则应控制体重，避免服用避孕药、避免穿着过紧的衣物及高跟鞋、跷二郎腿及避免久坐或久站。每天睡前将腿抬高一段时间，睡觉时可侧睡左边以降低骨盆腔静脉的压力。抽烟会使得血压升高及动、静脉受损，静脉曲张的病人应立即戒烟。

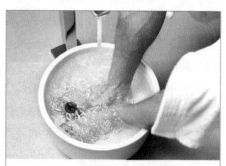

◎生活中经常用热水泡脚，可以有效去除体内湿寒，使小腿静脉曲张得到治疗和缓解

脸部疼痛的穴位治疗法

脸部疼痛，大多是由三叉神经痛及牙齿、眼睛、鼻子疾病所引起的。这类疼痛，主要是利用脸部与头后部的穴道来治疗，但也可以并用手的合谷穴。

根据不同原因引起的脸部疼痛，我们可以选择不同的治疗手法：

脸部疼痛：百会穴、上星穴、合谷穴。

三叉神经引起的疼痛：下关穴、颧髎穴、翳风穴、颊车穴、大迎穴。

牙齿疾病引起的疼痛：合谷穴、下关穴、翳风穴、颊车穴、大迎穴。

鼻部疾病引起的疼痛：印堂穴、上星穴、百会穴、风池穴、天柱穴、哑门穴。

具体指压和揉捻的方法如下：

（1）三叉神经痛的指压，要让患者仰卧，治疗者坐在患者头部旁边。如以拇指指腹同时指压两边的穴道。稍微用力地压，数到10就放开手。自己做指压的话，就用中指的指腹，同样数到10就放开。

（2）齿痛的指压要轻轻地做。一手支撑患者的头部，避免摇动，另一手的拇指则笔直地压相关的穴道。决不可用力指压。

（3）鼻病引起的沉闷感，让患者维持坐姿，一手支撑他的头部，另一手的拇指、食指则用力地压后头部的穴道。指压头前部的穴道时，患者必须头部朝上，或者保持坐姿，治疗者用拇指来指压。印堂穴的指压，如果治疗者由患者印堂往上方压的话，效果更佳。

（4）脸部侧面的指压。以拇指指腹，同时指压脸部两边的穴道，如果是三叉神经痛的话，要轻轻地压，数到十后再放开，重复2~4次。

（5）印堂穴的指压。指压印堂时，用中指从印堂往上方按压。

（6）牙床的指压。以一手支撑后头部，另一手的拇指则轻压牙痛处周围的牙床。

下肢抽筋疼痛的穴位按摩法

一到秋冬季节，很多人都出现了这样或那样的不适。除了感冒流鼻涕，早上起床小腿会莫名其妙地抽筋，有时穿裤子的时候，动一下，也会抽筋。

有些人出现腓肠肌痉挛，也就是我们常说的小腿抽筋，这就需要我们平时多补钙。除了药补，也可以从食物里补充钙，比如骨头汤、鱼汤，或者多吃贝壳类、甲壳类食物，如海蛎、花蛤、淡菜、虾、蟹等都含有丰富的钙。

在这里介绍一种对付小腿抽筋的好方法。如果右边的小腿抽筋，我们可以躺在床上，用手同时点压对侧（左边）小腿的昆仑、承山两个穴位。然后活动抽筋脚的脚踝，让它上下活动，直到状态缓解。

那这两个穴位在哪呢？昆仑穴是在脚踝外部和跟腱之间凹陷处。承山穴大约在小腿的中段，也就是在我们小腿绷紧时，小腿肌肉的凹陷处。

最后特别提醒大家，抽筋按摩的时候不要用力过猛，以免伤到经脉。

脂肪瘤的中医穴位治疗法

有时候人的身体上突然长出了一个肿包，这是什么原因呢？这些赘生物就是脂肪瘤，中医称之为痰结，就是湿气结在一起结成这些东西了，或者叫痰湿所结。另外一方面有气郁之症，就是生了一些气，然后体内的痰湿凝结成这些赘生物。

支正穴为手太阳小肠经的络穴，位置在前臂背面尺侧，当阳谷与小海的连线上，腕背横纹上5寸处。以前很多针灸书籍中记载它有安神定惊、清热利窍、舒筋活络的作用，治疗头痛、项强、肘挛、手指痛、热病、目眩等本经的一些病症。小肠经与胆经交会于瞳子髎、听宫等穴，所以泻小肠经支正穴可以使胆经气血通利。常按摩支正穴可以去除赘物。支正穴可治疗扁平疣及身体上的脂肪瘤。

腰肌劳损的穴位治疗法

腰肌劳损，主要指骶棘肌劳损。这种劳损可以发生在一次急性的拉伤或牵扯伤后，因为这时局部发生出血和渗液，如未充分治疗，这些部位的肌肉和其他组织之间就会形成粘连，于是每当肌肉收缩便引起疼痛。此外，肌肉劳损后产生的局部水肿压迫神经末梢，也是引起腰痛的一个原因。腰肌慢性劳损引起腰痛的原因也是大致如此。

用按摩穴位的方法可以治疗腰肌劳损，在急性期，可通过按摩来改善血液循环、促进渗液和出血的吸收，减轻局部水肿。在慢性期，虽然部分渗液已经纤维化，在局部形成了"瘀结"或硬结，但仍可用按摩来治疗，因为一方面按摩的机械作用有助于松懈"瘀结"，另一方面，按摩可以造成局部充血，促进残余渗液的吸收。

治疗腰肌劳损的按摩，除了由专门的人员施行之外，也可由患者本人做自我按摩。

落枕的穴位治疗法

落枕，又称失枕。造成落枕的原因有二：

一是睡眠时枕头过高或过低，使颈部肌肉痉挛疲劳；如果睡得太熟，转身时，身子转动了但颈项并未随之转动，使颈项处于一个不良的位置，造成刺激而引起疼痛。

二是患者因在夜间睡眠时门窗打开被风吹袭而受凉，并产生疼痛。

大多数落枕疼痛一般持续2~3天，不做治疗亦可自己康复，但如果希望尽快减轻痛苦，及早恢复，可做以下处理。

1.冷敷

一般落枕都属于急性损伤，多见局部疼痛、僵硬。这样，在48小时内只能用冷敷。可用毛巾包裹细小冰粒敷患处，每次15~20分钟，每天两次，严重者可每小时敷一次。

2.热敷

待到炎症疼痛减轻时，再考虑热敷。可用热毛巾湿敷，亦可用红外线取暖器照射，还可用热水袋灌热水干敷。热水泡脚胜吃补药——足部按摩是我国传统医学宝库中一种优秀的理疗保健方法。医学典籍记载："人之有脚，犹似树之有根，树枯根先竭，人老脚先衰。"因而早在几千年前，中医就很重视对双足的锻炼和保养，并运用足部泡脚按摩（足疗）来防病治病。

3.按摩

经上述方法后，颈肩仍觉疼痛者，可用分筋法按摩，由家人代劳。患者取坐位，暴露颈肩部，医者站在患者后方，在患肩处涂少许红花油或舒筋油，将左手扶住患者头顶位置，用右手拇指放在患肩痛处轻揉按摩，并向肩外轻轻推拨以分离痉挛痛点。每日推3~6次，一般在分筋按摩后，颈肩疼痛都可缓解。

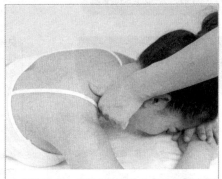

◎落枕患者，可以按摩肩井穴来进行治疗和缓解

落枕的经筋疗法

检查筋结

检查筋结方法：经筋疗法治疗落枕，要先循着手少阳经筋走向检查筋结。

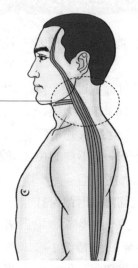

通常情况下，落枕会在手少阳经筋行经颈肩部的区域产生筋结，这就是治疗落枕的敏感区

治疗步骤

 1 **指按法**

施治者用拇指端或指腹按压颈部筋结区域1~3分钟，动作要轻柔和缓，以患者能够忍受为度。

2 **掌揉法**

施治者放松手腕，以掌根着力于颈部筋结区域，用腕关节连同前臂作小幅度的旋转运动。动作要轻柔，频率为每分钟120~160次，揉5分钟左右即可。

穴位按摩辅助治疗

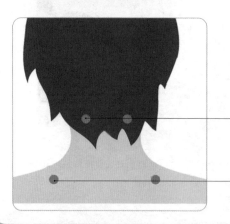

风池穴
位于后头骨下，两条大筋外缘凹陷处，与耳垂齐平

肩井穴
前直对乳中，大椎与肩峰段连线的中点，即乳头正上方与肩线交接处

在采用经筋疗法治疗落枕的同时，可以用穴位按摩法进行辅助治疗。其具体方法为：用手指揉按患者的风池穴和肩井穴，持续约3分钟。

腕管综合征的穴位按摩法

腕管综合征不但电脑族易患，其他一些频繁使用双手的工作者，如音乐家、教师、编辑、记者、建筑设计师、矿工等都可能患此种病。资料显示，女性是腕管综合征的最大受害者，这是因为女性手腕管通常比男性的小，正中神经容易受到压迫。此外，一些怀孕妇女、风湿性关节炎患者、糖尿病、高血压和甲状腺功能失调的人，也可能患上腕管综合征。

当你发现双手有以下特征时，就需多加注意，包括：单手或双手感觉无力，手指或手掌有麻痹或刺激僵硬感，手腕疼痛，伸展拇指时不自如且有疼痛感等。

穴位疗法如何治疗腕管综合征呢，下面我们介绍一些方法：

患者正坐，将手伸出，掌心朝上放置桌上，术者用拇指点按曲泽、内关、大陵、鱼际、合谷等穴。再用一指禅推法在前臂至掌沿手厥阴心包经往复治疗。在腕管及大鱼际处应重点治疗，手法先宜轻，然后逐渐加重。再摇腕关节及指关节。继之用擦法控腕掌部，以达到舒筋通络、活血化瘀的目的。

此外，还可应用捏腕法，其操作方法为：患者正坐，前臂置于旋前位，手背朝上。术者双手握患者掌部，右手在桡侧，左手在尺侧，而拇指平放于腕关节的背侧，以拇指指端按入腕关节背侧间隙内。在拔伸情况下摇晃腕关节，然后，将手腕在拇指按压下背伸至最大限度，随即屈曲，并左右各旋转其手腕2~3次。

保持良好的操作姿态是避免相关损伤的最佳方法。键盘应放置在身体正前方中央位置，以持平高度靠近键盘或使用鼠标，可以预防腕管受到伤害；手腕尽可能以平放姿势操作键盘，既不弯曲又不下垂；肘部工作角度应大于90°，以避免肘内正中神经受压。

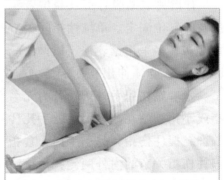

◎曲泽穴对治疗和缓解腕管综合征有奇效，可以在生活中经常按摩此穴

手腕筋肉疼痛的穴位治疗法

如今大多数人都缺乏运动，在繁忙的工作压力下，还有精神去运动吗？即使想运动，可能也没有空间。如果想做稍微正式的运动就要花钱。只因如此，才导致现代人运动量不足。再加上有方便的交通，运动量就更少了。

因此现代人只要稍加运动，第二天就会感到肌肉酸痛，连坐也坐不稳。就连垒球赛或大扫除，在翌日也会感到手臂疼痛，更何况是像拳击赛这种激烈运动或乒乓球、网球这类单手使劲的运动。

采用穴道指压健康疗法能立即治好手腕酸痛，但是重要的是要养成运动的习惯。例如养成走路的习惯，或是每天做俯卧撑，或参加锻炼。总之，不可将身体摆着不用，以免以后稍加运动就会肌肉酸痛。

治疗肌肉疼痛以指肩井和手三里最有效。肩井位于乳头正上方与肩线交接处。指压时一面缓缓吐气一面用拇指和食指，两肩同时捏到稍感疼痛程度6秒钟，如此重复10次。其次是指压手三里，要领相同，左右手交替指压10次，如此便能缓解手部肌肉疼痛。

指间关节扭伤推拿法

有指关节撕脱骨折及脱位者，应及时复位固定。单纯性指间关节扭挫伤，多采用捻、摇、拔伸法。即患者端坐，伸出伤手，掌心向下。术者站在患手外侧（若为无名指或小指则站在内侧），一手托住腕部，握住伤指，另一手拇、食指捏住伤指关节的内外两侧，用捻法

治疗。捻后，再将托腕之手改用拇食两指捏住伤指关节近侧（指骨两侧），另一手拿住伤指远端，用摇法6~7次，然后，在拔伸状态下轻轻地将关节反复伸屈数次。此法需专业医护人员操作。局部可外敷中药或用中药熏洗热敷，以消肿止痛，促进功能恢复。

骨折、伤痕等后遗症穴位治疗与指压法

在季节转换之际及寒夜时，以前骨折或受伤之处，常会隐隐作痛。有时甚至会痛得睡不着，即使清楚并非是严重的病症，也会感到不

安。像这样的情况，如果在家发作，还可以请家人帮忙做按摩以缓解，假如出外旅行时发作，就很糟糕。不仅很难与别人共同活动，也不便麻烦别人，结果，自己一个人陷入困境，一筹莫展。

为这种疾病所苦的人，以前并无骨折及伤痕等后遗症之类的烦人病症。而今，一想到终生将与此病痛相伴，尤其是刮北风下冷雨的冬季一到，便会厌烦得无法忍受。这是骨折之处、伤痕、手术之后等，血管受到压迫，急剧发冷，血液就无法畅流，引起关节的疼痛，像这种症状，曾经受伤之处等亦会发生。

治疗此症最重要的对策是尽量穿着不使患部受凉的服装。特别是女性穿着都较单薄，夏天长时间在冷气效果佳的房间时，尤其要注意。

骨折复发的止痛方法以下面的穴道指压法最具效果。穴道指压法是在止痛同时，使血流顺畅，治愈上述的后遗症。

列缺穴在手腕内侧（拇指侧下），能感觉到脉搏跳动之处，最具效果。此穴位常使手动脉及血液流动。另外脚痛时，指压膝盖里侧中央称为委中的穴位最具效果。按压右手部列缺时，使右手放松，一面吐气一面用左手的拇指用力按压6秒钟。相反的，如果是左手，则使左手放松，用右手的拇指强力按压。以上，每天反复做30次。

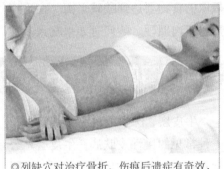

◎列缺穴对治疗骨折、伤痕后遗症有奇效，患者可经常按摩

肩膀肌肉僵硬、酸痛的穴位治疗法

肩膀肌肉僵硬酸痛可以说是现代的文明病。日常生活中的单纯作业、精神压力、运动不足、因驾车产生的精神疲劳等，都是使肩膀肌肉僵硬酸痛的原因。而且长久保持同样姿势的打麻将等更是形成肌肉僵硬酸痛的主要原因。

肩膀肌肉僵硬、酸痛与一般因运动而产生的肌肉疼痛不同，如果置之不理，则有慢性化的可能，如果严重的话，会焦躁、心浮、气闷，对工作提不起劲，每天生活不愉快。以前所谓的"五十肩"属于老年病，现在竟连二三十岁的患者也很常见，甚至十多岁的学生也有肩膀僵硬、酸痛的症状，因此说现代人和这种症状有密不可分的关系。

肩部僵硬、疼痛严重时手腕无法上举、无法系皮带、头晕、耳鸣、恶心等，使日常生活产生不便。如果成为慢性症的话，几乎是无法忍耐。

这是由于颈筋两侧、关节内侧的淋巴丛的淋巴停滞、淋巴管萎缩、肩膀周围的血液循环不畅、血液污浊所致。这是由于姿势不良，使得包着上腕骨的三角筋或是肩胛筋萎缩硬化。

血液之所以污浊是由于摄取过多酸性食物，因此最好的根本性治疗是摄取的食物要达到酸碱平衡。在治疗肩膀肌肉僵硬、酸痛时如果吃太多酸性食物，则根本无法治愈。治疗时应该以每天有正常的生活为根本。

喜欢运动者很少有肩膀僵硬、酸痛情形，这是由于运动使新陈代谢旺盛，即摄取大量热量，也能保有健康的身体。

能治疗肩膀僵硬、酸痛的穴位有三处。一处是颈脖子左右2厘米处的天柱。第二处是肩井。第三处是肩胛骨内侧，一压即疼，使情绪好转的膏肓。指压这三处穴道时，一面缓缓吐气一面揉6秒钟，如此重复10次，就可治愈肩膀僵硬、酸痛。

牛皮癣的穴位治疗法

牛皮癣，医学上称为银屑病，是一种常见的慢性皮肤病，牛皮癣是公众对这种皮肤病的俗称。古时，中医将牛皮癣称为"白疕"，一些古医籍也称之为松皮癣。

牛皮癣的典型特征是出现大小不等的丘疹，红斑，表面覆盖着银白色鳞屑，边界清楚，好发于头皮、四肢及背部。牛皮癣患者中，男性多于女性。牛皮癣在春冬季节容易复发或加重，而夏秋季多缓解。

虽然牛皮癣不直接影响生命，但是对患者的身体健康和身心健康都有直接的影响。

牛皮癣病的元凶活性氧，是机体代谢的有害产物，掺杂在血液细胞间质中，导致肌体内环境污染，血液纯质的改变，出现血热、血燥、血瘀，蓄积滞阻过多导致瘟毒发于肌肤。长年反复发作，病程迁延日久耗血伤精，肌肤失养，枯燥瘙痒，伤神失眠，摧残身体。

精神因素也容易成为牛皮癣的诱因。一些人由于过度劳累，家庭纠纷，亲人亡故，经济问题等会导致精神过度紧张，情绪抑郁，由此会引起一系列心理反应，导致内分泌紊乱，免疫功能下降，从而促进了牛皮癣的发生与发展。

中医认为，情志内伤，气机壅

滞，郁久化火，毒热伏于营血而发生银屑病，因此在遇有不可抗拒的天灾人祸时，患者应尽量控制情绪，尽量保持心情平静，保证充足睡眠。

牛皮癣在治疗过程中往往可以通过辅助治疗提高治疗的质量，常见牛皮癣的辅助治疗方法有饮食治疗、针灸和按摩治疗等。研究表明，这些方法都可以起到很好的辅助治疗作用。下面我们就介绍几种辅助治疗的穴位疗法。

（1）用手掌或毛刷沿患者足部阳明胃经，由上而下沿经络推擦10遍，并在足三里穴按揉半分钟，以酸胀为度。

（2）用手指从患者腕至指端，沿手大肠经，手三焦经，手小肠经做按揉摩擦5~10遍。用毛刷垂直地刷牛皮癣患者腕外侧5遍。

（3）在患者足阳明胃经的足部做由下而上轻快的擦法，并揉牛皮癣患者太溪、三阴交、殷门诸穴各1分钟，按揉肾俞、命门1分钟，均以酸胀为度，擦涌泉至热为佳。

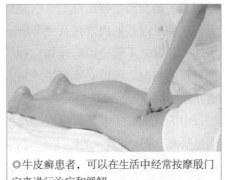

◎牛皮癣患者，可以在生活中经常按摩殷门穴来进行治疗和缓解

脚底肿大的穴位及指压治疗法

常听说有人脚底肿大了，但是，究竟肿大是指何种原因造成的呢？这是水分不正常的积聚状态。因此在肿大前尿的次数及量都会减少。而且，用力按压肿大部分的话，该部分的水会移动，按压后，尚会短暂的凹陷。

健康的人血管中的水分会通过血管管壁，为筋肉等细胞组织所吸收，其他多余的水分则会再流回血管。调整此作用、完成此任务的是脑下垂体，此处一有异常，体内的水分便无法调节，结果就引起肿大。

脚底肿大的原因有很多种，常见的有肝脏病及营养失调、恶性肿瘤及妊娠中毒等。最普遍的肿大原因是心脏与肾脏的疾病。另外，脚部的疲劳有时也是原因之一。

心脏一有病，排出血液的力量便薄弱，于是引起肿大。这是因血液积聚在毛细血管，从血管至各组织中的大量水分很容易移动的缘故。这种情形，尤其在下肢等出现特别多。睡觉时，胸及背也会出现肿大。另一方面，因肾脏病的肿大，恰与因心脏病时相反，常会出现在脸部及眼睑。这是因为肾脏的作用一弱，组织中的水分难以被排出，特别易积聚在肌肤组织之肌肉较粗糙处。

因此，一般中医上把脚部肿大的情况，认为是心脏病，脸部发肿判断为肾脏病。另外，平常不太劳动的人，突然从事体力工作，或突然急速行走，脚会因坚硬而痛楚，引起肿大，这种原因是筋肉紧张及疲劳所造成的。若置之不理会引起连知觉神经都异常的情况。所以必须尽快地用穴道指压法治疗。

中医认为，"中足骨后端隆起的表里肌肉"是脚部发执的凹洼处。指压此凹洼，非常具有效果。而且不仅脚会热，且可刺激内脏，使内脏的血液循环良好，能根本治疗足部的肿大。

首先，在脚部小趾侧，接近脚跟之处，找出隆起的骨。在此隆起之骨前，脚底与四甲的分歧点即是此情况的穴道。一面缓缓吐气，一面用力按压此穴位6秒钟。如此左右各做10次。

另外，在症状更加严重时，请指压脚跟圆形部分之中心的穴位。和前面相同的要领，左右相互各做10次，则能消除脚部的浮肿。

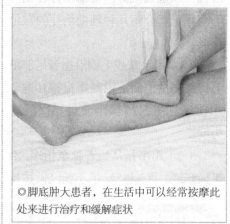

◎脚底肿大患者，在生活中可以经常按摩此处来进行治疗和缓解症状